제2판

교정치료 길잡이

Vol.1 임상과 술식

제2판

교정치료 길잡이

Vol. I 임상과 술식

연세대학교 치과대학 교정학교실

유형석 · 박영철 · 백형선 · 황충주
김경호 · 이기준 · 차정열 · 정주령

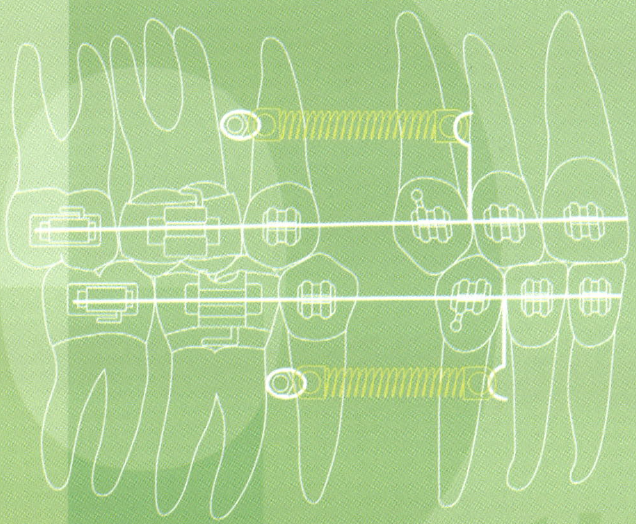

CLINICAL ORTHODONTICS
Vol.I Diagnosis and Treatment

대한나래출판사

DaehanNarae Publishing, Inc.

#903 IS Biz Tower
147 Sungsu 2-ro
Sungdong-gu
SEOUL 133-120, KOREA
TEL: +82-2-922-7080
FAX: +82-2-922-0841
E-mail: nrpub@naver.com
Website: www.dhpub.com

Clinical Orthodontics: Vol. I Diagnosis and Treatment
Second Edition
by Yu, Hyung Seog et al.

ISBN 978-89-5741-224-4

Printed in Korea

교정치료 길잡이 2판을 내면서...

지금 우리는 과학의 획기적인 발전과 함께 과거 10년에 걸쳐 이루어지던 변화들이 이제 1년 만에 그 이상의 변화와 발전을 이루는 시대에 살고 있습니다.

과학뿐만 아니라 교정치료에 있어서도 복잡한 장치와 어려운 치료방법에서 탈피하여 보다 쉽고 간단하면서도 치료기간을 단축하려는 신소재들과 컴퓨터를 기반으로 하는 최신 방법들이 새롭게 개발되어 나오고 있습니다. 그러나 새로운 재료와 방법이 아무리 최신식이고 우수하다고 해도 교정치료의 성공을 위해서는 역시 무엇보다도 다양한 부정교합에 대한 정확한 진단과 치료계획을 세우는 기본에 충실해야 한다는 것을 누구도 부정할 수 없을 것입니다.

2001년 교정치료 길잡이 1판을 만들 때는 연세대학교 치과대학 교정과학교실에서 오랫동안 운영해 오던 평생교육프로그램인 Typodont 코스의 매뉴얼을 기반으로 교과서적인 지식과 임상치료 증례들을 모아 골격성 제I급 부정교합의 진단과 치료계획, 치료과정 등을 알기 쉽게 정리하여 출판하였습니다. 그 후 10년이 지나면서 자가결찰브라켓과 같은 신재료도 소개되었고 또한 무엇보다도 혁신적인 치료법의 변화를 불러일으킨 교정용 미니스크류를 이용한 치료법의 개발 등 많은 변화가 있었습니다. 교정치료 길잡이 제2판에는 이러한 신재료와 치료법을 이용한 교정치료에서의 새로운 임상적 내용들을 첨가하고 보완하였습니다.

아직도 부족하고 아쉬운 부분들이 있고 또 여전히 새로운 재료와 술식들이 개발되고 변화하고 있지만, 치과교정학에 대한 흥미를 좀 더 깊게 갖고자 하는 치과대학생들이나 교정치료의 경험을 조금 더 풍부하게 넓히고자 하시는 치과의사 선생님들에게 임상적으로 쉽게 이해하고 응용할 수 있는 유익한 지침서가 될 것으로 기대합니다.

교정치료 길잡이 제2판의 편집을 위해 많은 시간과 노력을 아끼지 않은 최태현 교정과학교실 강사와 좋은 디자인과 함께 출판을 맡아 주신 대한나래출판사 최용원 사장님께 진심으로 감사의 말씀을 전합니다.

2011년 7월

저자 대표 **유 형 석**

목차

1 부정교합의 진단

일반적 검진

- 주소
- 의과적 병력
- 치과적 병력
- 가족력

교정적 임상검사

- 성장 상태 평가
- 안모의 평가
- 구강조직의 검사
- 방사선검사

부정교합의 분류

- 원인에 따른 분류
- Angle의 분류
- 기타 분류법

부정교합의 원인

- Moyers에 의한 부정교합의 원인 요소
- Graber에 의한 부정교합의 원인 요소

진단 자료의 분석

- 모형의 분석

일반적 검진

교정치료를 원하는 환자가 내원하였을 때 환자의 전신적 건강상태(general health condition)를 포함한 전반적인 의과적 병력(medical history)과 치과적 병력(dental history)에 대한 검사가 선행되어야 한다. 그리고 치열과 악골의 평가에 있어서는 부정교합의 상태와 정도를 객관적으로 검사 및 기록하는 것이 앞으로의 치료 계획의 수립과 진행에 있어 많은 도움이 된다. 이러한 전반적이고 체계적인 검사와 기록으로 향후 발생될지 모를 의료사고를 방지하고 대비할 수 있다.

일반적인 진료 과정에서와 마찬가지로 환자가 내원하여 진단에 이르기까지는 다음과 같은 과정이 필요하다.

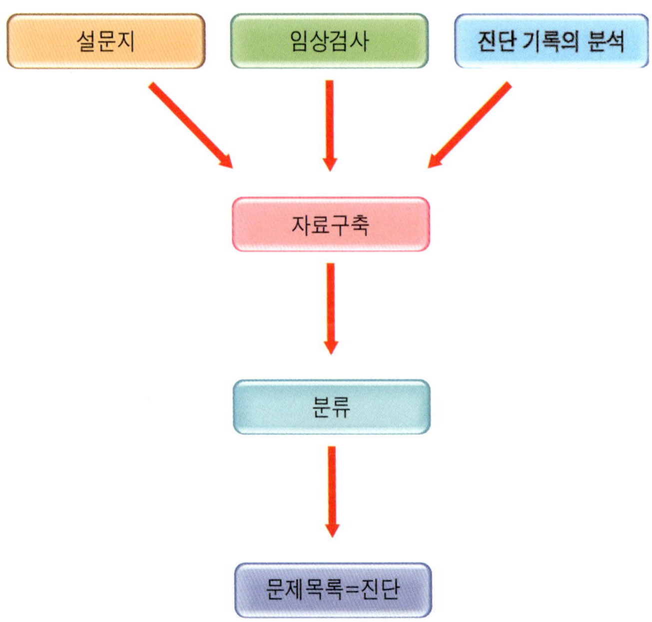

주소

모든 치료에서와 마찬가지로 환자가 치료받고자 하는 주소를 정확히 알아내는 것이 중요하다. 환자와 환자의 보호자가 직접 말하는 주소를 알아내기 위해 의사의 유도 없이 자연스러운 분위기에서 환자가 호소하는 주소를 정확히 기록한다.

의과적 병력

부정교합을 가진 환자에서 고려해야 할 의과적 병력(medical history)으로는 선천성 기형, 만성질환, 감염성 질환, 복용약물 여부, 알러지성 질환의 유무 등이 있다.

선천성 기형으로는 구순구개열(cleft lip and palate), hemifacial microsomia 등과 같은 안면과 관련된 기형과 선천성 심장기형 같은 치과치료 시 주의해야 할 질환 등으로 구분된다.

만성질환으로는 치주조직 파괴와 구강건조증과 관련이 있는 당뇨병, 치료에 사용되는 약물에 의해 프로스타글란딘의 치아이동 억제와 하악과두의 퇴행성 변화의 위험이 있는 류마티스성 관절염 등을 주의해야 한다.

간염, 성병, 후천성면역결핍증 환자 등의 감염성 환자에서는 환자와 의사 사이 혹은 기구를 통한 다른 환자로의 감염 등 위험 요소를 항상 내포하고 있으므로 진료실 내의 소독과 철저한 문진을 통한 대비가 필요하다.

복용 약물 중 프로스타글란딘의 합성에 영향을 미치는 약물은 치아이동 양상에 영향을 미칠 수 있으며, 면역억제제나 스테로이드 약물을 장기 복용하는 환자에서는 감염에 주의해야 한다.

교정치료에서 니켈과 같은 금속이나 가철성 장치의 레진 등에 의한 알러지가 생길 수 있으며 알러지성 비염이 있는 환자에게서는 호흡기 장애에 대한 검사가 이루어져야 한다. 그리고 출생 시 및 수유 시 특이한 이상이나 교정적인 문제를 일으키는 악습관이 있는지 검사해야 한다.

치과적 병력

치아나 악골의 외상은 교정적 문제의 원인 요소가 될 수 있다. 특히 유년기의 하악과두에서의 외상성 손상은 안면 비대칭의 원인이 될 수 있으며, 치아외상은 교정치료 시 치근흡수를 가속화시키는 원인 요소가 될 수 있다. 기타 보존치료, 보철치료, 치주치료, 악관절치료 등 환자의 치과적 병력을 조사하여 치료 계획의 수립과 치료 과정에 고려해야 한다.

가족력

환자와 유사한 증상을 나타내는 가족 구성원이 있는지를 알아보는 것은 질환의 유전적 성향을 평가하는 것으로 중요하며, 2대 이상에 걸친 충분한 조사가 추천된다. 특히 골격성 부정교합 환자에서는 이러한 가족력의 조사가 반드시 필요하다.

교정적 임상검사

성장 상태 평가

교정치료를 받는 환자의 상당 수가 청소년기 환자들이고, 특히 이들 중 일부는 골격성 부정교합을 가지기 때문에 성장 상태를 평가하여 치료 계획 수립에 고려해야 한다. 성장 상태의 평가에 사용될 수 있는 지표로는 신장과 체중의 변화, 수완부 골 방사선사진(hand-wrist radiography), 측모두부 방사선사진의 중첩, 사춘기의 이차성징 등이 포함된다.

1. 악골의 성장은 전신의 성장과 관련성이 있어 전신 성장 곡선을 어느 정도 따르지만 그 관계는 명백하지 않다. 그러나 이러한 전신 성장의 정보를 이용하여 악골 성장 평가에 이용할 수 있다. 여러 보고에 의하면 사춘기 안면부의 최대 성장은 신장의 최대 성장 시기보다 약간 늦거나 비슷한 시기에 나타난다고 한다. 이 방법은 어느 정도 유용한 방법이나 오랜 기간이 소요되고 최대 성장기가 지난 후에 후향적 방법으로 평가해야 하는 단점이 있다(그림 1-1).
2. 수완부 골 방사선사진은 환자의 골격 나이(skeletal age)를 더욱 명백히 하기 위해 사용된다. 수근골(carpal bones of wrist), 손의 중수골(metacarpals of the hands), 손가락의 지절골(phalanges of the finger), 종자골(ulnar sesamoid), 유구골(hamate) 등의 골들은 골격 발달 연령을 알려 주고 이를 기초로 사춘기 성장 시기를 평가하는 데 사용된다(그림 1-2). Björk, Grave, Brown에 의한 수완부 골 방사선사진의 분석에 따르면 다음과 같다.
   ① 두 번째 손가락의 근심부 지절의 골단부가 골간부와 같은 넓이를 가지면 이는 사춘기 최대 성장이 3년 정도 남았다는 것이다(그림 1-3).
   ② 엄지의 중수지절 관절의 종자골(sesamoid bone)의 초기 석회화와 유구골(harmatum)의 구상돌기(hamular process)의 진행된 골화의 단계는 사춘기 성장이 시작되는 시점을 알려 준다(그림 1-4).
   ③ 골간(diaphysis)이 모자 모양의 골단(epiphysis)에 의하여 덮이는 단계로서 중지의 중지절(middle phalanx of the third finger), 엄지의 근지절(proximal phalanx of thumb), 요골(radius)에서 모두 이러한 양상을 보이면 이

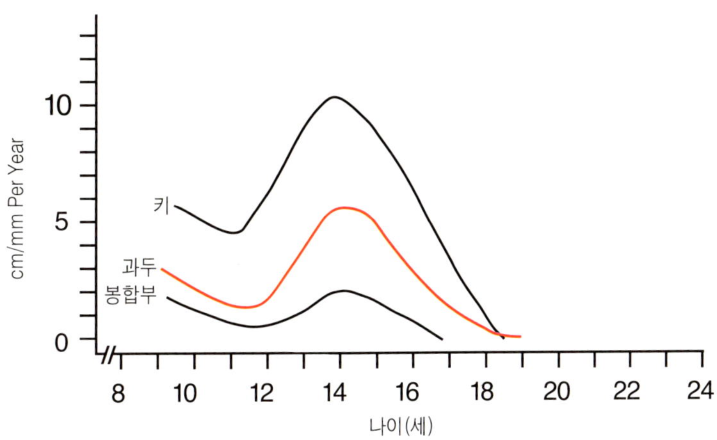

그림 1-1. 전신 성장 곡선과 악골 성장 곡선. 비슷한 시기에 극대기를 가지지만 개인 차이가 있다.

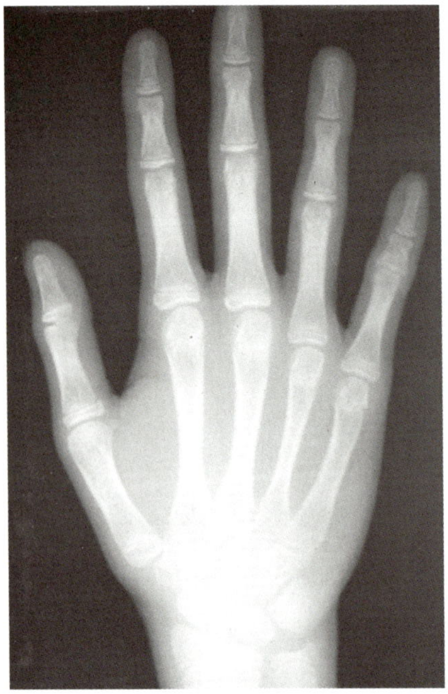

그림 1-2.

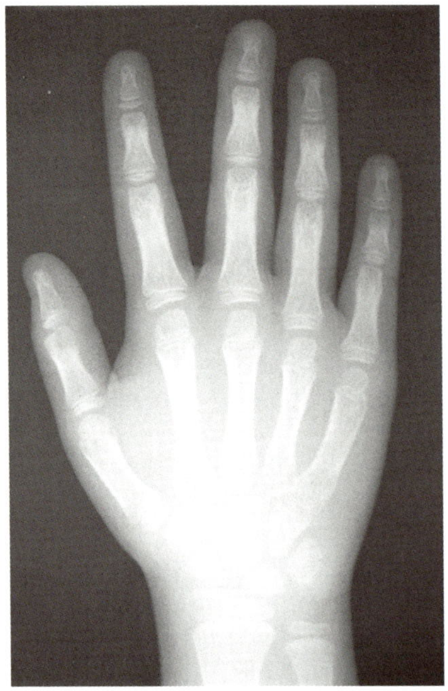

그림 1-3.

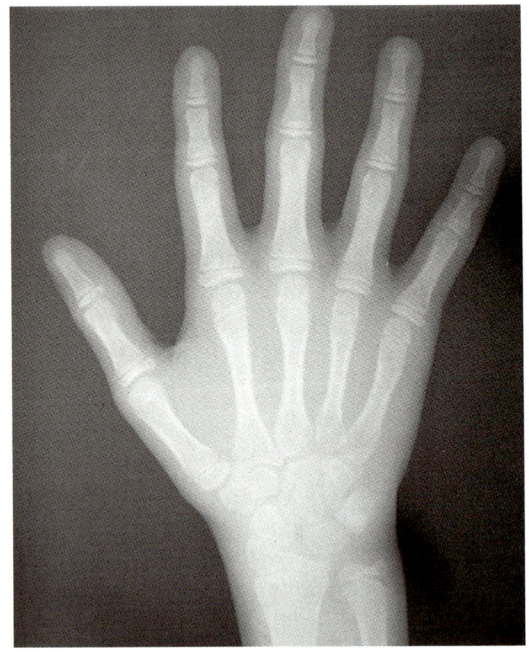

그림 1-4.

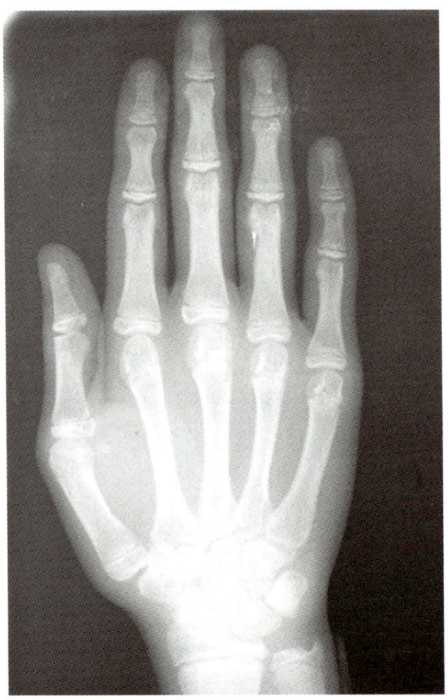

그림 1-5.

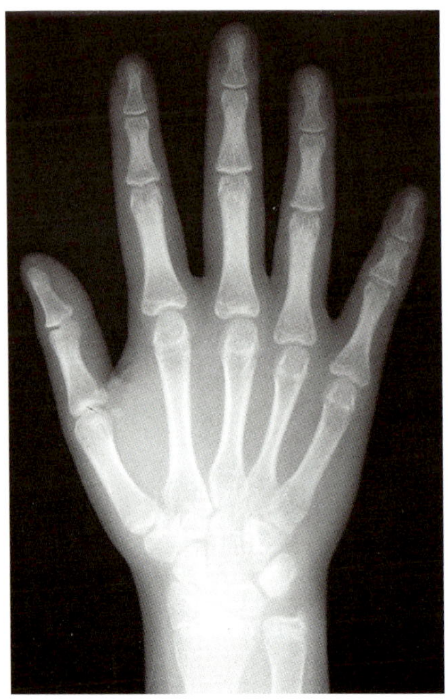

그림 1-6.

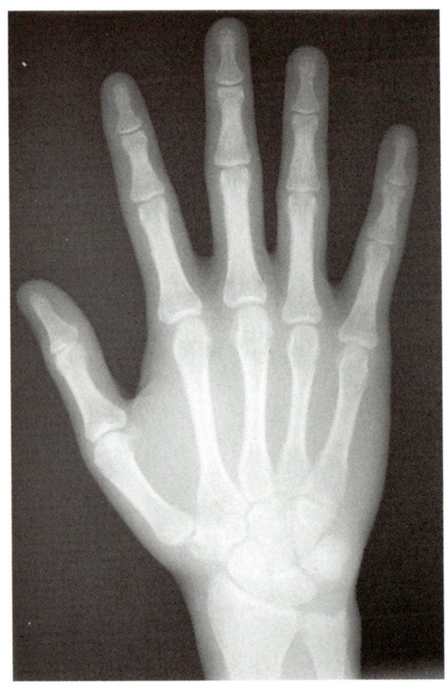

그림 1-7.

는 사춘기 성장의 최고점임을 뜻한다(그림 1-5).

④ 중지의 원심지절(distal phalanx of the middle finger)에서 골단과 골간이 융합되는 시기는 사춘기 성장이 끝났음을 의미한다(그림 1-6).

⑤ 요골의 골단과 골간이 완전히 융합되면 골격 성장이 종료되었음을 나타낸다(그림 1-7).

3. 측모두부 방사선사진의 중첩을 통하여 성장 진행 여부를 알 수 있는데 6개월 간격의 세 장의 사진을 중첩하여 계측치의 길이와 각도에서 변화가 없으면 성장이 종료된 것으로 평가한다.
4. 사춘기의 이차성징을 알아봄으로써 성장의 단계를 평가할 수 있는데 소녀에서는 3단계, 소년에서는 4단계로 신체 성숙의 단계를 나눌 수 있다.

소녀에서 첫 단계는 신체 성장의 극대기(pubertal growth peak)가 시작되는 단계로 유두의 출현과 음모 발육의 초기이다. 신체 성장의 속도가 최대로 되는 것은 1단계 시작 후 1년이며 이는 2단계의 시작이다. 2단계는 가슴 발육이 시작되고, 제2기 후 1년이나 1년 반이 지나면 제3기가 시작되며 월경이 시작되어 성장 극대기가 거의 완료된다.

소년에서는 뚜렷하지 않으며 복잡한 양상을 나타낸다. 소년의 사춘기는 더 늦게 시작되며 기간도 소녀에서는 3년인 데 비하여 5년으로 길다. 제1기는 살이 찌고 음낭의 크기가 증가하고, 제2기는 제1기의 1년 후이며 키 성장의 극대기와 일치한다. 이 시기에는 음모가 나타나고 음경이 성장한다. 제3기는 제2기 후 8~12개월 이후이며 키 성장의 최고 속도기이다. 이 시기에는 겨드랑이에 털이 나고 상순 위에 수염이 난다.

소년의 제4기는 제3기의 15~24개월 후 정도이며 사람에 따라 다양하게 나타나므로 정확한 시기를 말하기는 어렵다. 키 성장극대기가 끝나고 턱과 상순 위에 수염이 난다(그림 1-8).

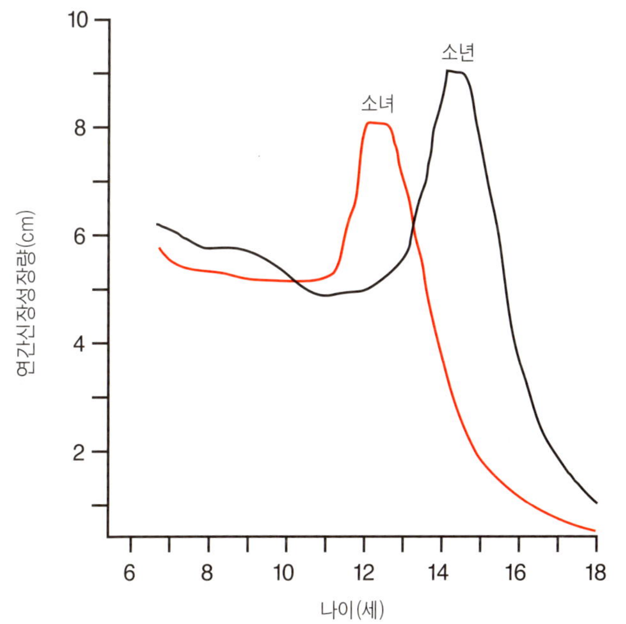

그림 1-8. 청소년기 남 · 여의 성장 속도 곡선의 차이. 성장의 극대기가 여자에서 2년 정도 빠르다.

안모의 평가

안모의 심미성에 대한 평가는 개인, 인종, 시대, 문화에 따라 많은 영향을 받아 주관적인 면이 상당히 강하다.

그러나 상황에 맞는 심미성을 확립함에 따라 진단과 치료 계획에 도움이 될 수 있다.

1) 정모의 평가

정면에서 보았을 때 안모의 좌 · 우 대칭성, 정중선에 대한 측방 구조들의 크기의 비율 및 수직 비율 등을 검사해야 한다. 치열과 악골의 관계에서 치열 정중선과 안모 정중선과의 관계를 검사해야 한다(그림 1-9).

2) 측모의 평가

안면의 전 · 후방 경사도와 악골 크기 부조화에 의한 안모의 돌출이나 함몰 등을 측모의 평가에 의하여 알 수 있다. 그리고 수직적 안모의 비율을 평가함으로써 장안모와 단안모 환자의 안면 고경을 평가한다(그림 1-10).

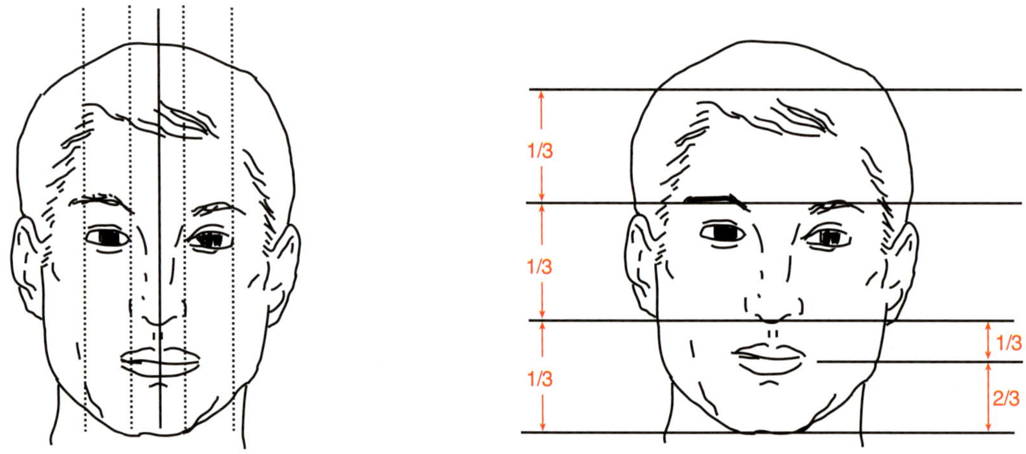

그림 1-9. 정면에서 보았을 때 안면이 대칭적인 관계를 가져야 하며, 수직적인 측면에서는 적절한 비율 관계를 가져야 한다.

A

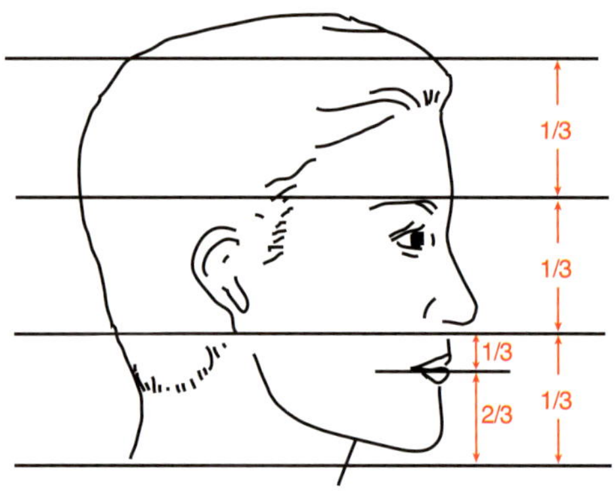

B

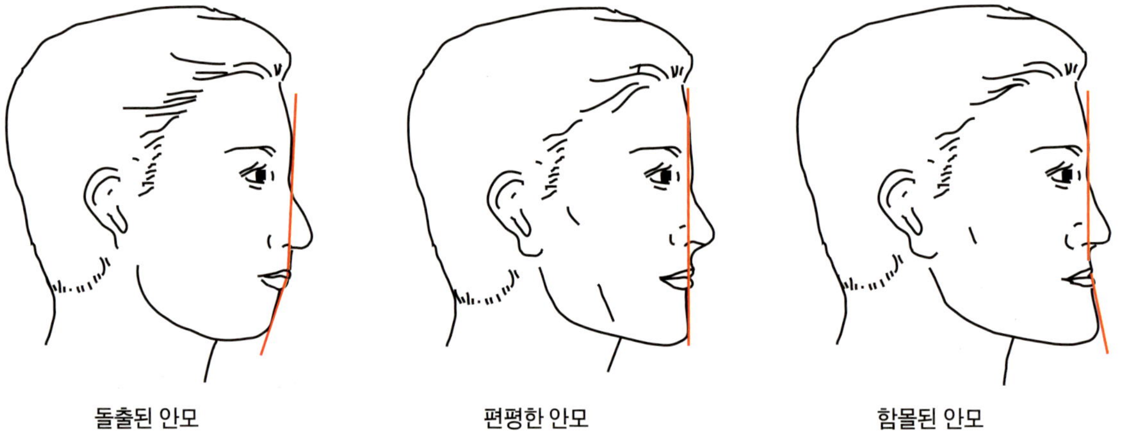

그림 1-10. 측모는 수직적인 측면에서 적절한 비율 관계를 가져야 하며(A), 돌출된 측모를 가진 경우는 제Ⅱ급 악골 관계를 나타내며, 함몰된 안모는 제Ⅲ급 악골 관계를 나타낸다(B).

3) 입술의 평가

많은 교정 환자가 입술의 돌출을 주소로 치료받기를 원할 만큼 우리나라에서 입술 돌출은 흔한 양상이다. 입술 돌출 정도를 평가할 경우 많은 주관적 요소가 관여하지만 널리 통용되는 평가 방법으로는 Ricketts의 'esthetic line'을 많이 사용한다. 입술의 돌출도를 평가할 때 입술은 긴장도가 완전히 제거된 상태에서 평가되어야 한다. 또한 입술의 돌출도와 전치의 돌출도는 매우 밀접한 관계가 있어 소구치 발치를 통하여 돌출된 입술을 개선하려 할 때 치아의 경사도, 상 · 하악 기저골의 돌출 여부, 입술의 두께 및 근활성도 등에 의하여 영향을 받을 수 있으므로 이러한 요소들을 고려해야 한다(그림 1-11).

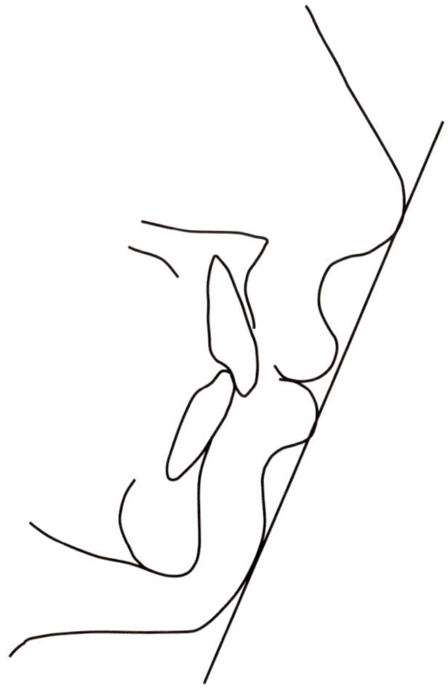

그림 1-11. Ricketts의 E(esthetic)-line. 정상값으로는 상순은 1mm 정도 후방 위치하고, 하순은 1mm 정도 전방 위치한다.

구강조직의 검사

교정치료에 직접 관계된 검사 이전에 전반적인 구강 내 검사가 시행되어야 하며, 특히 교정치료와 연관성이 있는 사항은 세심한 조사와 고려가 이루어져야 한다. 그리고 일반적인 치과치료는 교정치료 전에 시행하는 것이 바람직하다.

1) 치아

치아우식증이 있는 경우 교정치료에 앞서 가능한 한 빨리 치료를 해야 하며, 특히 하악 제1대구치 협면의 치아우식은 밴드가 장착되기 전에 반드시 치료되어야 한다. 교모나 마모 혹은 파절에 의하여 치관의 형태가 변형된 경우에는 브라켓 장착을 쉽게 하기 위하여 치관의 형태를 수정하거나 일시적인 수복물을 먼저 시행할 수 있다. 외상 등의 원인에 의하여 치아에 파절선(fracture line)이 발견된 경우 치료 전에 환자에게 알려 주어야 하고 브라켓을 제거할 경우 치아에 가해지는 스트레스를 줄여서 더 이상 손상이 생기지 않게 주의해야 한다.

많은 부위에 보철물이 있는 경우는 교정치료 계획에 따라, 계속가공의치를 분리할 것인지, 금관 치료된 치아에 직접 밴드를 장착할 것인지, 아니면 레진 치아로 변형시킬 것인지를 생각해야 한다.

2) 치은

대부분의 치주치료는 교정치료 이전에 시행하는 것이 좋다.

치석의 침착이나 치은염, 치주염 때문에 치석제거술이나 치은연하소파술이 필요한 경우에는 교정치료에 앞서 먼저 시행하는 것이 좋다.

필요한 검사 사항은 부착치은의 양과 두께이다. 비발치 치료에서 치관을 더욱 순측으로 경사지게 이동해야 하는 경우, 특히 하악 전치부에서 세심한 고려가 필요하다. 교정치료 동안 치조골 열개(dehiscence)에 의한 치은퇴축이 발생하기 쉽기 때문에 치료 전 · 후에 치은이식을 고려할 수 있다.

상악 중절치의 정중선 이개가 두꺼운 설소대에 의하여 나타나는 경우와 하악 소구치 부위의 설소대 위치 이상에 의한 치은퇴축이 예상되는 경우 이를 미리 재위치시키는 것이 필요하다.

3) 구강위생 상태

환자의 구강위생 상태와 치태조절 능력을 평가하여 불량하다면 교정치료 이전에 이를 적극 개선시켜야 하며 이를 치료 계획에 반영하여 좋은 구강 상태가 유지되도록 해야 한다.

4) 기능검사

하악골의 기능운동 시 장애가 있다면 이는 교정치료 전에 고려해야 할 사항이다. 악관절의 통증, 관절잡음, 개구장애, 악골의 개구와 폐구 시 하악의 측방 혹은 전방 변위 등은 치료 전에 고려하여 치료 계획에 반영되어야 한다.

방사선검사

교정치료는 각각의 증상에 따라 여러 종류의 방사선사진이 도움이 되며, 기본적으로 파노라마 방사선사진, 치근단 방사선사진, 측모두부 방사선사진이 필요하다.

파노라마 방사선사진에서는 치아의 수, 치아의 발육 정도, 결손치, 과잉치, 치근의 상태, 치근단의 염증 유무, 치조골의 높이, 제3대구치의 여부, 치근의 평행도, 하악과두의 상태를 파악할 수 있다.

측모두부 방사선사진에서는 악골의 수평적, 수직적, 회전 성장 양상과 골격성 부정교합의 양상, 상·하악 치아들의 치근 경사도, 측모 연조직과 기저골, 치아와의 관계 등을 알 수 있다.

치근단 방사선사진에서는 치아우식의 부위와 정도, 치근의 발육 상태, 치근흡수의 유무와 정도, 치조골의 높이, 치근단 병소의 유무를 좀 더 상세히 평가할 수 있다.

교익 방사선사진은 치아 인접면 우식과 치조골 높이의 변화 양상을 보다 정확히 평가할 수 있다.

안면의 비대칭이 있는 경우, 정모두부 방사선사진(postero-anterior view)과 이하두정부 방사선사진(submentovertex view)이 도움이 된다.

정모두부 방사선사진에서는 상·하악골의 수직적, 수평적 부조화, 좌우측 편위 정도, 전치부의 치근 평행도와 골격적 정중선에서 벗어난 정도, 구치 교합면의 수직적 차이, 좌우측 구조의 대칭성을 알 수 있다.

이하두정부 방사선사진은 두개저에 대하여 상악골과 하악골의 측면 변위를 정확히 진단할 수 있는 장점이 있다.

부정교합의 분류

원인에 따른 분류

부정교합은 상당히 복잡한 양상과 변이를 보이는 치과질환으로 질환의 일차적인 원인이 되는 요소가 무엇이고 이것이 어떠한 범주에 속하는지에 따라 구분될 수 있다. 이런 원인 요소에 따라 크게 치성 부정교합, 골격성 부정교합, 근신경계성 부정교합으로 구분될 수 있다.

1) 치성 부정교합(dental dysplasia)

악궁 내에 치아의 배열과 위치 이상, 치아 자체의 형태 이상 등에 의한 부정교합을 말하는 것이다. 그러나 이러한 이상이 단독적으로 존재하는지 다른 골격적, 근신경계의 문제와 복합되어서 나타난 것인지 구분해야 하며 일차적인 요인이 무엇인지 알아보아야 한다.

1. 치아의 맹출과 탈락 이상: 이소성 맹출치(ectopic eruption), 매복치, 유치의 만기잔존, 전위(transposition)
2. 치아 수 이상: 과잉치, 결손치
3. 치아 크기 이상: 왜소치, 거대치
4. 치아 형태 이상: 융합치, 쌍결절치, 쌍생치, 유착치, 치내치
5. 치아 구조 이상: 법랑질 형성 장애, 상아질 형성 장애

2) 골격성 부정교합(skeletal dysplasia)

두개골에서 상악골과 하악골의 상대적인 발육 부조화에 의한 부정교합을 나타내는 말이다. 이는 유전적 원인, 발생학적 결함, 기능이상, 외상에 의한 성장 결함 등의 여러 가지 원인으로 유발될 수 있다. 악골의 상대적 발육 부조화는 전후방적, 수직적, 횡적인 측면에서 나타날 수 있어 이를 고려해야 한다.

전후방적인 면에서의 부조화는 상악골의 열성장과 하악골의 과성장에 의한 골격성 제Ⅲ급 부정교합과 상악골의 과성장과 하악골의 열성장에 의한 골격성 제Ⅱ급 부정교합으로 크게 구분된다.

수직적인 면에서는 악골 간 혹은 악골 내의 차등적인 수직적 성

장에 의하여 과개교합과 개교의 양상이 나타나기도 하며 이는 악골의 회전 성장으로 설명되기도 한다.

악골 내 혹은 악골 간에 횡적인 부조화에 의해 안면 비대칭 같은 부정교합 양상이 나타날 수 있고 한 악궁 내의 문제는 장기적으로 다른 악궁에 영향을 미치게 된다. 이러한 여러 양상은 서로 혼합되어 나타나기도 하므로 정확한 진단이 필요하다.

3) 근신경계성 부정교합(neuromuscular dysplasia)

두개 안면부 근신경계의 기능 이상은 안면 복합체의 정상적인 성장을 방해하여 악골의 위치 이상과 성장 이상을 유발하고 또 치아의 배열장애를 초래한다. 이러한 근신경계성 부정교합은 비정상적인 악습관, 올바르지 못한 자세, 연조직(혀, 인후, 기도)의 형태와 기능 이상 등과 많은 연관 관계를 가지고 있다.

Angle의 분류

1899년 Edward H. Angle에 의하여 소개된 부정교합 분류법으로 제1대구치가 교합 중심이라는 개념에 의해 출발한 것이다. 이 분류법은 가장 고전적이고 간단하며 현재에도 가장 보편적으로 많이 쓰이는 분류법이지만 지나치게 제1대구치 관계만 강조하여 골격적인 문제와 기능적인 문제를 간과한다는 단점이 있다.

1) 제 I 급 부정교합

정의로는 상악 제1대구치의 근심협측 교두가 하악 제1대구치의 근심협측구에 접촉한다는 것이다. 이러한 교합 양상을 가지는 경우 상·하악골은 두개저에 대하여 전후방적으로 양호한 관계를 가지게 된다. 그러나 치열이 전방으로 돌출된 양악전돌의 경우와 악골이 후하방 회전 성장된 경우가 있어 항상 바람직한 안모를 가지는 것은 아니다.

2) 제 II 급 부정교합

상악 제1대구치의 근심협측 교두가 하악의 제1대구치의 근심협측구의 전방에 위치하는 경우로 대부분 하악골에 비하여 상악골이 상대적으로 전방 위치된 경우이다. 이러한 골격적 부조화는 상악골의 과성장과 하악골의 열성장이 서로 결합된 경우가 많다.

제 II 급 부정교합은 치열의 특징에 따라 두 가지로 구분된다.

① 제 II 급 1류 부정교합

구치 관계는 제 II 급 관계를 가지면서 상악 전치는 심하게 순측 경사지고, 하악 전치는 과맹출되어 수직피개와 수평피개가 크고 심한 Spee 만곡을 나타낸다. 그리고 상악궁은 V 형태로 구치부에서 전치부로 오면서 상당히 좁아지는 양상을 보여 좁고 협착된 악궁을 나타낸다.

연조직 안모의 특징으로는 비순각(nasolabial angle)이 작으며 하순이 상악 전치 밑으로 말리는 경우가 많고 입술을 다물게 되면 이근(mentalis muscle)의 과도한 긴장을 볼 수 있다.

② 제 II 급 2류 부정교합

상악 중절치가 과맹출되고 심하게 설측 경사진 형태를 보이나 상대적으로 상악 측절치는 순측 경사진 양상을 보인다. 하악 전치는 상악 중절치에 의해 많은 부분이 덮여 있는 상황으로 전치부 수직피개가 심한 특징을 갖는다. 제 II 급 1류 부정교합에 비하여 상·하악골의 전후방 부조화는 크지 않으며 안모의 이상도 심하지 않다.

3) 제 III 급 부정교합

제1대구치 관계는 상악 제1대구치의 근심협측 교두가 하악의 제1대구치의 근심협측구의 후방에 위치하는 경우이며 악골의 상대적 위치 관계는 하악골의 과성장에 따른 전방 위치와 상악골의 열성장에 의한 후방 위치의 특징을 나타낸다. 치열에서의 특징으로는 전치부 수평피개가 부족하여서 성장이 진행될수록 반대교합이 심해지는 양상을 나타낼 수 있다. 악골 성장이 진행될수록 치열에서는 보상이동(dental compensation)이 일어나 상악 전치부에서는 순측 경사가 나타나며 하악 전치부에서는 설측 경사의 특징을 나타내게 된다. 안모의 특징으로는 하악의 돌출에 따른 하안면의 전방 돌출과 상악의 열성장에 따른 중안모 부위의 함몰이 관찰되기도 한다.

한편 제Ⅲ급 부정교합을 골격성 제Ⅲ급 부정교합, 기능성 제Ⅲ급 부정교합으로 구분할 수 있다. 골격성 제Ⅲ급 부정교합은 상·하악골의 성장 부조화가 주된 원인이 되는 것이고 기능성 제Ⅲ급 부정교합이란 교합장애, 비정상적 습관 등의 요소가 강하여 교합 시 하악이 전방 전위되어 전치부 반대교합이나 구치 관계가 제Ⅲ급 관계를 가지게 되는 경우이다. 그러나 이러한 골격성과 기능성의 분류는 환자마다 명확히 구분되어 나타나기보다는 서로 혼합되어 나타나는 경우가 많으므로 진단 시 주의가 필요하다(그림 1-12).

기타 분류법

1) Simon 분류법

Simon 분류법에서는 치열궁은 두개계측점에 바탕을 둔 세 개의 인류학적 기준면에 기초한다.

세 평면 중 Frankfort plane은 수직적 관계를 나타내고, Midsagittal plane은 내외측 관계를 나타내며, 전후방 관계를 나타내는 면은 Orbital plane이다. 이들은 두부 방사선적 연구에서 잘 사용되나 일반적으로 사용되지는 않고 용어만 인용된다(그림 1-13).

2) Ackerman-Proffit 분류법

이 분류법은 Angle 분류법의 한계인 시상적인 면을 고려하여 밴다이어 그램에 Angle 분류와 부정교합의 5가지 그룹을 포함하

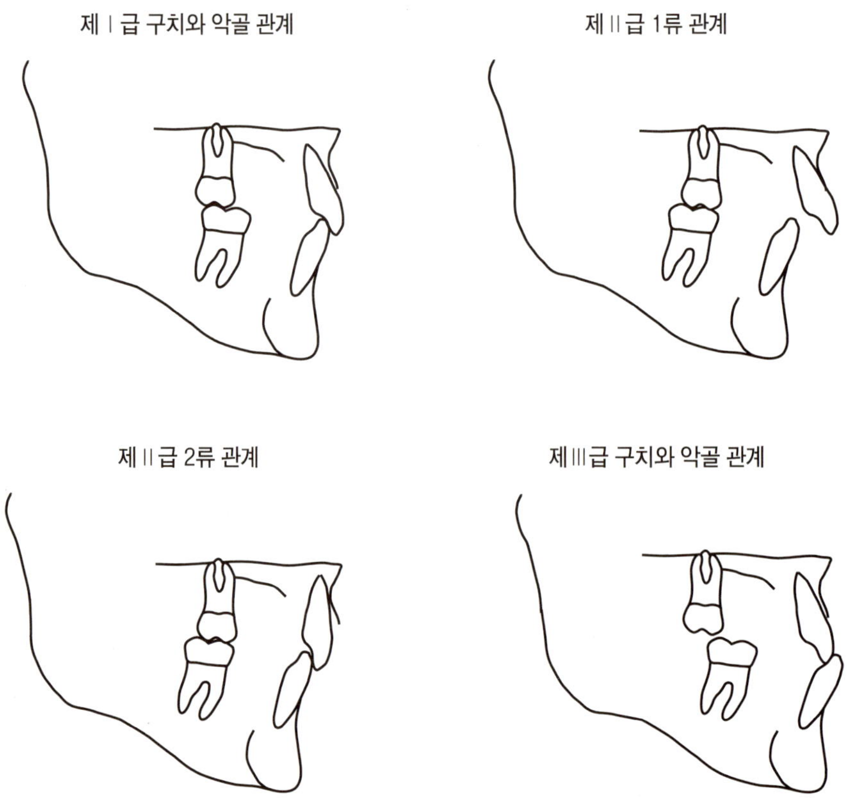

그림 1-12. Angle의 분류에 의한 악골 관계와 구치 관계.

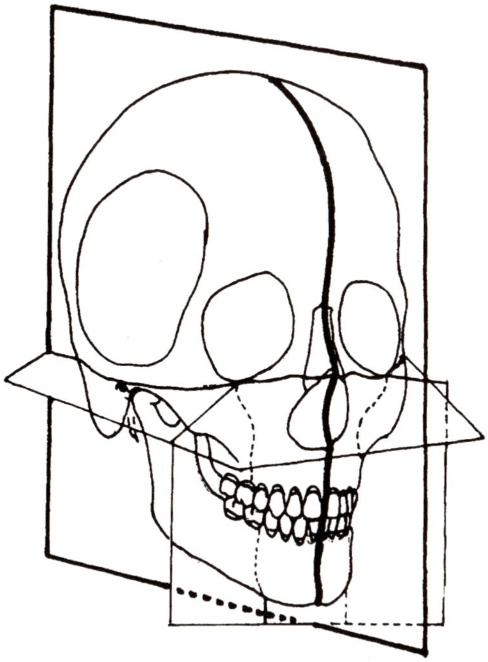

그림 1-13. Simon 부정교합 분류법.

는 분류법을 제시하였다(그림 1-14).

이 분류법은 아래의 특징을 가지고 있다.

1. 치열궁 내 크라우딩과 비대칭의 평가를 포함하고 전치의 전돌에 대한 평가를 포함한다.
2. 전돌과 크라우딩 사이의 관계에 대하여 고려한다.
3. 전후방적인 공간 문제뿐 아니라 수직적 및 수평적인 면을 고려한다.
4. 여러 공간적인 측면에서 악골의 비율을 평가한다.

부정교합의 원인

부정교합은 통상적인 다른 질환과 마찬가지로 특정한 원인에 의하여 발생되거나 진행된 병변이라기보다 정상 성장과 발육 중에 정상 범위에서 벗어난 형태적 · 기능적 변이로 정의된다. 이러한 부정교합의 발병 원인을 모두 알아내는 것은 어렵지만 가능한 한 원인을 추정하여 분류하는 것은 치료 계획의 설정과 진행, 그리고 치료 결과의 유지에 상당히 중요한 부분을 차지하고 있다.

여러 사람들에 의하여 이러한 원인 요소에 대한 분류가 이루어졌는데 Moyers와 Graber에 의한 분류가 많이 사용된다.

Moyers에 의한 부정교합의 원인 요소

1. 유전: 신경근계, 골, 치아, 연조직
2. 원인 불명의 발육성 결함
3. 외상: 출생 전 외상과 출생 시의 손상, 출생 후의 외상
4. 물리적 요인: 출생 전, 출생 후
5. 습관: 손가락 빨기, 혀 내밀기, 입술 깨물기
6. 질병: 전신질환, 내분비계 이상, 국소적 질환
7. 영양결핍

Graber에 의한 부정교합의 원인 요소

Graber는 부정교합의 원인 요소를 전신적 요인과 국소적 요인으로 크게 두 가지로 구분하였다.

치열과는 직접 관련이 없는 요인들이 부정교합 유발에 영향을 미칠 때 이를 전신적 요인이라 하고 치열과 직접적 관련성이 있는 것들은 국소적 요인으로 구분하였다.

1) 전신적 요인

- 유전
- 선천적 결함: 구순구개열, 뇌성마비
- 환경: 출생 전, 출생 후
- 대사성 소인과 질환
- 식이문제(영양결핍)
- 비정상적인 습관과 기능 이상
  - 손가락 빨기
  - 입술과 혀에서의 습관: 혀 내밀기 습관, 거대설
- 자세
- 외상 혹은 사고

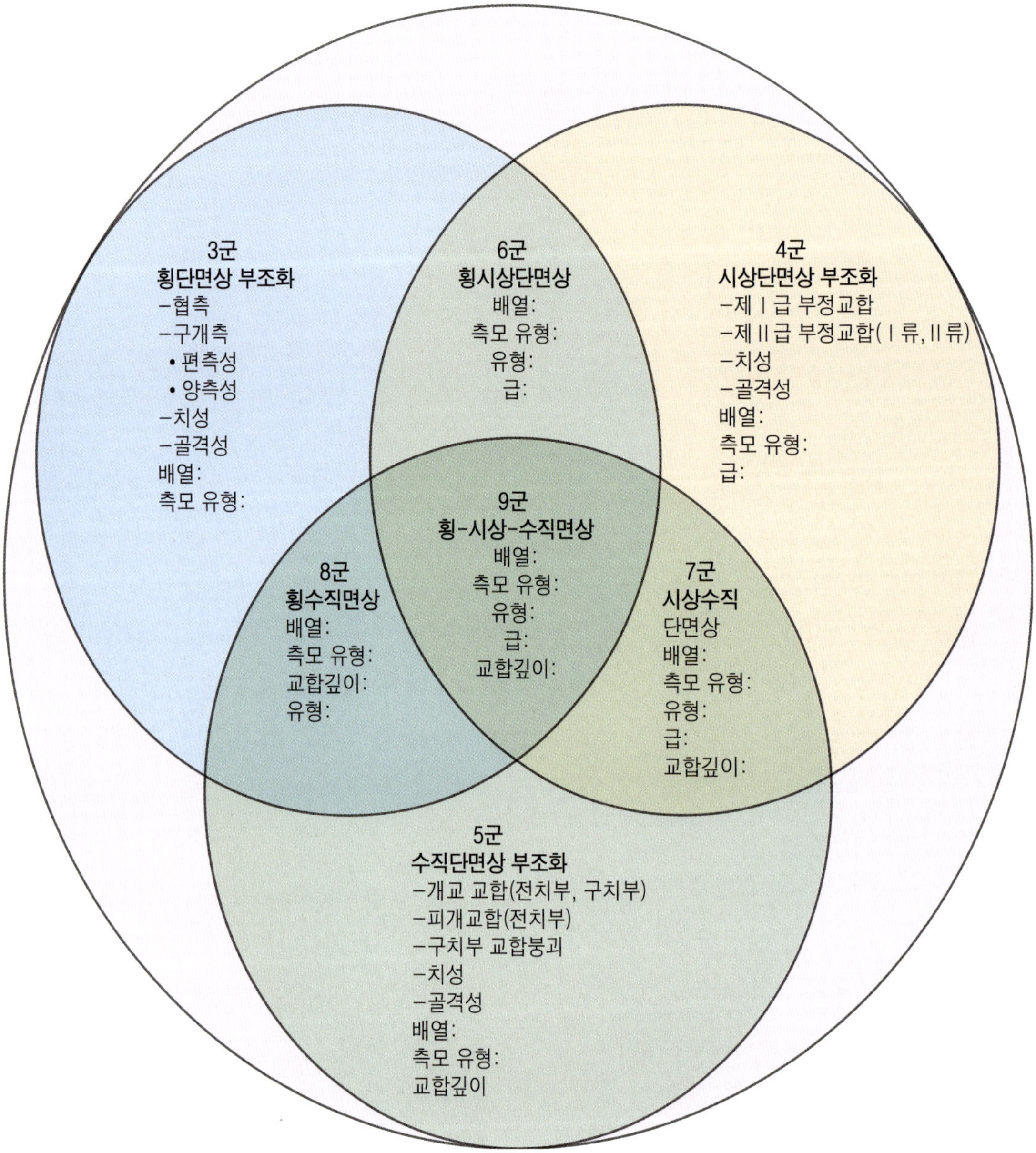

그림 1-14. Ackerman-Proffit 분류법.

2) 국소적 원인

- 치아 수 이상: 과잉치, 결손치
- 치아 크기 이상: 상악 측절치
- 치아 형태 이상
- 비정상적 순측 소대
- 유치의 조기 상실
- 유치의 만기 잔존과 비정상적인 흡수
- 영구치의 맹출지연
- 비정상적인 맹출 경로
- 유착
- 치아우식
- 부적절한 치아수복물

진단 자료의 분석

모형의 분석

1) 교정용 모형의 용도

교정용 모형은 부정교합 상태의 재현으로 진단에 중요한 자료가 될 수 있으며, 치료의 진전 여부를 알 수 있고, 상담 시 환자나 보호자에게 교정치료 계획의 설명과 함께 치료 전 · 후 치료 결과 평가에 유용하다.

2) 교정용 모형에서 얻을 수 있는 정보

① 구치와 견치의 관계

Angle 분류에 의한 상 · 하악 제1대구치의 관계가 Class Ⅰ, Ⅱ, Ⅲ 중 어디에 속하는지 견치의 관계가 어디에 속하는지를 알 수 있다.

② 수평피개와 수직피개(overjet and overbite)

수평피개 교합은 하악이 습관적 교합위 혹은 중심교합위에 있을 때 상 · 하악 중절치 절단 간의 수평 거리를 말하며 2~4mm이고 평균은 3mm이다.

수직피개 교합은 하악이 습관적 혹은 중심 교합위에 있을 때, 상악과 하악의 절치 절단 간 수직 거리를 말하며 하악 절치 절단이 상악 절치의 설측 중앙융기부(cingulum) 부위에 접촉하고 하악 절치 치관을 1/3~1/4 정도 피개한다(그림 1-15).

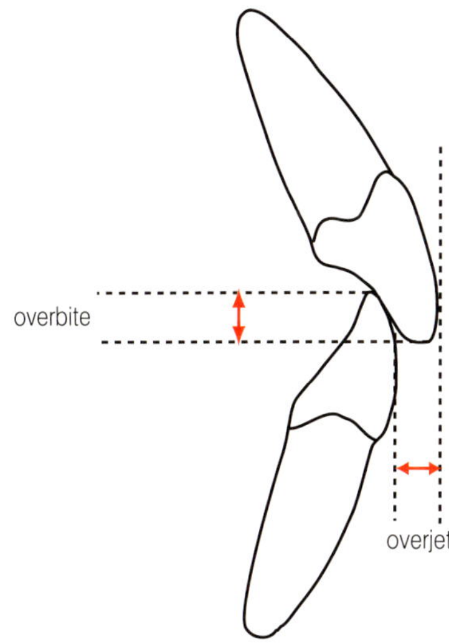

그림 1-15. 수평피개(overjet)와 수직피개(overbite).

③ 정중선(midline)의 일치 정도의 평가

엄밀히 말하면 이는 안면두개의 정중시상면에 대하여 평가해야 하는 것이지만 교정용 모형에서 상 · 하악 간의 상대적인 중심선 일치 여부를 평가하여 구강 검사 시 정중선이 어디가 정상인지를 진료기록부에 기록해 두어야 한다.

④ 구개의 형태

부정교합의 양상에 따라 구개의 형태가 좁고 높은 경우, 넓고 얕은 경우, 좌우가 비대칭인 경우인지를 구분한다. 구개가 좁은 경우는 구호흡이나 다른 악습관(손가락 빨기, 혀 내밀기 등)과 연관이 있을 수 있어 악습관의 개선과 더불어 상악골의 급속 확장 등의 방법이 적용될 수 있다(그림 1-16).

⑤ 치아 크기

인접치아와의 접촉면 사이의 근원심 폭경을 측정하여 알 수 있다(그림 1-17).

⑥ 악궁의 대칭성 평가

전체 악궁의 비대칭성 평가는 외형적인 안모와 두개안면골의 비대칭성과 함께 이루어져야 한다. 교정용 모형에서의 대칭성 평가는 악궁 내의 크라우딩, 유치의 조기 상실 등에 의하여 발생된 악궁 내 비대칭성을 찾아내는 것이다. 투명한 격자나 디바이더(divider)를 사용하면 이를 더욱 쉽게 알 수 있다.

⑦ 그 밖에 알 수 있는 진단적 자료

치아의 형태 이상, 치아의 위치 이상, 견치 간 폭경, 구치 간 폭경, Spee 만곡, Wilson 만곡(그림 1-18).

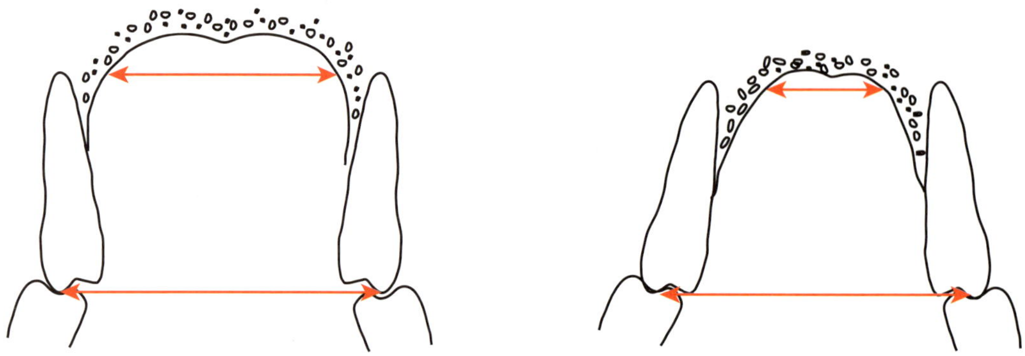

그림 1-16. 동일한 구치부 반대교합을 나타내더라도 구개의 형태가 좁은 경우는 골격적 문제에 의한 것이고, 넓은 경우는 치아의 비정상적인 경사에 의한 것이다.

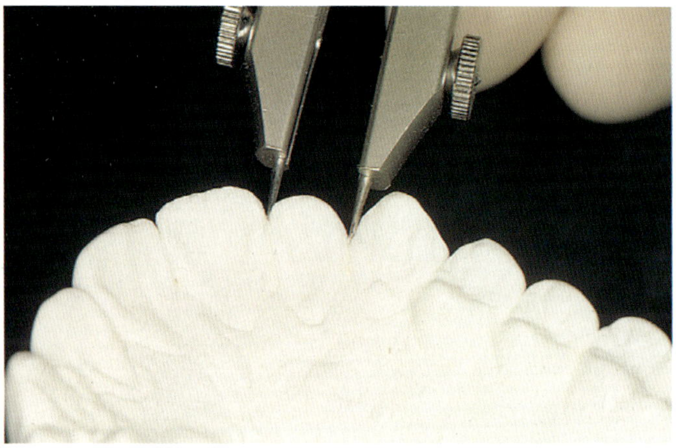

그림 1-17. 디바이더를 이용하여 치아의 접촉점을 측정한다.

3) 교정용 모형을 이용한 공간 분석과 치아 크기 분석

① 사용되는 용어

- Basal arch width(premolar basal arch width, PMBAW): 양측 제1소구치 치근단 부위에 해당되는 협측 치은 간의 거리. 즉 canine fossa diameter.
- Basal arch length: 중절치 치근단 부위의 치은 최후방점(Down's "A" point라고 추정되는 점)에서 교합평면에 평행하게 제1대구치 원심면까지의 거리.

② Arch length discrepancy 측정법

Arch length discrepancy = required arch length − available arch length

〈 crowding: +
spacing: −

▶ Available arch length를 측정하는 방법

한쪽 제1대구치의 근심면에서 반대편 제1대구치의 근심면까지 각 치아의 접촉점을 연결한 arch perimeter를 계측.

- 치열궁을 부위별로 나누어서 직선으로 계측한다(그림 1-19).
- Brass wire를 line of occlusion을 따라 구부린 뒤 곧게 펴서 계측한다.

▶ Required arch length를 측정하는 방법

각 치아의 근원심 폭경을 계측하여 합한다(그림 1-20).

③ Spee 만곡

Sagittal plane상에서 하악의 arch가 이루는 curve로서 하악 견치 교두에서 하악 제2대구치의 원심 협측 교두까지를 한 선으로 연결하였을 때 가장 깊은 부위까지의 수직 거리를 측정한 것이다(그림 1-21).

④ Bolton tooth ratio analysis

상·하악 치아 크기 부조화를 알아보는 방법으로 치료 후 수직피개와 수평피개를 예측하고 이를 정상적인 관계로 만들기 위하여 필요하다.

A
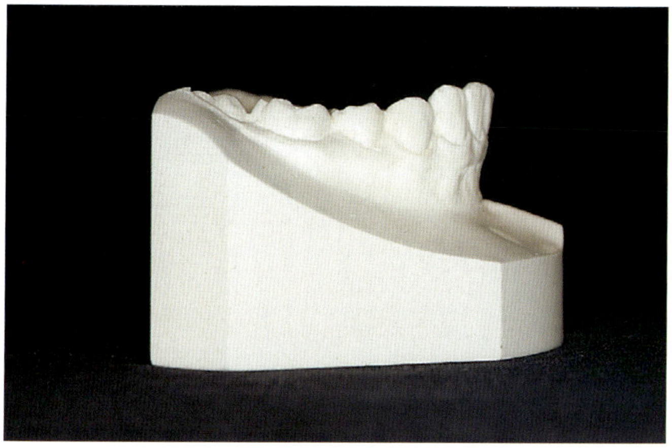
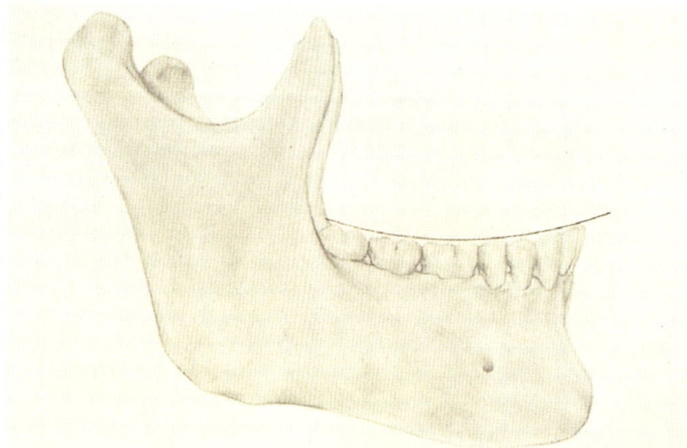
B

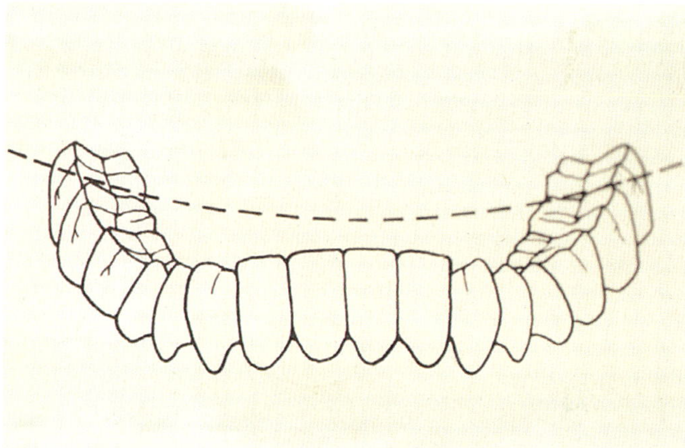
C

그림 1-18. 전후방으로 형성되는 Spee 만곡(A, B)과 좌우 방향으로 형성되는 Wilson 만곡(C).

A
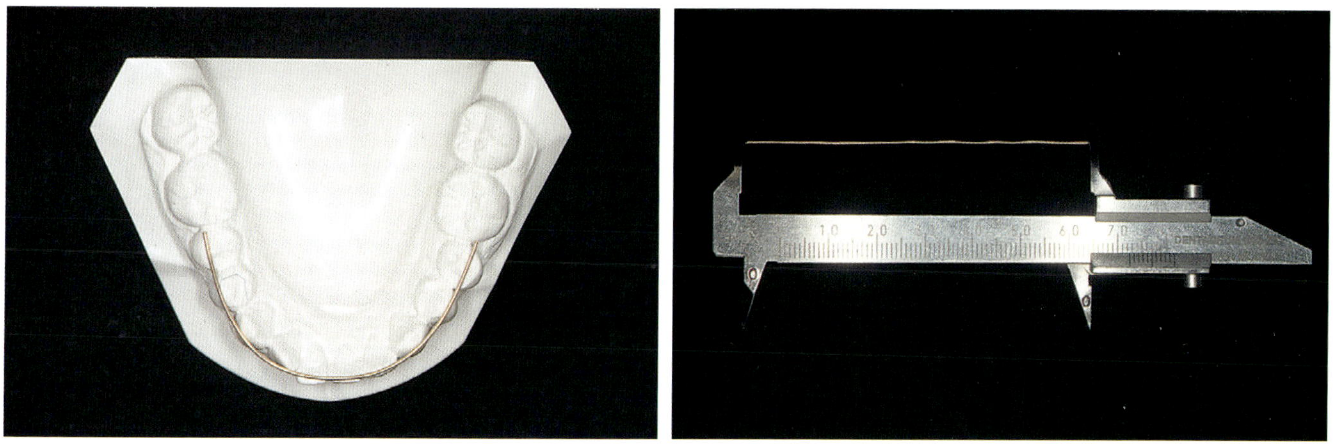
B

그림 1-19. Brass wire를 이용한 available arch length 측정.

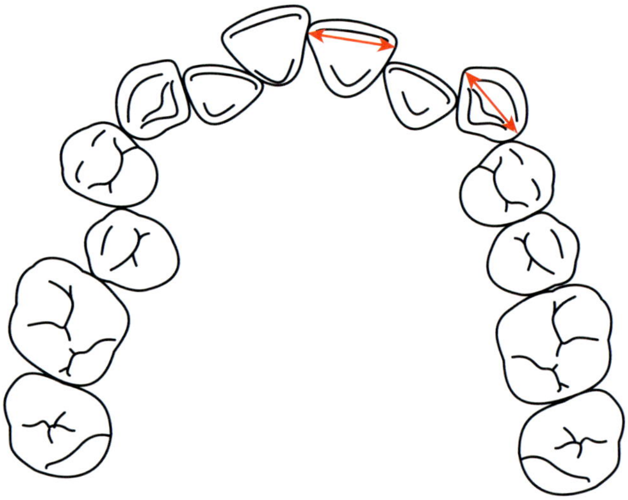

그림 1-20. Required arch length 측정. 개개 치아의 근원심 폭경을 측정하여 이를 모두 합한다.

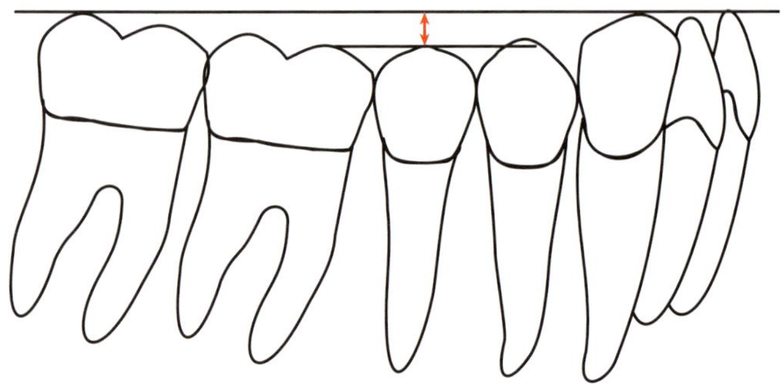

그림 1-21. Spee 만곡의 측정.

A

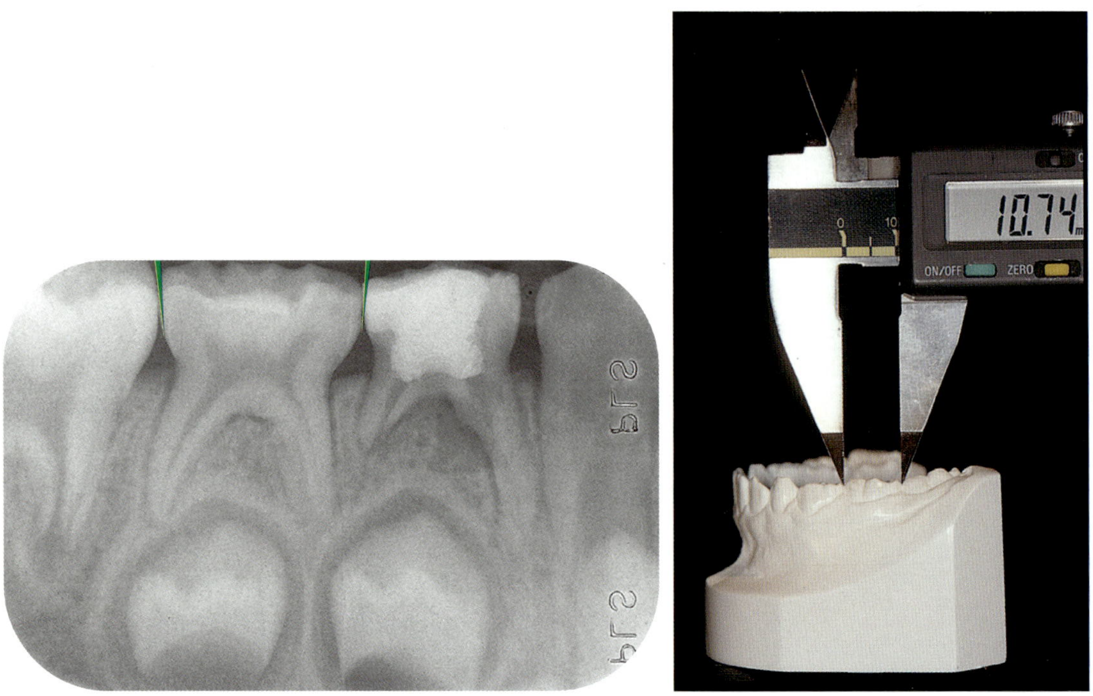

B

그림 1-22. 방사선사진의 확대를 보정하기 위해 모형과 사진에서 같은 치아를 선택하여 확대율을 알 수 있다. 이 비율로 미맹출 치아의 확대를 보정할 수 있다.

▶ Overall ratio: 상 · 하악에서의 좌측 제1대구치부터 우측 제1대구치까지의 모든 치아들의 치관 폭경 합의 비율을 말한다.

$$\frac{\text{하악 12개 치아의 치관 폭경 총합}}{\text{상악 12개 치아의 치관 폭경 총합}} \times 100 = 91.3\%$$

이 값이 91.3%일 때 가장 이상적인 수평피개와 수직피개를 갖는다.

< 91.3%이면 하악 치아의 치관 폭경 합이 상악의 그것보다 상대적으로 적다.

> 91.3%이면 하악 치아의 치관 폭경 합이 상악의 그것보다 상대적으로 크다.

▶ Anterior ratio: 상 · 하악의 좌측 견치부터 우측 견치까지의 6개 치아의 치관 폭경 합의 비율을 말한다. 이 비율과 overall ratio를 비교 분석함으로써 치관 폭경의 부조화가 전치부에 있는지 구치부에 있는지를 추측할 수 있다.

$$\frac{\text{하악 6전치의 치관 폭경 총합}}{\text{상악 6전치의 치관 폭경 총합}} \times 100 = 77.2\%$$

⑤ Sum of incisors

상악 전치의 합을 4로 기준 삼아 상악 4전치의 합과 하악 4전치의 합의 비율이 4:3이 될 경우 이상적인 수평피개, 수직피개, 제 I 급 견치 관계를 이룰 수 있다. 비율이 잘 맞지 않는 경우는 치아의 접촉점을 삭제하거나 약간의 보철적인 치료로 치관 크기의 축소나 확대를 고려할 수 있다.

⑥ Howe's analysis

크라우딩의 원인은 치아 크기뿐 아니라 부적당한 기저골(apical base) 때문일 수도 있다. 따라서 이 분석법은 기저골이 치아를 수용할 수 있는지의 여부를 알기 위하여 시행하는 방법으로 상악에서 사용한다. 이를 통하여 발치할 것인가 혹은 악궁을 확장할 것인지를 결정하는 데 도움이 될 수 있다.

▶ Basal arch width(Premolar basal arch width): 양측 제1소구치 치근단 부위에 해당하는 협측 치은 간의 거리.

▶ TM(Total tooth material): 상악 좌측 제1대구치부터 우측 제1대구치까지의 치관 폭경의 총합.

$$\frac{\text{Premolar basal arch width}}{\text{Total tooth material}} \times 100 = 37\sim44\%$$

37~44%이면 border line case로서 전치의 치축 경사도와 입술의 돌출량 등을 고려하여 발치와 비발치를 고려하고 이 값이 37% 이하이면 소구치 발치 치료를, 44% 이상이면 비발치 치료를 적극적으로 고려한다.

⑦ 혼합치열기 공간 분석

혼합치열기 환자에서 공간분석을 할 때 영구치 배열을 위해 필요한 공간을 알기 위해 영구치의 크기를 추정해야 한다. 이런 분석을 위하여 제1대구치 전방에 위치하는 모든 영구치의 크기를 예측하거나 측정해야 하며 현재의 arch perimeter에 대한 분석과 성장 발육에 따른 이의 변화를 예측해야 한다.

▶ Moyers analysis

이 방법은 이미 맹출된 영구 전치와 맹출되지 않은 견치 및 소구치의 크기 사이에 비교적 높은 상관 관계를 가진다는 것에 기초를 두고 있다. 이때 하악 전치를 기준으로 삼는데 이는 혼합치열기에서 가장 일찍 맹출하며 크기의 변화가 적기 때문이다. 이는 미국에서 백인 아동을 기초로 제작된 것이며 방사선 사진을 사용하지 않고 상악과 하악에 적용될 수 있다.

하악 4전치의 합을 측정한 후 상 · 하악의 예측표에서 75% 수준으로 상 · 하악의 견치와 소구치 치관 폭경 합을 알아낸다. 95%를 선택하는 경우 개인에 따른 차이에 의한 견치와 소구치의 크기가 동일하지 않기 때문에 오차가 생기기 쉽다(표 1-1).

▶ Hukaba's method(방사선사진을 이용한 추정법)

모형과 방사선사진에서 동시에 나타난 치아(보통 유구치)를 통하여 미맹출된 치아의 폭경을 예측하는 방법으로 이 경우에는 방사선사진의 상이 왜곡되지 않아야 하므로 파노라마 사진보다는 치근단 사진이 유리하다.

표 1-1. Moyers의 예측치(75%)

하악 절치 폭경의 합		19.5	20.0	20.5	21.0	21.5	22.0	22.5	23.0	23.5	24.0	24.5	25.0	25.5	26.0	26.5	27.0	27.5	28.0	28.5	29.0
예측된 견치와 소구치의 폭경	상악	20.6	20.9	21.2	21.3	21.8	22.0	22.3	22.6	22.9	23.1	23.4	23.7	24.0	24.2	24.5	24.8	25.0	25.3	25.6	25.9
	하악	20.1	20.4	20.7	21.0	21.3	21.6	21.9	22.2	22.5	22.8	23.1	23.4	23.7	24.0	24.3	24.6	24.8	25.1	25.4	25.7

$$\frac{\text{유구치의 실제 폭경(Y)}}{\text{방사선사진상의 유구치 폭경(Y')}} = \frac{\text{미맹출 치아의 폭경(X)}}{\text{방사선사진상의 미맹출 치아의 폭경(X')}}$$

$$X = Y/Y' \times X'$$

이 방법의 사용 시 견치 부위는 상의 왜곡이 많으며 또한 치아가 회전되어 있는 경우에는 정확한 근원심 폭경을 알아내기가 힘든 단점이 있다.

참고문헌

1. 김경호, 성상진: 경추골과 수완부골 방사선사진을 이용한 골성숙도 평가. 대치교정지 28:285-296, 1998.
2. 이승우: 구강진단학, 신흥인터내셔날, 5판, 1996.
3. 전국치과대학교정학교수협의회: 치과교정학, 지성출판사, 1998.
4. Ackerman JL, Proffit WR: The Characteristics of malocclusion: a modern approach to classification and diagnosis, Am J Orthod 56:443, 1969.
5. Bell WH, Proffit WR, White RP: Surgical correction of dentofacial deformities, Sauders, 1980.
6. Bolton WA: The clinical application of a tooth-size analysis, Am J Orthod 48: 504-529, 1962.
7. Enlow DH: Handbook of facial growth, ed 3, Sauders, 1990.
8. Graber TM: Orthodontics principles and practice, Saunders, 1972.
9. Graber TM, Vanasdall RL: Orthodontics Current principles and technique, Mosby, 1994.
10. Moyers RE: Handbook of Orthodontics, ed 4, Year book medical publishers, 1988.
11. Proffit WR: Contemporary Orthodontics, Mosby, 1993.
12. Tanne JM: Growth at adolescence, ed 2, Oxford, Blackwell Scientific, 1962.
13. Woodside DG: Data from Burlington growth study. In Salzmann JA: Orthodontics in daily practice, Lippincott, 1974.

2 두부 방사선 계측사진 촬영과 분석법

교정학 영역에서 두부규격 방사선 계측사진의 이용

두부 방사선 계측사진의 종류

두부 방사선사진의 촬영 장비와 기법

두부 방사선사진의 계측
- 계측점
- 기준 평면
- 사용되는 각도
- 길이 계측
- 비율 계측

측모두부규격 방사선사진의 분석
- 골격 분석
- 치성의 분석
- 연조직 분석

교정학 영역에서 두부규격 방사선 계측사진의 이용

두부 계측의 본래 목적은 두개 안면 복합체의 성장 형태에 관한 연구였다. 1934년 독일의 Hofrath와 미국의 Broadbent에 의해 두부 방사선계측사진 분석은 부정교합과 내재한 골격 불균형을 위한 연구법과 임상적 방법으로 제시되었다.

1. 형태 분석: 치아, 안면골격, 연조직 측모에 대한 수평적, 수직적 평가와 안모의 유형에 대한 분류를 할 수 있다.
2. 성장 분석: 둘 또는 그 이상의 방사선사진을 시간 간격을 두고 촬영하여 상대적인 변화를 비교하고 성장 방향과 양상을 추정할 수 있다.
3. 기능 분석(functional analysis)과 안면 비대칭(facial asymmetry) 분석을 할 수 있다.
4. 치료 분석: 치료 중이나 치료 후 변화에 대한 평가를 할 수 있다.

두부 방사선 계측사진의 종류

1. 측모두부규격 방사선사진(lateral cephalogram)
2. 정모두부규격 방사선사진(Posterioanterior cephalogram)
3. 이하두정부규격 방사선사진(Submetovertex view)

두부 방사선사진의 촬영 장비와 기법

촬영 장비

1. 머리 위치 고정 장치
2. X-ray 발생기
3. 필름 카세트 받침대

촬영 방법

Central ray는 ear rod를 통과해 방사선 필름에 수직으로 통과하도록 하고 X-ray source는 90kVp 이상의 high voltage를 사용해야 하며 focus-film distance는 5feet 이상, aluminum diaphragm과 lead shield는 7/8inch이어야 한다(그림 2-1).

머리의 위치와 자세

안면 형태를 연구하기 위하여 고정된 또는 표준화된 머리 위치로서 자연스러운 머리 위치(natural head position)가 사용되는데

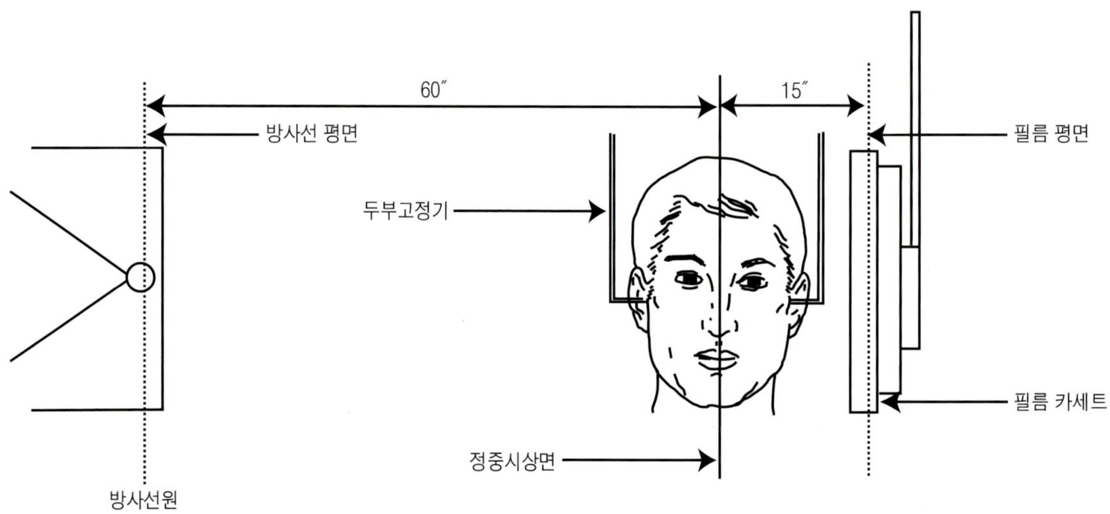

그림 2-1. 두부 방사선 계측사진 촬영법. 환자의 정중시상면과 방사선원과의 거리는 5°feet이며 정중시상면과 필름 카세트까지의 거리는 변할 수 있지만 모든 환자에서 동일한 거리로 촬영하여 확대율을 동일하게 해야 한다.

이는 환자가 똑바로 앉은 자세에서 거울 속 자신의 눈을 바라봄으로써 공간상에서 머리의 위치를 표준화하고 재현성 있게 위치시키는 상태이다. 이 위치의 재현성은 error of single observation 시 2° 가까이 되며, 이것이 두부 방사선 계측에 이용되는 근거이다.

두부 방사선사진의 계측

계측점(그림 2-2)

1. S(sella): 뇌하수체와의 중심으로 정중시상면 상의 조형점이다.
2. N(nasion): 정중면에서 전두-비골 봉합의 최전방점이다.
3. Or(orbitale): 안와하연의 최하방점으로 좌우상의 중간점이다(양측성).
4. Po(porion, 해부학적): 외이도의 최상방점으로, 측두골에 있는 하악과두와의 상방 경계와 비슷한 높이에 있다(양측성).
5. Co(Condylion or Cd): 하악과두의 최상방점(양측성).
6. Ar(articulare): 하악과두돌기의 후방 경계와 후두골 기저부 하연과의 교차점(양측성).
7. Ba(Basion): 후두공 전연의 중간점으로 후두골 기저부 하연경사의 후방 끝점.
8. Bo(Bolton point): 후두골 과두 후방와(retrocondylar fossa)의 상방 곡선의 최상방점(편측성).
9. Go(gonion): 하악지 평면과 하악 평면의 교차에 의해 구성된 점.
10. Me(menton): 하악골 정중봉합의 최하방점(편측성).
11. Gn(gnathion): 하악골 정중봉합의 최전하방점.
12. Pog(pogonion): 하악 평면의 수직선이 하악골 정중봉합의 가장 돌출된 부위에 접할 때의 점으로 정중면에서 턱의 최전방점(편측성).
13. B(supramentale): 정중 시상면에서 하악 정중봉합의 infradentale와 Pogonion 사이의 최심점.
14. ANS(anterior nasal spine): 정중면에서 골격성 전비극의 끝점으로 인류학적 계측점인 acanthion과 일치한다.

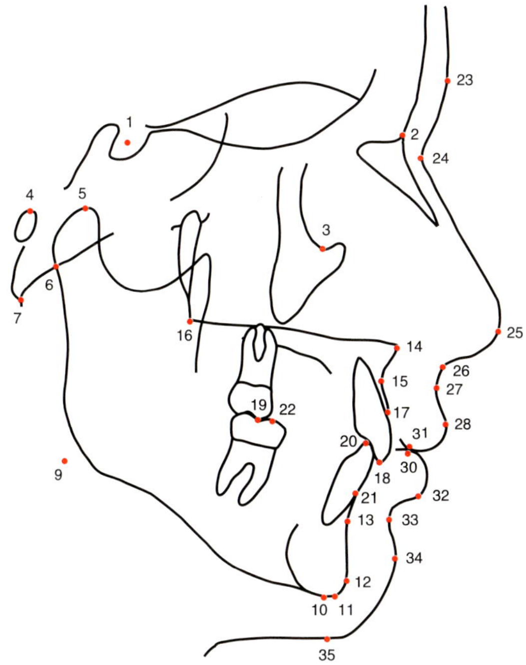

그림 2-2. Cephalometric landmark.

15. A(subspinale):
    ① 전비극과 Prosthion 사이의 상악의 최심점(by Downs)
    ② 상악 중절치 치근의 5mm전방(by Jarabak)
    ③ 3mm의 두께를 가지는 전비극의 상방 또는 하방 만곡 위의 점(by Harvold)을 A점으로 추정하기도 한다.
16. PNS(posterior nasal spine): 익돌구개와의 전방과 비강저의 교차점으로 상악의 최후방점.
17. Pr(prosthion, supradentale): 정중면에서 상악골 전방 치조골 부위의 최전하방점과 상악 중절치 사이의 교차점.
18. Isi(incisal superius incisalis): 상악절치의 절단
19. U6(maxillary first molar): 상악 제1대구치 근심협측 교두의 첨단.
20. Iii(incisor inferius incisalis): 최전방 하악 절치의 절단.
21. Id(infradentale): 정중면에서 하악골 전방 치조골 부위의 최전상방점과 하악 중절치 사이의 교차점.
22. L6(mandibular first molar): 하악 제1대구치 근심협측 교두의 첨단.

23. G(glabella): 시상면에서 전두부의 최전방점.
24. N'(soft tissue nasion): 이마에서 코로 이행되는 연조직 외형의 최심점.
25. Pn(pronasale): 코의 최전방점.
26. Sn(subnasale): 코의 하연과 상순의 외형이 만나는 점.
27. Sls(superior labial sulcus): subnasale와 labrale superius 사이의 상순 중앙의 최심점.
28. Ls(labrale superius): 상순 점막부 상연의 중앙점.
29. Stms(stomion superius): 상순의 최하방점(relaxed lip position에서)
30. St(stomion): stomion superius와 stomion inferius 사이의 중간점.
31. Stmi(stomion inferius): 하순의 최상방점(relaxed lip position에서)
32. Li(labrale inferius): 하순 점막부 하연의 중앙점.
33. Ils(inferior labial sulcus): labrale inferius와 menton 사이의 하순 중앙의 최심점.
34. Pog'(soft tissue pogonion): 턱 연조직 외형의 가장 돌출된 점.
35. Me'(soft tissue menton): menton에서의 수직 기준선과 턱의 연조직 하부 외형의 교차점.

기준 평면(그림 2-3)

1) 수평 기준선

1. Sella-nasion(SN) plane: sella에서 nasion까지의 평면.
2. Frankfort horizontal(FH) plane: 해부학적 porion에서 orbitale까지의 평면.
3. Palatal plane(PP): ANS와 PNS를 연결한 평면.
4. Occlusal plane
   ① 기능적 교합평면: 상 · 하악 제1대구치 간의 중점과 상 · 하악 제1소구치 간의 중점을 연결한 평면.
   ② Downs에 의한 교합평면: 대구치 교합면과 절치 수직피개의 중간을 연결한 평면.

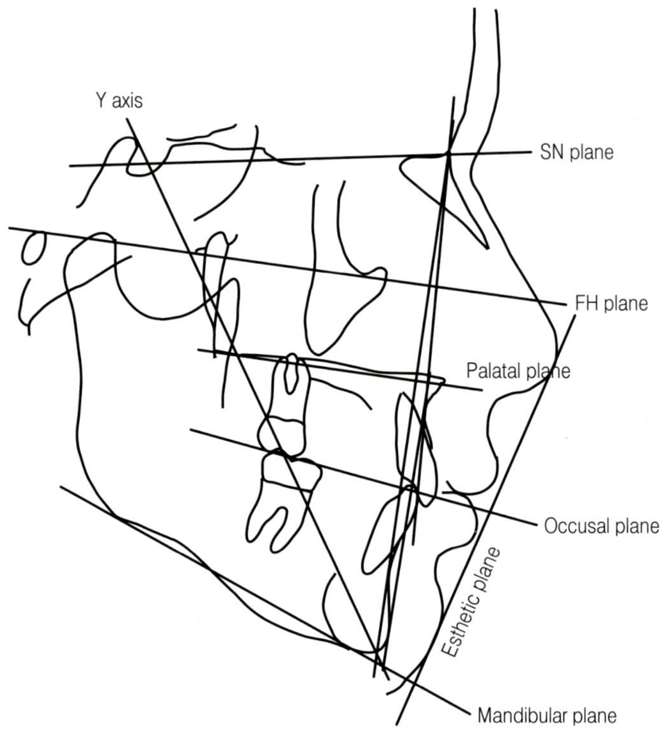

그림 2-3. 수평 및 수직 기준선.

5. Mandibular plane(MP)
   하악골 하악지의 최하방점(gonion)과 menton까지의 평면
   ① Gonion과 gnathion까지의 평면(by Steiner)
   ② 하악골 하연의 접선(by Salzman)
   (antegonial notch가 심하거나 하연의 만곡이 심한 경우 문제가 있다.)
   ③ Gonial angle과 symphsis 최하방점의 접선(by Downs)으로 정의할 수도 있다.

2) 수직 기준선

1. Y axis: sella point에서 mechanical gnathion까지의 직선.
2. Facial plane: nasion point에서 하악의 pogonion point까지의 직선.
3. Esthetic plane: 코의 tip에서 soft tissue pogonion까지의 직선.
4. NA plane: nasion point에서 A point까지의 직선.

5. NB plane: nasion point에서 B point까지의 직선.
6. A-Pog plane: A point에서 Po(pogonion)까지의 직선.

사용되는 각도

1. SNA: SN선과 NA선 사이의 각.
2. SNB: SN선과 NB선 사이의 각.
3. A and B difference: SNA각과 SNB각 사이의 차.
4. Facial plane angle(S-N-Po): 하악골 전후방 관계를 의미.
5. Saddle angle(Na-S-Ar): 하악과두의 전후방 관계를 의미.
6. Articular angle(S-Ar-Go): 하악의 회전 성장이나 치료에 의한 하악골의 회전에 의하여 변할 수 있다.
7. Gonial angle(Ar-Go-Me)
   Upper gonial angle(Ar-Go-N)
   Lower gonial angle(N-Go-Me)
8. Y-axis angle: Y-axis와 FH평면의 교차에 의한 각
9. SN to mandibular plane angle: 하악골이 회전에 의하여 변할 수 있다.
10. FH to mandibular plane angle
11. Palatal plane(ANS-PNS) to mandibular plane angle
12. Occlusal plane to mandibular plane angle
13. Facial angle(FH-NPo)
14. Facial convexity(N-A-Po)
15. A-B to mandibular plane
16. A-B to N-Po
17. Interincisal angle(denture convexity): 상 · 하악 중절치 치축이 이루는 각
18. Upper central incisor to SN plane angle(1 to SN): 상악 중절치 치축과 SN 평면 사이의 각
19. Upper central incisor to FH plane angle
20. Upper central incisor to occlusal plane angle
21. Lower incisor to mandibular plane angle
22. Tweed triangle
   ① FMA: FH plane과 mandibular plane이 이루는 각
   ② FMIA: FH plane에 대한 하악 전치의 procumbency를 나타냄
   ③ IMPA: mandibular plane에 대한 하악 전치의 procumbency를 나타냄

길이 계측

1. Anterior cranial base length(S-N)
2. Posterior cranial base length(S-Ar)
3. Ramus height(Ar-Go)
4. Mandibular body length(Go-Me)
5. Facial depth(N-Go)
6. Facial length(S-Gn)
7. Posterior facial height(S-Go)
8. Anterior facial height(N-Me)
9. Upper incisor tip to facial plane and lower incisor to facial plane
10. Upper incisor tip to NA plane and lower incisor to NB plane
11. Upper incisor tip to A-Pog and lower incisor to A-Pog
12. Pog to NB plane
13. Upper lip to esthetic line and lower lip to esthetic line
14. Convexity: facial plane to point A
15. Incisor overbite and incisor overjet

비율 계측

1. Mandibular body length to anterior cranial base length
2. Posterior facial height / Anterior facial height
3. Holdaway ratio: NB plane에 대한 하악 절치와 Pog 점의 거리 비율

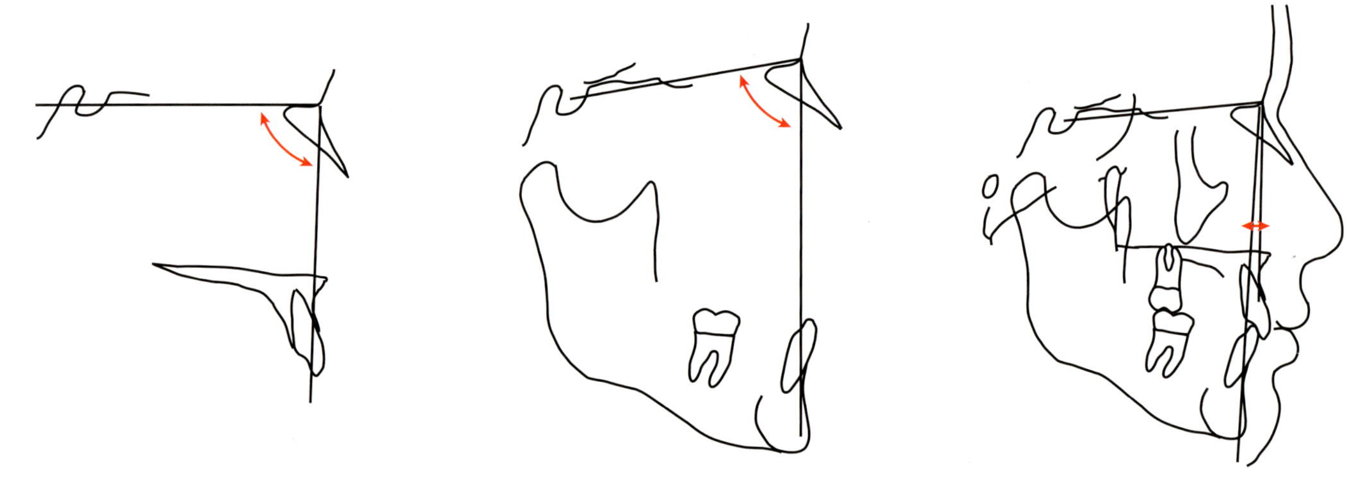

그림 2-4. SNA, SNB, ANB angle.

측모두부규격 방사선사진의 분석

골격 분석

1) 전후방적 골격 분석

① Steiner 분석법(그림 2-4)

두개골에 대한 상·하악골의 전후방 관계를 평가하기 위하여 S-N line을 기준선으로 이용하는 Steiner 분석법이 많이 사용된다.

SNA는 상악골의 전후방 위치를 SNB는 하악골의 전후방 위치를 평가하는 데 사용하고 ANB는 상·하악골간의 전후방 관계를 비교하는 데 사용한다.

상악골과 두개골의 관계를 평가하는 SNA의 정상 값은 80~82(±2)° 정도이다. 상악이 두개골에 비해 전방 위치되면 SNA 값은 커지고 후방 위치되면 작아진다. 그러나 sella point가 nasion point보다 많이 낮거나 높은 경우라면 SNA 수치가 정상값보다 크거나 작다는 것은 큰 의미가 없다. 하악골과 두개골의 관계는 SNB에 의하여 평가되는데 정상값은 78(±2)° 정도이다.

상악과 하악의 상호 관계는 SNA와 SNB의 차이값인 ANB로 표현되며 이는 2(±1)° 정도이다.

② Downs 분석법

FH plane을 기준으로 악골 관계를 분석하는 Downs의 분석법에서도 상·하악의 전후방 관계를 분석할 수 있다.

Facial angle(FH-NPog)은 facial plane(N-Pog)과 FH plane이 이루는 각도로 하악의 전후방 관계를 평가하는 데 사용된다(그림 2-5).

Angle of convexity(NA-APog)는 N-A line과 A-Pog line이 이루는 각으로 안모의 convexity 혹은 concavity를 나타낸다(그림 2-6).

A-B plane angle(AB-NPog)은 A-B plane과 facial plane이 이루는 각으로 facial plane에 대한 denture base의 전후방 관계를 나타내며 골격성 제Ⅲ급 관계에서는 (+)각도를 나타내고 골격성 제Ⅱ급 관계에서는 (-)각도를 나타낸다(그림 2-7).

③ Coben 분석법(그림 2-8)

FH 평면을 횡선으로 하고 이에 수직선을 형성하여 분석에 이용하는 방법이다. 상악의 돌출도를 평가하기 위하여 중안면 심도(depth of middle face; basion-A point)와 이를 구성하는 각각의 부분들(basion-sella, sella-ptm, ptm-point A)을 두개저 심

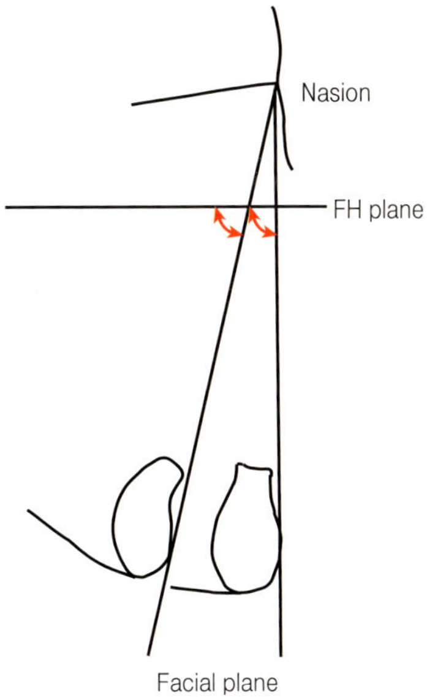

그림 2-5. Facial angle.

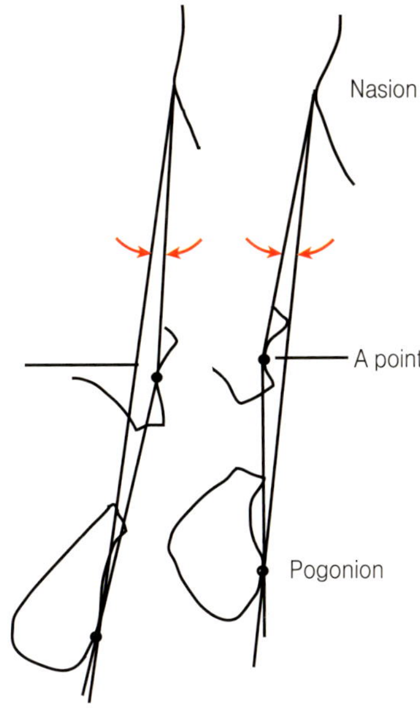

그림 2-6. Angle of convexity.

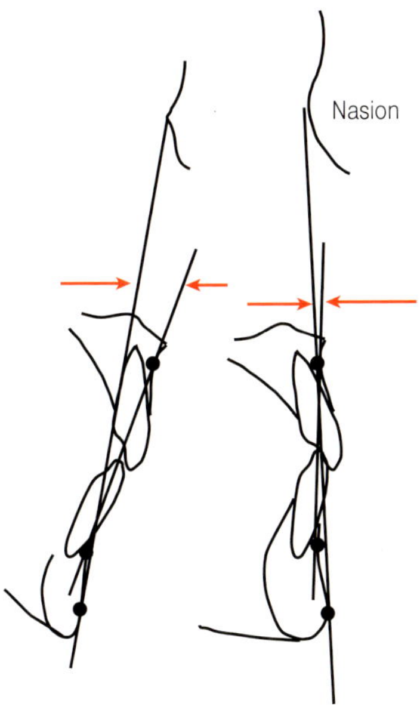

그림 2-7. A-B plane angle.

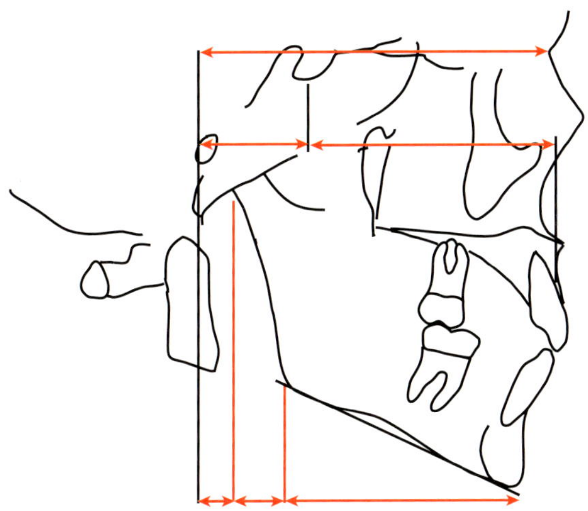

그림 2-8. Coben 분석(수평면).

도(cranial base depth; basion)에 대한 백분율로 표시한다. Ba-A/Ba-N의 정상치는 98% 정도이다. 하악의 전후방 평가에는 Ba-Pog/Ba-N의 비율로 평가되는데 이는 Ba-Ar/Ba-N, Ar-Go/Ba-N, Go-Pog/Ba-N로 나누어서 평가할 수 있다. Ba-Pog/Ba-N의 정상치는 92% 정도이다.

④ APDI(그림 2-9)

Kim에 의하여 고안된 전후방 부조화지수(anterioposterior dysplasia indicator, APDI)도 상 · 하악골의 전후방 위치를 평가하는 방법이다.

APDI = Facial plane to FH plane angle ± A-B plane to

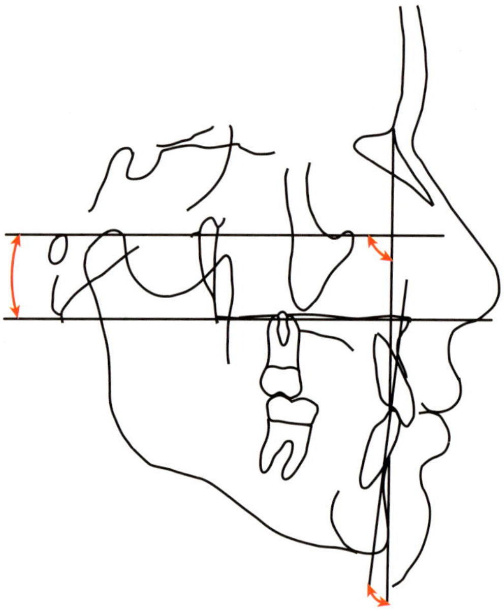

그림 2-9. APDI(anteriorposterior dysplasia indicator).

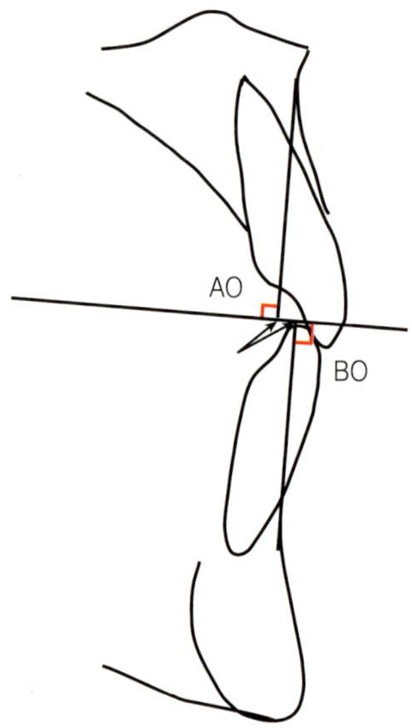

그림 2-10. Wits appraisal.

Facial plane angle* ± Palatal plane to FH plane angle**

* point A가 B보다 전방에 있을 때 (−)부호

** palatal plane이 전상방 경사 시 (−)부호

APDI의 정상치는 81(±4)° 이다. 정상값보다 이 값이 커지면 골격성 제Ⅲ급 양상을 띠고 정상값 이하의 값을 보이면 골격성 제Ⅱ급 양상을 띤다.

⑤ **Wits appraisal**(그림 2-10)

상 · 하악골의 전후방 관계를 교합평면을 기준으로 평가한 "Wits" appraisal이 있다. 이는 상 · 하악골 상호 간의 부조화 정도를 평가하는 방법이지만 교합평면의 경사도에 많은 영향을 받는다.

2) 수직적 골격 분석

① **Björk analysis**

1. Saddle angle(nasion-sella-articulare): 전후방 두개저에 의하여 형성되는 각이다. 이는 하악와(mandibular fossa)의 위치를 말해 준다. 이 각도가 증가하게 되면 하악와의 성장은 후상방으로 향하게 되며, 안모는 retrognathic하게 된다. 이 각도가 감소하면 하악와의 성장은 더욱 수직 방향이 되며, facial prognathism이 증가된다. 평균값은 123(±5)° 이다.
2. Articular angle(sella-articulare-gonion): 교정력에 의하여 변화가 가능한 각이다. 구치가 정출되거나 함입되면서 이 각의 증감이 이루어진다. 큰 수치는 후퇴된 하악을 나타내고, 작은 수치는 돌출된 하악을 나타낸다.
3. Gonial angle(articulare-gonion-menton): 하악의 형태를 나타내는 수치로 성장 예측에 중요하다. 큰 각은 하악골의 후방전위 경향을 나타내며, 하악의 성장은 후방 쪽으로 이루어진다. 작은 각은 하악과두의 수직 성장을 나타내며, 하악골의 전방전위 경향을 보이게 된다. 평균값은 128(±7)° 이다.
4. Björk sum(saddle angle+articular angle+gonial angle): 평균값은 396(±7)° 이다. 만약 400° 이상이 되면 성장 방향이 수직적이고, 390° 이하면 수평적이라고 예측할 수 있다(그림 2-11).

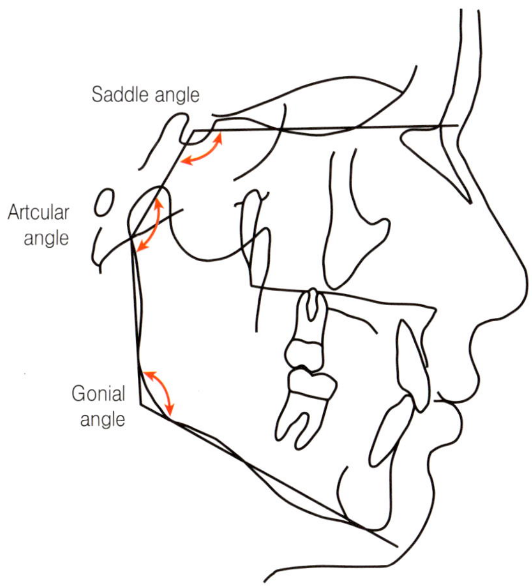

그림 2-11. Björk 분석.

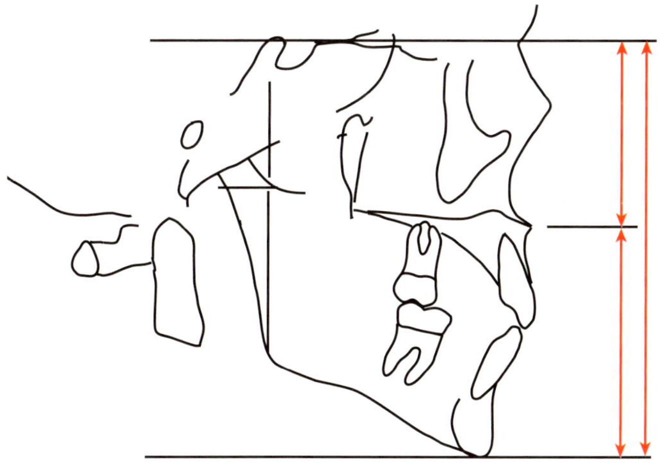

그림 2-12. Coben 분석(수직면).

② Steiner analysis

Mandibular plane angle(SN-Go-Gn)(34(±5)°): SN line과 mandibular plane angle이 이루는 각도로 하악골 전방 부위의 수직고경과 개교 정도를 나타내며, 하악골의 과두 부위와 하악지의 성장 정도를 나타낸다. 만약 짧은 하악지를 가지고 있는 경우에서는 높은 하악 평면각을 보이며, 하악골의 성장 양상이 후하방 회전되므로 골격성 제Ⅱ급 부정교합에서는 불리하다.

③ Downs analysis

Mandibular plane angle(FH-Mn. plane)(21(±3)°): FH plane과 하악 평면이 이루는 각도이며, ramus height가 증가할수록 이 값은 감소하며, 치료 중 이 각도가 커지면 하악은 후하방 회전되고 하안면 고경은 커진다.

Y-axis angle(FH-SGn)(60(±3)°): 하악골의 성장 방향을 나타내는 각도이다.

④ Coben analysis

안모와 골격의 수직 분석은 기준이 되는 횡선 FH plane에 대하여 수직인 종선을 설정하여 사용한다. 모든 수직 계측치는 전안면고경(nasion-menton)에 대한 백분율로 나타낸다.

N-ANS/N-M의 정상값은 45% 정도이고, ANS-M/N-M의 정상값은 55% 정도이다(그림 2-12).

치성의 분석

① Steiner analysis

Occlusal plane angle(occlusal plane-SN): 교합평면과 SN plane이 이루는 각이며, 치료 시 치아의 이동 양상에 영향을 받는다.

1. Upper 1 to NA in mm(6(±2)mm): 상악 중절치의 절단부에서 N-A line까지의 거리
2. Upper 1 to NA in degree(24(±4)°): 상악 전치의 장축과 N-A line이 이루는 각도
3. Lower 1 to NB in mm(6(±2)mm): 하악 중절치의 절단부에서 N-B line까지의 거리

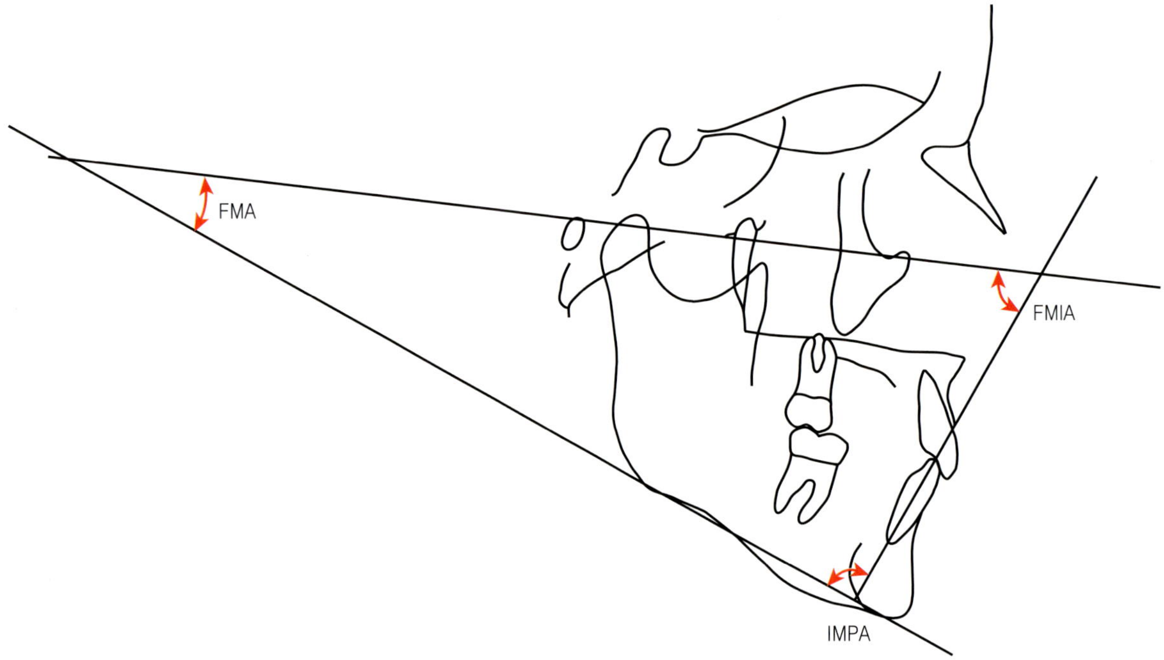

그림 2-13. Tweed 분석(Tweed triangle).

4. Lower 1 to NB in degree(27(±5)°): 하악 전치의 절단부에서 N-B line까지의 각도

② Downs analysis

Occlusal plane angle(occlusal plane-FH): 교합평면과 FH plane이 이루는 각이며, 치료 시 전치와 구치의 맹출과 함입에 의하여 치료 후 변화가 있을 수 있다.

1. Interincisal angle(130(±5)°): 상 · 하악 중절치의 치축 사이의 각으로 전치의 돌출 정도를 나타낸다.
2. Upper 1 to A-Pog plane in mm(7.8(±2)mm): 상악 중절치의 절단부에서 A-Pog line에 이르는 거리
3. Lower 1 to A-Pog plane in mm(3.80(±2)mm): 하악 중절치의 전단부에서 A-Pog line에 이르는 거리

③ Jarabak analysis

1. Upper 1 to SN(106(±2)°): 상하 치조골 전돌이나 골격성 제Ⅱ급 1류 부정교합에서 큰 수치를 나타낸다. SN plane의 경사도에 의하여 많은 영향을 받는다.
2. Lower 1 to mandibular plane(Go-Me)(90(±3)°): 하악 중절치의 치축을 나타내는 수치로 소구치 발치 여부에 중요한 역할을 한다.
3. Upper 1 to facial plane (9(±3)°): facial plane에 대하여 상악 중절치의 전후방 위치를 나타낸다.
4. Lower 1 to facial plane(6(±3)°): facial plane에 대하여 하악 중절치의 전후방 위치를 나타낸다.

④ Tweed analysis(표 2-1)

이 분석법은 total facial analysis가 아니라 주로 하악골의 변위 및 하악 전치의 위치에 중점을 두고 있다. 기본적으로 이 분석은 Tweed triangle로 구성되어 있다.

1. FMA(Frankfort mandibular plane angle)(25(±5)°): Tweed의 기준각 중 안모의 divergence를 표현하는 골 계측

표 2-1. Tweed analysis. FMA 값, FMIA 값, 현재의 IMPA 값으로 바람직한 IMPA 값을 알아내고 이를 이용하여 발치 여부를 결정한다.

Tweed analysis	FMA	FMIA	IMPA
Ideal			
Present			①
Desired			②
Correction factor in degrees		③	
Correction factor(mm) 1mm/2.5×2		④	
Discrepancy(entire arch)(mm)		⑤	
Curve of Spee(mm)		⑥	
Total arch length needed(mm)		⑦	
Extraction case			
Total net following extraction			

① 현재 상태의 IMPA
② 바람직한 치료 후의 IMPA
③ ①에서 ②를 뺀다.
④ ③/2.5×2
⑤ 하악에 있어서 치열궁 길이 부조화(arch length discrepancy): crowding(+), spacing(−)
⑥ Spee 만곡의 양
⑦ ④+⑤+⑥ 14mm 이상이면 발치를 하는 것이 좋다.

각이다.

2. IMPA(Incisor mandibular plane angle)(90(±5)°): Tweed의 기준각 중 하악 기저골에 대한 하악 중절치의 관계를 나타낸다. Tweed의 분석은 하악 중절치와 하악 기저골의 관계를 중요시한다. 만일 하악 평면에 대해 하악 절치가 거의 직립된다면 기저골에서 하악 중절치가 안정하다는 가정을 기본으로 한다.

3. FMIA(Frankfort mandibular incisor angle) (65(±5)°): 전후방 평면에서 두 개 구조에 대한 하악 중절치의 관계를 나타내는 각이다. Tweed는 FMIA의 정상 범위를 65°로 정하였다(그림 2-13).

   FMA+IMPA+FMIA=180°

   바람직한 FMIA 정하는 방법은 아래와 같다.

   a. FMA가 30° 이상인 경우(IMPA는 77° 이하)
      FMIA는 65° 근처로 잡는다.

   b. FMA가 21~29° 인 경우(IMPA는 78~93°)
      FMIA는 65~70°(mean 68°)로 한다.

   c. FMA가 20° 이하인 경우 (IMPA는 94° 이상)
      FMIA는 68~85°로 한다.

연조직 분석

교정치료의 목적은 부정교합의 개선과 더불어 안모의 조화를 이루게 하여 개개인에 맞는 최선의 안모와 치열의 형태를 얻는 데 있다. 그러므로 최상의 치료 목적을 달성하기 위해서는 악안면의 성장과 발육, 두개골 및 상·하악 골격과 치아의 분석은 물론 연조직의 분석 또한 중요하다. 그러나 연조직에 대한 평가는 인종, 시대, 연령, 성별에 의하여 크게 영향을 받으므로 조화로운 안모가 항상 일정한 것은 아니다.

1) 계측점

G(glabella): 시상면에서 전두부의 최전방점.

N'(soft tissue nasion): 이마에서 코로 이행되는 연조직 외형의 최심점.

Pn(pronasale): 코의 최전방점.

Sn(subnasale): 코의 하연과 상순의 외형이 만나는 점.

Sls(superior labial sulcus): Subnasale와 labrale superius 사이의 상순 중앙선의 최심점.

Ls(labrale superius): 상순 점막부 상연의 중앙점.

Stms(stomion superius): 상순의 최하방점.

St(stomion): stomion superius와 stomion inferius의 중간점.

Stmi(stomion inferius): 하순의 최상방점.

Li(labrale inferius): 하순 점막부 하연의 중앙점.

Ils(inferior labial sulcus): Labrale inferius 와 menton 사이의 하순 중앙의 최심점.

Pog'(soft tissue pogonion): 턱 연조직 외형의 가장 돌출된 점.

Me'(soft tissue menton): Menton에서의 수직 기준선과 턱의 연조직 하부 외형의 교차점.

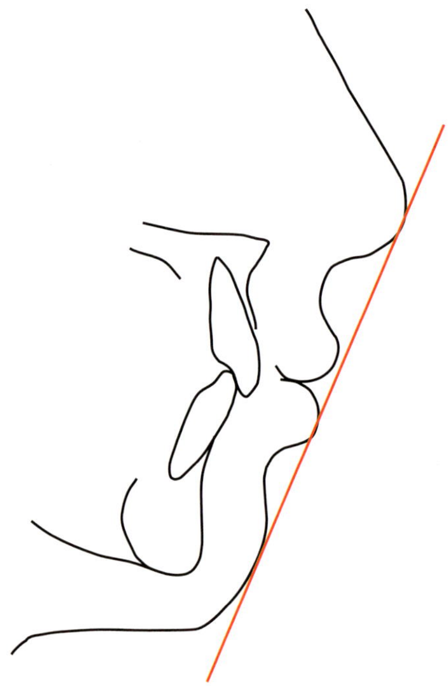

그림 2-14. Ricketts의 입술 분석.

2) 안면부 분석

① Burston 분석

1. 수평 기준선으로 SN line에 대하여 7°가 되도록 sella point에서 상방 이동시킨 선이 nasion을 통과하게 그린다. 이 수평 기준선에서 G를 지나는 수선을 내리고 안면 연조직의 전 · 후방 위치를 평가한다.

   G-Sn: 상악의 수평적 성장을 보여 주며 상악의 과성장은 (+)로 열성장은 (-)로 나타낸다.

   평균은 6(±3)mm이다.

   G-Pog': 하악의 돌출도를 보여 준다. 돌출된 경우는 (+)로 후퇴된 경우는 (-)로 나타난다.

   평균은 0(±4)mm이다.

2. 안면 돌출도 혹은 facial convexity angle(G-Sn-Pog')은 평균 12(±4)°의 값을 가지며 이보다 작은 값이면 골격성 제Ⅲ급 관계를, 큰 값을 나타내면 골격성 제Ⅱ급 관계를 나타낸다.

3) 입술 분석

① Ricketts의 입술 분석

기준선은 코끝에서 Pog' 점까지 연결한 선으로 입술의 돌출도를 평가하는 방법이다.

정상적인 관계는 상순은 이 선에서 -1(±2)mm, 하순은 1(±2)mm 선상에 있는 상태이다. 그러나 이러한 수치는 인종, 시대, 성별에 따라 많은 영향을 받으며 이는 코의 전후방 위치에 의하여 많은 영향을 받는 단점이 있다(그림 2-14).

② Burstone의 입술 분석

"Relaxed lip position", 즉 FH line이 지평면이 되도록 환자를 앉힌 후 입술의 근육이 전혀 수축되지 않도록 한 상태에서 촬영한 측모두부 방사진사진을 분석한다. 입술과 코의 위치에 의하여 형

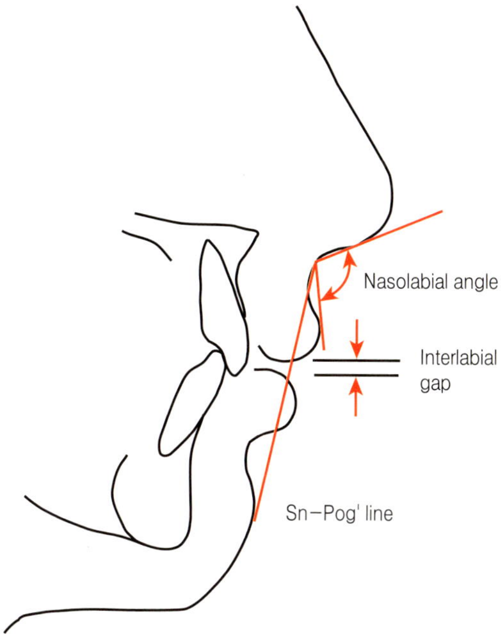

그림 2-15. Burstone의 입술 분석.

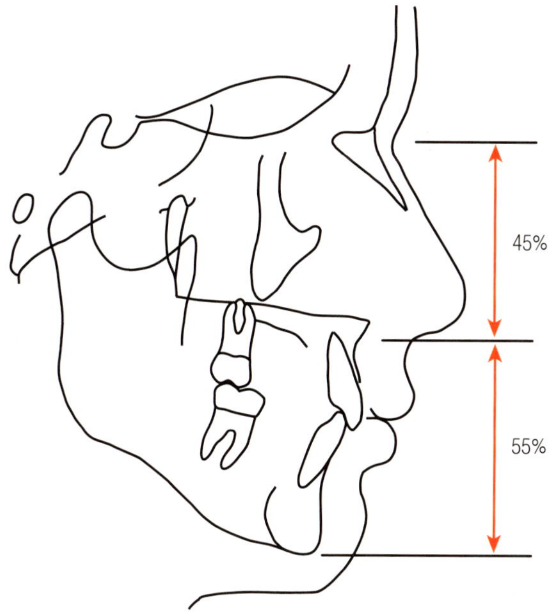

그림 2-16. 연조직에서의 전안면 고경의 비율.

성되는 비순각(nasolabial angle)과 Sn−Pog' line을 기준으로 상하순의 위치를 측정한다.

1. Interlabial gap: 상순과 하순 사이의 정상적인 공간으로 중심교합위에서 1.8(±1.2)mm 정도이다.
2. 상악 절치 절단연과 상순 간의 거리는 2.3(±1.9)mm이다(그림 2-15).

   남녀에 따른 차이가 있다. 이 수치는 남자에서는 약간 작고 여자에서는 약간 커진다.
3. Sn−Pog' line에 대한 상하순의 돌출도를 보면 상순은 이 선에 대하여 남자에서는 7mm 전방에, 여자에서는 5mm 전방에 위치하고, 하순은 남자에서는 5.7mm 전방에, 여자에서는 4.7mm 전방에 위치한다.
4. 비순각(nasolabial angle, Cm−Sn−Ls)은 남자에서는 94° 정도, 여자에서는 98° 정도이다.

③ Steiner의 입술 분석

코 하연의 "S" curve의 중앙점과 턱끝(Pog')을 연결한 선을 이용하여 입술의 돌출도를 평가하는 방법으로 서양인에서의 입술은 이 선에 닿을 듯한 것이 정상이다.

4) 전안면 고경의 비율

중안면부(N'−Sn)는 45%를 차지하고 하안면부(Sn−Gn')는 55%를 차지한다(그림 2-16).

참고문헌

1. Burstone CJ: Cephalometrics for orthognathic surgery, J. Oral. Surg., 36(4):269- 277, 1978.
2. Burstone CJ: Integumental contour and extension patterns Angle Orthod 29:93-104, 1959.
3. Burstone CJ: Lip posture and its significance in treatment planning, Am. J. Orthod 53:262-284, 1967.

4. Burstone CJ: The integumental profile, Am. J. Orthod 44:1-25, 1958.

5. Coben SE: The integration of facial skeletal variants: A serial cephalometric roentgenographic analysis of craniofacial form and growth.

6. Downs WB: Variations in facial relationships: Their significance in treatment and prognosis, Am J Orthod 34:812, 1948.

7. Jacobson A: The "Wits" appraisal of jaw disharmony, Am J Orthod 67:125-138, 1975.

8. Kim YH: Anteroposterior dysplasia indicator: An adjunct to cephalometric differential diagnosis Am. J. Orthod 73:619-633, 1978.

9. Steiner CC: Cephalometrics for you and me, Am J Orthod 39:729-755, 1953.

10. Steiner CC: The use of cephalometrics as an aid to planning and assessing orthodontic treatment, Am J Orthod 46:721-735, 1960.

11. Tweed CH: The Frankfort-mandibular incisor angle(FMIA) in orthodontic diagnosis, treatment planning and prognosis, Angle Orthod 24:121-169, 1954.

3 발치 치료와 비발치 치료

교정치료에서의 발치

발치 시 고려해야 할 사항

- 석고 모형에서 고려해야 할 사항
- 측모두부 방사선사진에서 고려해야 할 사항
- 파노라마 방사선사진과 치근단 방사선사진에서 고려해야 할 사항
- 환자의 연령에 대한 고려사항

다양한 치아들의 발치

교정치료에서의 발치

부정교합 환자를 위한 교정치료 계획을 수립하는 데 있어 가장 어렵고도 신중한 판단을 필요로 하는 것이 발치 여부를 결정하는 것이다. 이러한 교정치료에서 발치는 주로 세 가지 목적을 위하여 시행된다. 첫째, 치열궁 내 크라우딩을 해결하기 위하여, 둘째, 치열의 전후방 부조화를 해결하기 위하여, 셋째, 돌출된 안모를 개선하기 위하여 시행된다. 발치 치료를 시행할 때 고려해야 할 문제는 크라우딩의 부위와 정도, 발치하고자 하는 치아와 치근의 위치, 치아의 건강도(치아우식증, 치근단 병소, 수복물의 존재 유무, 치주조직의 건강도) 등이다.

교정치료에서 발치에 대하여 많은 논쟁이 있었는데 1920년대 Edward H. Angle과 Calvin S. Case의 발치와 비발치에 대한 논쟁이 유명하다. 그 당시는 "모든 개인들은 이상적인 교합을 가진 32개의 치아를 가질 수 있다"는 비발치론자인 Angle의 주장이 널리 받아들여졌지만 1940년대 이후 Tweed, Begg 등에 의하여 발치 치료가 받아들여지면서 "치열궁을 모든 치아가 배열될 수 있도록 항상 확대할 수는 있지만, 심미성이나 안정성은 장기적으로 만족스럽지 않을 것"이라는 Case의 주장에 상당히 근거가 실렸다고 말할 수 있다.

1960년대 초까지 발치 치료는 치열의 크라우딩을 해소하거나 상 · 하악의 골격 부조화를 해소하기 위하여 미국 교정의사들 사이에 더욱 보편화되었다. 그러나 이러한 발치 치료는 1960년대를 정점으로 감소하였다. 그 이유로는 소구치 발치가 반드시 치아 배열의 안정성을 보장하지 않는다는 것이다. 그리고 발치로 인해 지나치게 함몰된 안모에 대한 거부감이 이러한 결과에 영향을 미쳤다.

한편 소구치 발치에 의한 교정치료가 하악골을 후방 변위시켜 악관절에 유해할 수도 있다는 기능교합 의사들의 주장이 소구치 발치의 경향을 감소시키는 데 약간의 영향을 미친 것 같다. 그러나 이러한 의견은 뚜렷한 과학적 근거를 제시하지는 못하였다. 현재 발치와 비발치 결정 여부는 borderline case를 제외하고는 대부분 일치를 보인다.

발치 시 고려해야 할 사항

석고 모형에서 고려해야 할 사항

1) 악궁 내 크라우딩의 양

치열궁 길이 부족이 4mm 이하일 때 발치는 드물다(그러나 치아와 안모의 심한 전돌이나 심한 수직적 부조화 등이 있을 때는 할 수 있다).

치열궁 길이 부족이 5~9mm이면 발치와 비발치 치료의 borderline인 경우이다. 발치와 비발치는 환자의 다른 특징이나 교정치료의 다른 세부 고려사항에 따라 결정된다.

치열궁 길이의 부족이 10mm 이상일 때는 공간을 얻기 위해 거의 발치해야 한다.

부족한 공간의 양이 많으면 제1소구치를 발치하는 것이 유리하다(그림 3-1).

2) 치아의 배열

크라우딩이 심한 경우에서는 치열궁에서 심하게 벗어난 치아를 발치하는 것이 몇 가지 면에서 유리하다. 첫째, 쉽게 크라우딩을 해소하여 치아의 배열을 쉽게 할 수 있다. 둘째, 이러한 치아에서는 치은퇴축, 치조골상실, 치경부마모가 많기 때문에 배열 후 심미성에 문제가 생긴다.

3) 상 · 하악의 기저골

치아를 포함하고 있는 기저골의 폭경이 심하게 좁은 경우 치아의 협측 경사이동으로 이를 해결할 수 없는 경우가 있다. 이런 경우 치열궁의 확장이 필요한데 상악에서는 용이하나 하악에서는 distraction osteogenesis를 제외하면 불가능하다. 사춘기 성장이 끝나지 않은 환자에서는 상악의 급속 확장에 의하여 이를 도모하고 성장기 이후 환자에서 정중 구개봉합이 쉽게 벌어지지 않는 경우에서는 수술적 방법을 통한 구개 확장(surgical assisted rapid palatal expansion)이 가능하다(그림 3-2).

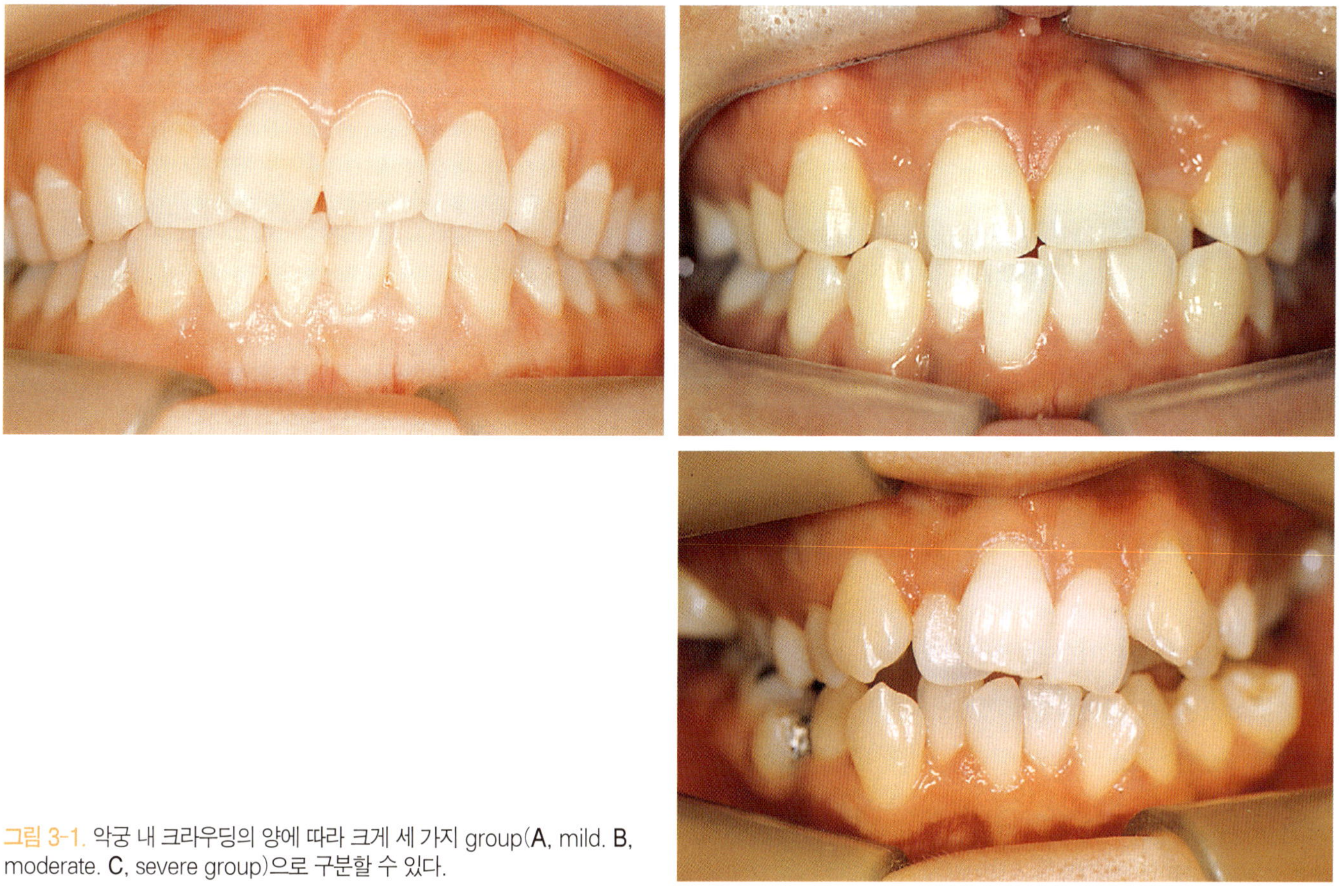

A B C

그림 3-1. 악궁 내 크라우딩의 양에 따라 크게 세 가지 group(A, mild. B, moderate. C, severe group)으로 구분할 수 있다.

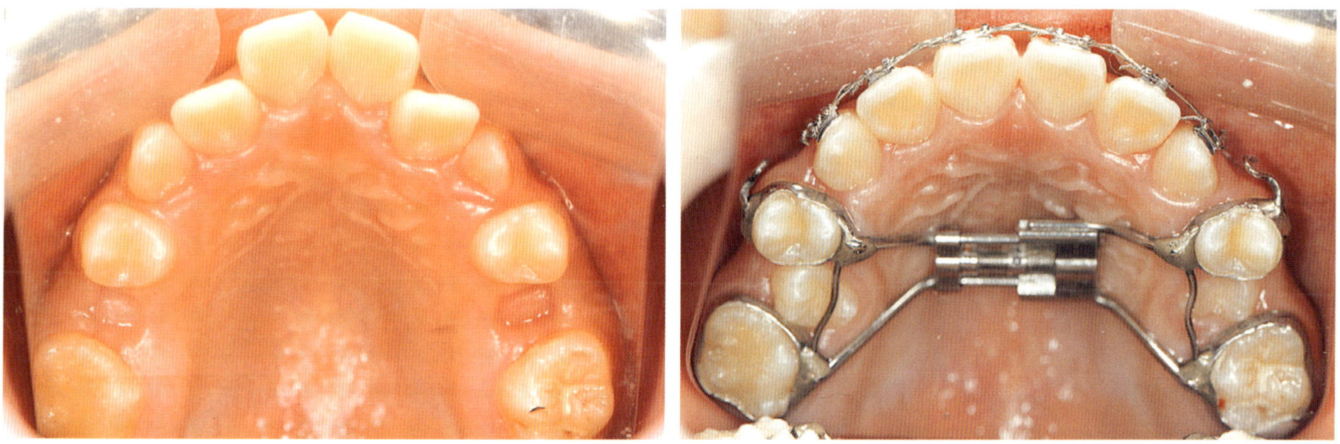

A B

그림 3-2. 상악 정중 구개봉합이 완전히 융합되지 않은 경우(대개 사춘기 성장이 종료되지 않은 경우) 급속 구개 확장에 의하여 상악골에서는 치열궁의 확장이 가능하다.

측모두부 방사선사진에서 고려해야 할 사항

1) 안면에 대한 치아의 돌출도

치열에서 특이할 크라우딩이 없더라도 발치를 고려해야 할 경우는 치성 전돌에 의한 안모 돌출을 개선할 필요가 있는 경우나 심하지 않은 골격성 부정교합에서 발치를 통한 절충치료를 시행해야 하는 경우이다.

이러한 경우 전치의 기저골이나 두개골에 대한 경사도, 안면골에 대한 전치 순면의 돌출도, 안모에서 입술의 돌출 정도, 비순각(nasolabial angle) 등을 고려해야 한다(그림 3-3).

2) Gonial angle의 크기, 악골의 회전 성장 방향

Gonial angle이 많이 작고 하악의 회전 성장 방향이 심하게 반시계 방향으로 나타나는 환자에서 소구치 발치 치료는 발치 공간의 폐쇄를 어렵게 한다. 이와는 반대로 Gonial angle이 지나치게 크고 하악이 후하방으로 회전 성장하는 성장기 환자에서 섣부른 소구치 발치는 치료 말에 적절한 전치부 관계형성에 어려움을 초래한다.

3) 하악 전치의 경사도(IMPA)

Tweed는 하악 전치가 하악골에 직립되어야 가해지는 교합력에 잘 저항할 수 있어 치료 후 안정성이 높다고 주장하였다. 이러한 이유로 많은 분석법에서 하악 전치의 하악골 하연에 대한 경사도를 90°로 한다. 그러나 항상 90°를 이루기 위해서는 소구치의 발치가 필요 이상으로 많이 요구될 수 있다. 한국인의 표준은 95° 정도이므로 환자의 연조직 안모 등을 고려하여 하악 전치의 경사도를 결정해야 한다.

파노라마 방사선사진과 치근단 방사선사진에서 고려해야 할 사항

치근단 병소가 있는 치아, 우식이 심한 치아, 치관의 수복물이 큰 치아가 있는 경우 발치 시 이러한 치아의 발치를 먼저 고려한다. 과잉치가 있거나 결손치가 있는 경우 치료 시 이를 고려하여 시행한다.

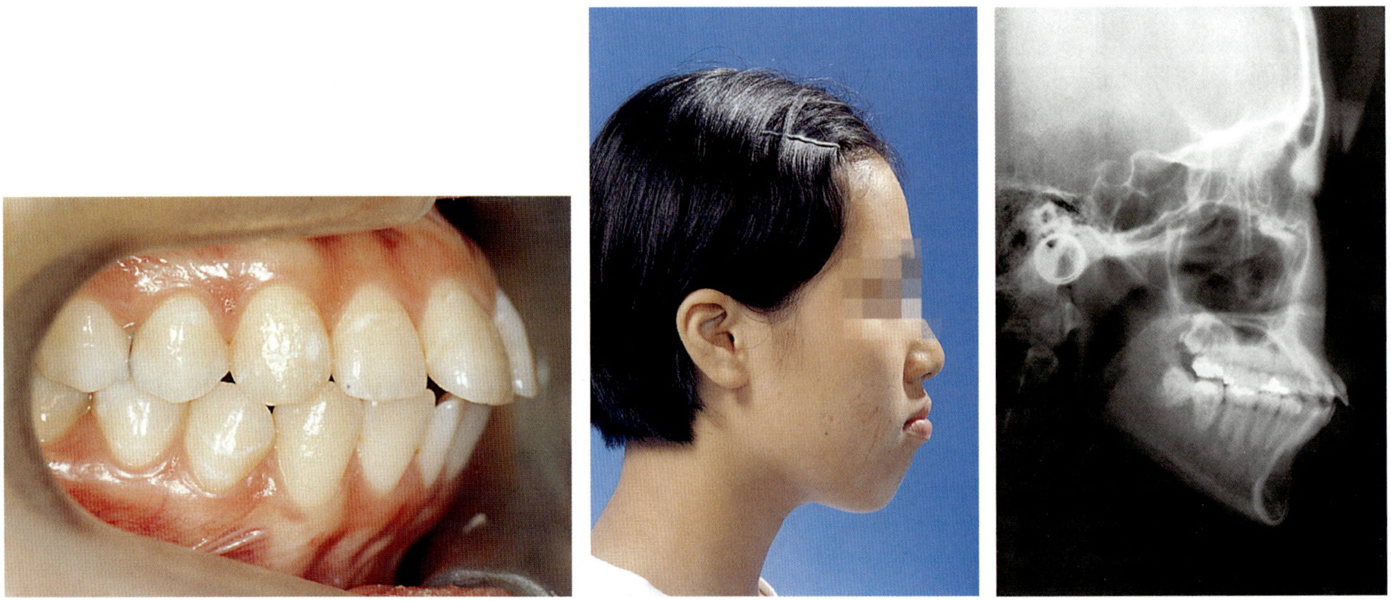

A B C

그림 3-3. 안면돌출 환자의 특징. 치열에서는 크라우딩 양이 적지만 안면골에 비하여 치아가 전방경사지면서 돌출되어 있고 연조직 측모에서는 입술 부위의 돌출이 특징적이다.

환자의 연령에 대한 고려사항

교정치료에서 환자의 연령은 매우 중요한 요소이다. 과거 연속 발치술(serial extraction)이 시행된 시기도 있었지만 공간 확보를 위한 영구치의 발치 시 미맹출 치아를 발치하게 되면 이 부위에서의 치조골 발육이 불리하다. 그래서 완전히 맹출하여 치조골의 성장이 충분히 이루어진 이후에 발치하는 것이 추천된다. 성장의 잠재력이 남아 있는 청소년기 환자와 성인 환자에서 발치의 양상은 약간의 차이가 있다. 교합이 완성된 성인에서는 통상적인 발치를 통한 치아이동보다는 환자의 주소(chief complaint)를 해소하는데 집중하여 치료해야 한다. 이러한 이유로 하악 전치의 발치나 편측 발치 등이 고려될 수 있다.

다양한 치아들의 발치

상악 전치의 발치

수복하지 못할 정도로 손상되지 않았으면 상악 전치의 발치는 피한다.

1) 중절치

치아의 배열을 위하여 발치되는 경우는 드물고 심하게 파절되어 수복이 힘들거나 매복되어 정상 맹출이 곤란하거나 치근흡수가 심한 경우 이를 발치하고 측절치를 이동시켜 이를 보철치료를 하여 사용한다.

2) 측절치

심하게 전위된 경우, 미맹출 견치에 의하여 치근의 흡수가 심한 경우, 치관의 형태가 비정상적인 경우(peg lateralis)는 측절치를 발치하고 견치로 측절치를 대신할 수 있다. 이때 견치의 치관을 다듬어 측절치와 유사하도록 삭제해 준다. 그리고 제1소구치가 견치의 대용으로 사용된다(그림 3-4).

하악 전치의 발치(그림 3-5)

1) 적응증

1. 상악의 치아 배열이 좋고 구치부 교합이 좋아야 하며 구치 관계는 제I급 관계이어야 하고 하악 전치부에 심한 크라우딩이 있어 4~5mm의 공간이 필요한 경우.
2. 전치에서 치관 크기의 부조화가 있는 제I급 부정교합의 경우, 즉 상악 전치가 작고(상악 측절치의 peg lateralis) 하악 전치가 큰 경우.

2) 금기증

1. 수평 성장 환자에서 수직피개가 심한 경우
2. 양악전돌이 심한 경우
3. 하악 전치의 치관이 작고 상악 전치의 치관의 크기가 큰 경우
4. 견치 관계가 I급 관계인 경우

견치의 발치

견치는 안면 표정의 심미성에 중요한 기능을 하고 교합 안정성에 중요하므로 대부분 발치하지 않는다. 그러나 견인이 불가능한 매복 상태에 있는 경우 견치를 발치하고 제1소구치를 대신 사용하거나 보철치료에 의해 마무리할 수 있다(그림 3-6).

제1소구치의 발치

제1소구치는 교정치료의 목적으로 가장 흔히 발치되는 치아이다. 이는 소구치가 전치부와 구치부의 중간에 위치하고 크라우딩이 있는 위치에 가까이 있기 때문이다. 그리고 발치된 후 형태가 유사한 제2소구치가 발치된 치아의 기능을 무리 없이 소화하며 견치와의 접촉점을 잘 유지하기 때문이다(그림 3-7).

제2소구치의 발치

소구치 발치에 따른 전치의 후방견인량이 많이 요구되지 않고 구치의 전방이동이 상당량 기대될 때나 제1소구치 발치가 요구되나 제2소구치가 치아우식이 심하거나 큰 수복물이 있는 경우 제2소구치를 발치할 수 있다(그림 3-8).

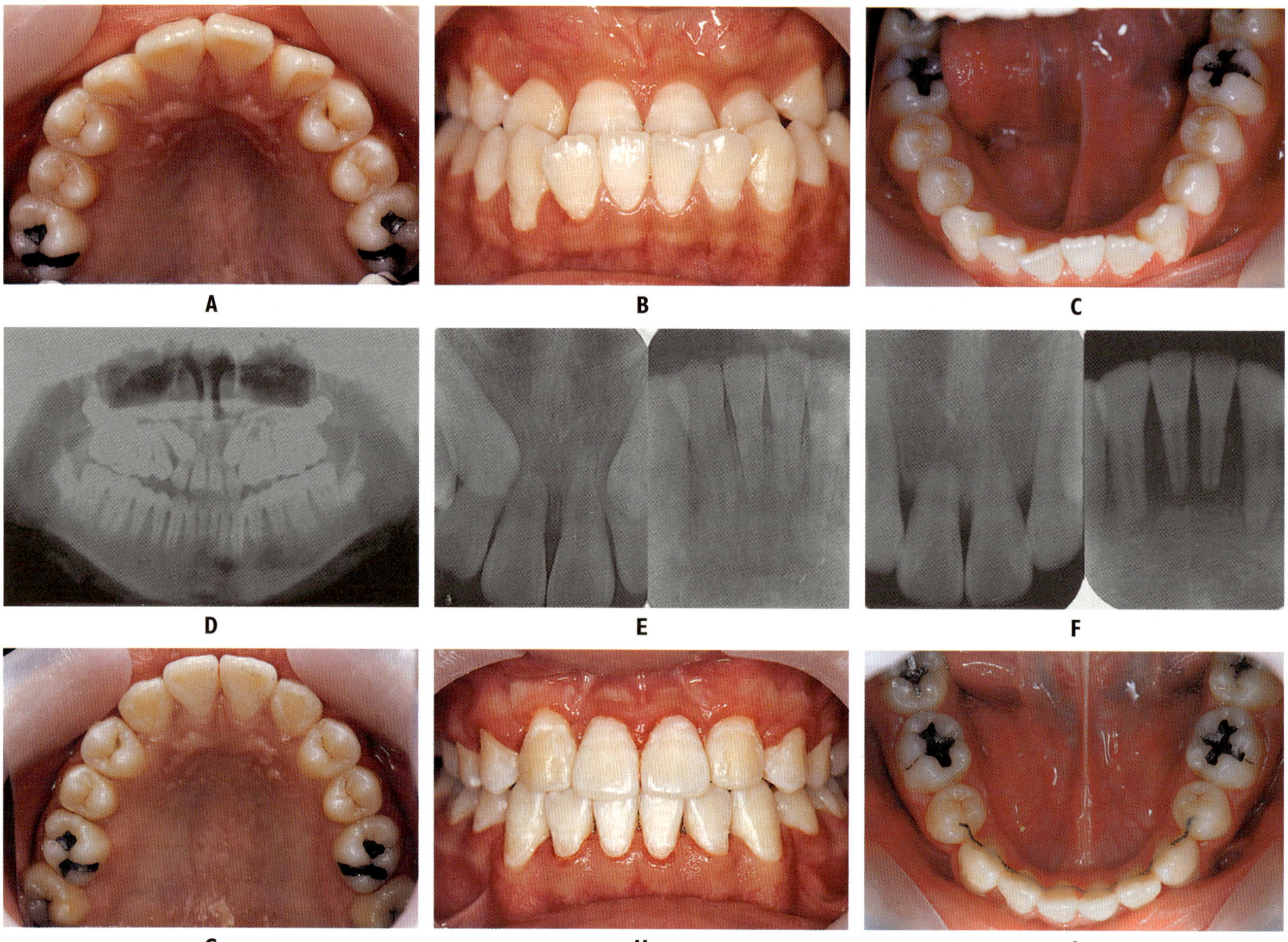

그림 3-4. 상악 전치 발치 case. 상악 좌우측 견치가 매복되면서 측절치와 중절치의 치근흡수를 야기하면서 전치부 반대교합을 보이는 증례로, 치근 손상이 심한 상악 측절치와 하악 소구치를 발치하여 반대교합을 해소한다(A~E, 치료 전. F~I, 치료 후).

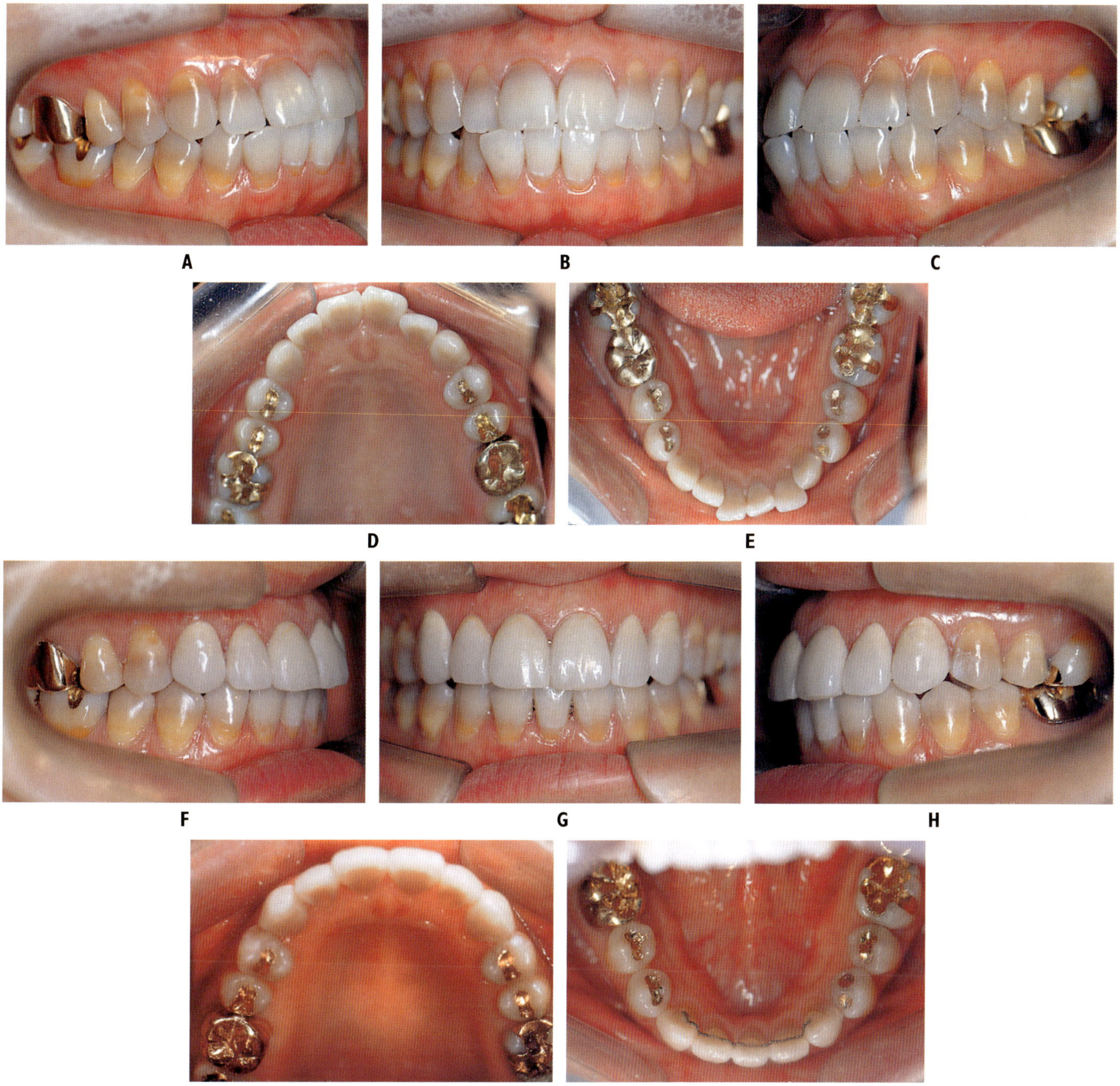

그림 3-5. 하악 중절치 발치 case(A~E, 치료 전. F~J, 치료 후).

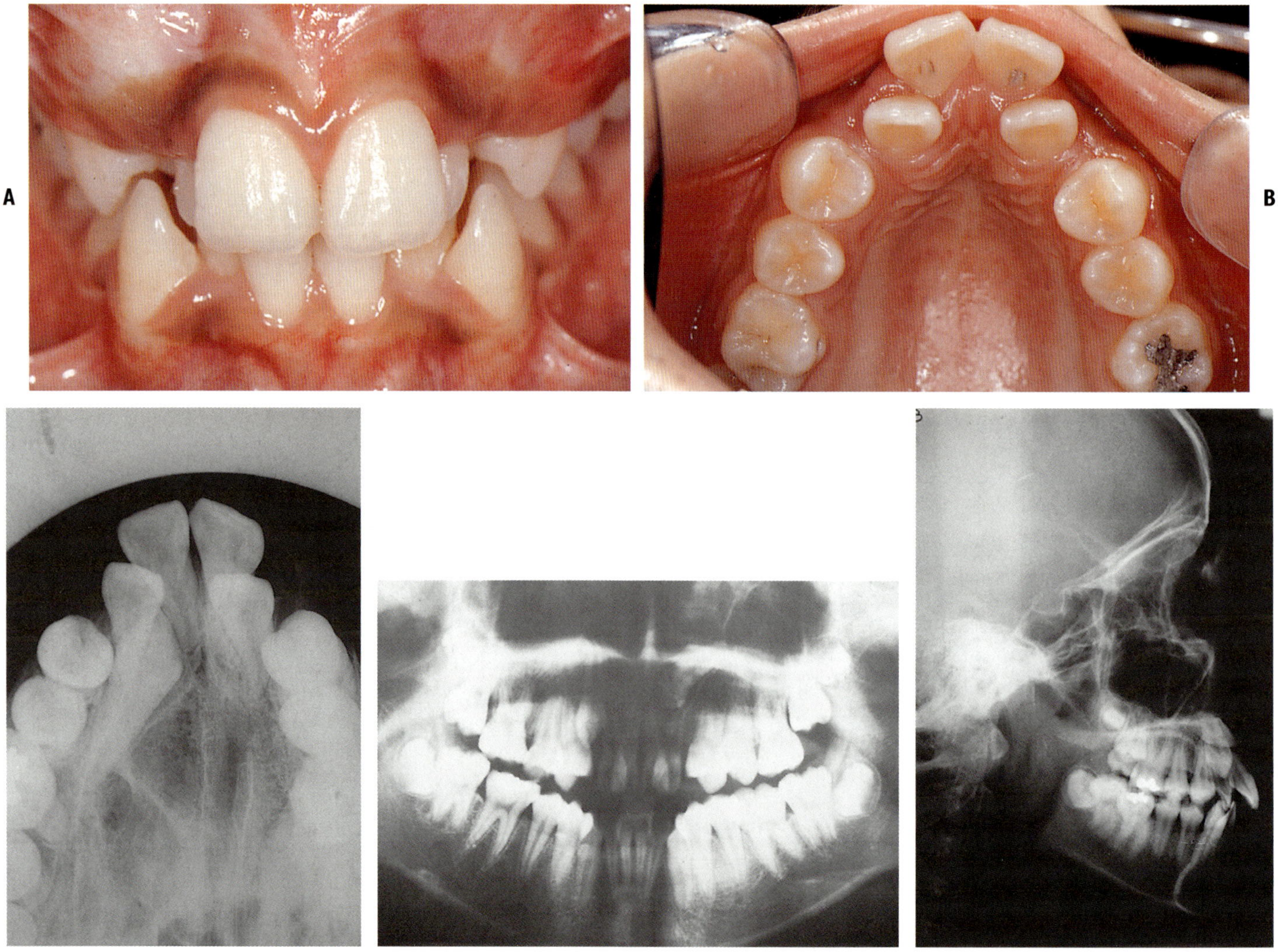

A B C D E

그림 3-6. 상악 견치 발치 case(A~E, 치료 전). 상악 우측 견치가 매복되고, 좌측 견치는 선천 결손된 경우로 우측은 제1소구치를 발치하고 좌측은 제1소구치를 견치 대신 사용하였다. *(계속)*

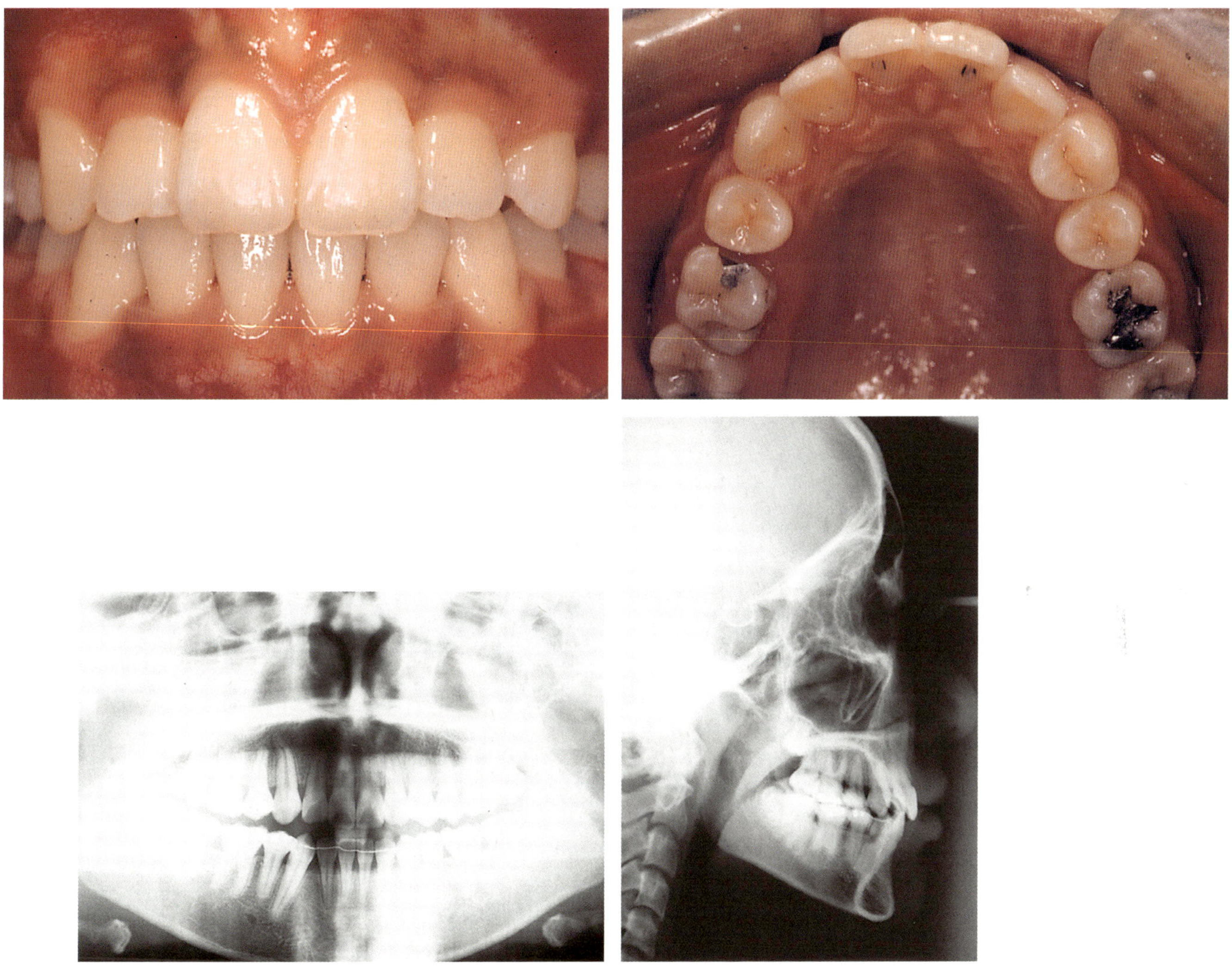

F G H I

그림 3-6. *(계속)* 상악 견치 발치 case(**F~I**, 치료 후).

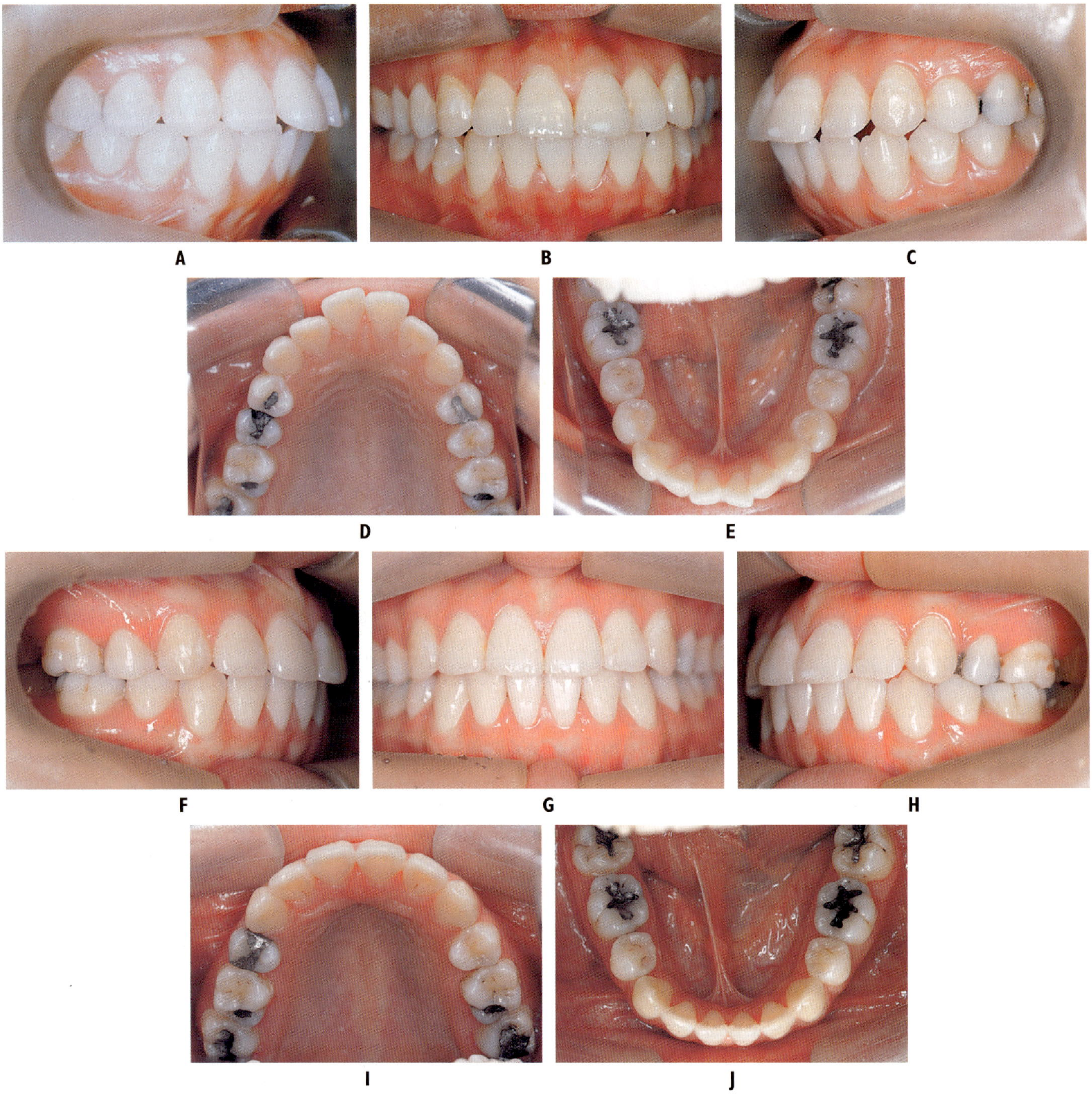

그림 3-7. 상 · 하악 제1소구치 발치 case(A~E, 치료 전. F~J, 치료 후).

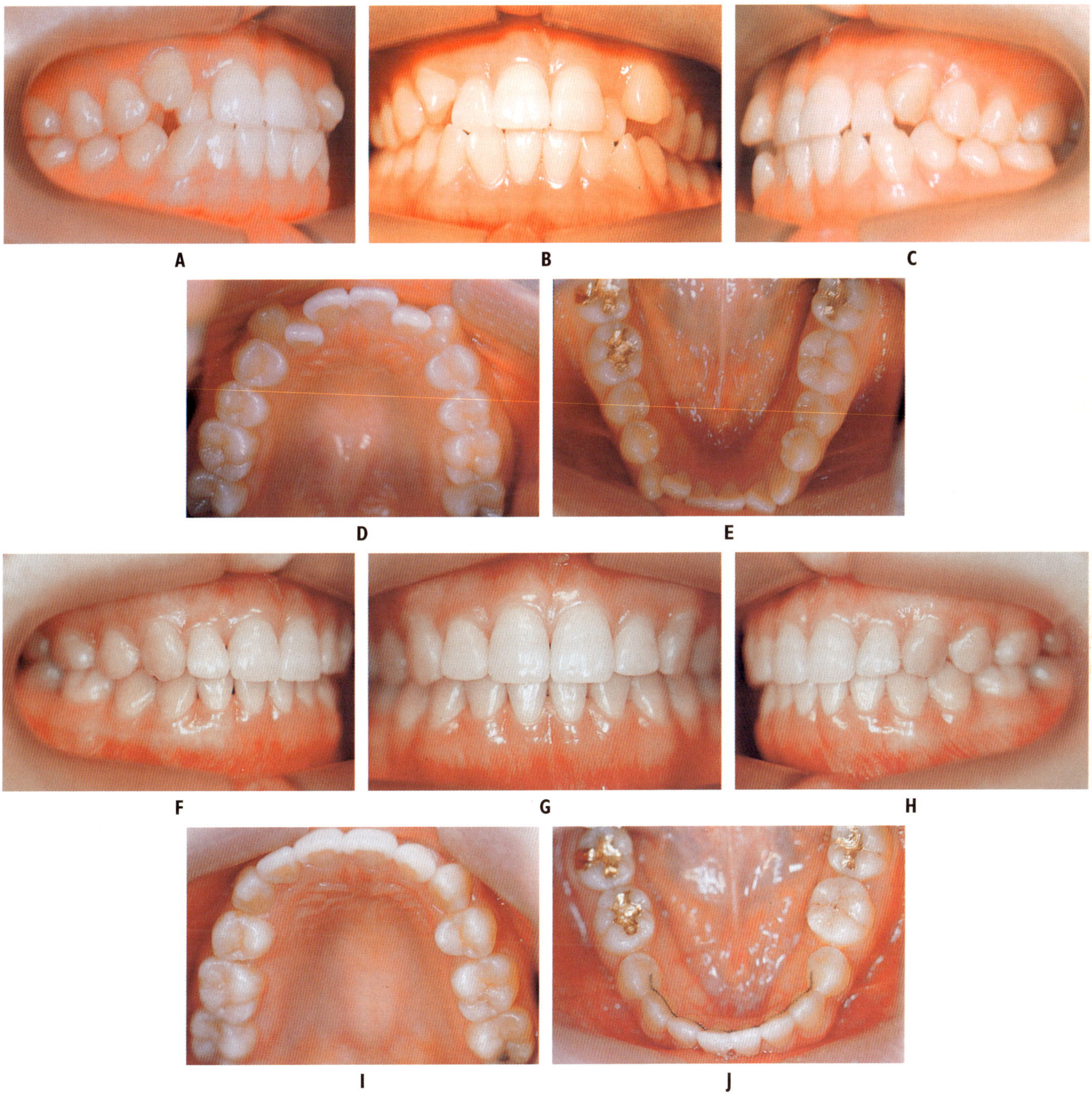

그림 3-8. 상 · 하악 제2소구치 발치 case(A~E, 치료 전. F~J, 치료 후).

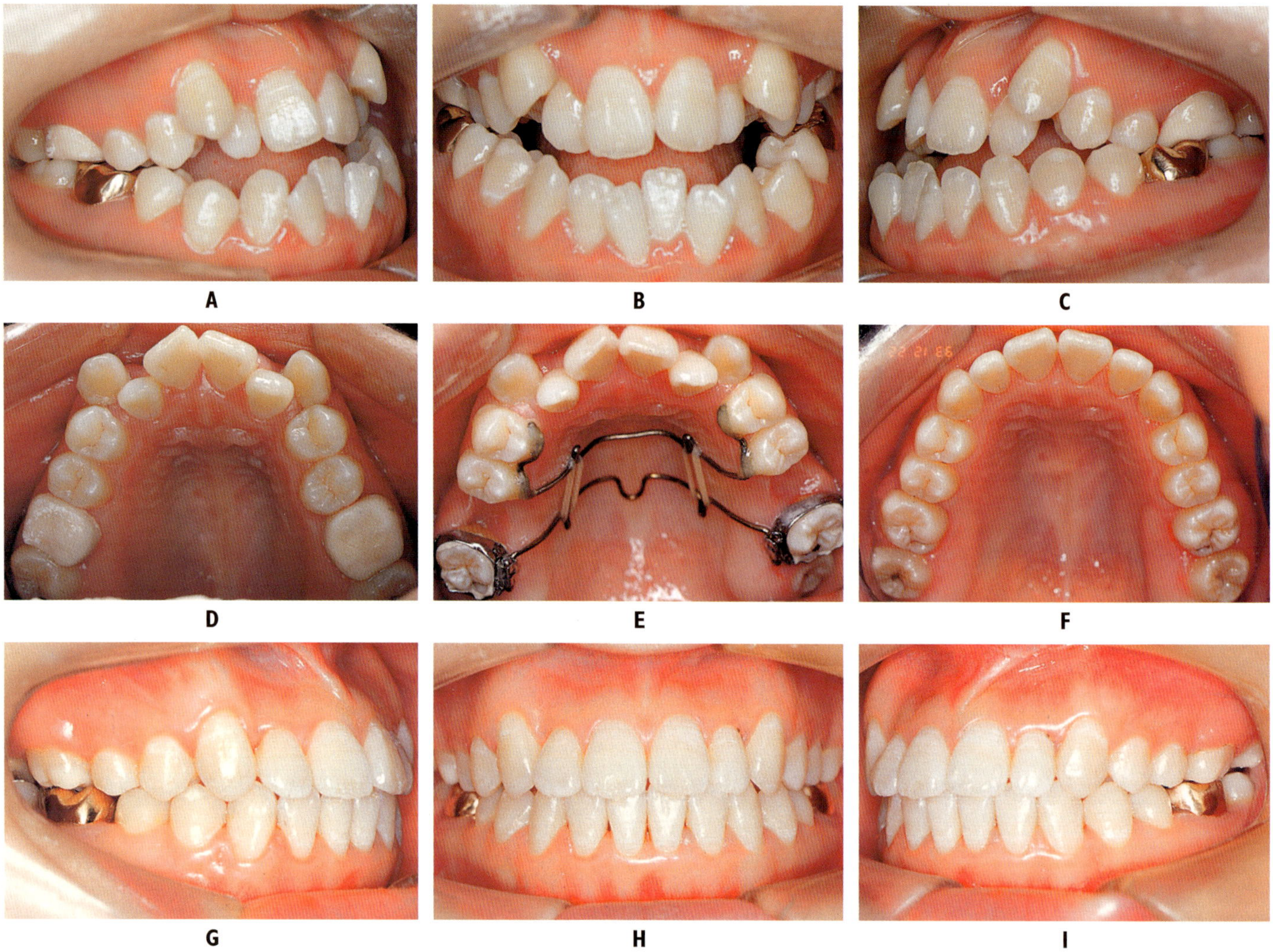

그림 3-9. 상악 제1대구치 발치 case. 심한 치아우식증이 있어서 제1대구치를 발치하고 제2, 3대구치를 이 자리로 적절히 유도하였다(A~D, 치료 전. E, 상악 좌우측 제1대구치를 발치한 후 공간폐쇄 중. F~I, 치료 후).

제1대구치의 발치

심한 치아우식증이나 심한 치주질환이 있는 특별한 경우를 제외하고는 발치하지 않는다. 발치하는 경우나 이미 발치된 경우는 제2대구치가 발치된 치아를 대신해야 하며 이런 상황에서는 제3대구치가 양호하게 발육되는 것이 유리하다(그림 3-9).

제2대구치의 발치(그림 3-10)

약간의 크라우딩이 있는 경우 소구치 발치 치료를 시행하면 전치의 후방견인량이 많고 비발치 치료를 하면 전치의 전방이동에 의하여 비순각(nasolabial angle)이나 안모가 나빠지는 경우에 제2대구치를 발치한다. 제3대구치가 양호한 상태로 존재하면서 맹출되지 않은 경우에 제2대구치를 발치하고 제1대구치를 후방이동시킴으로써 전방부 크라우딩을 해소하고 제3대구치를 제2대구치 위치로 유도한다.

1) 적응증

1. 제3대구치가 존재하고 정상 크기와 모양을 가지는 경우
2. 제2대구치가 심하게 손상되어 정상 수복이 어려운 경우
3. 제2대구치의 쐐기효과(wedging effect)에 의하여 전치부 개교가 발생된 경우

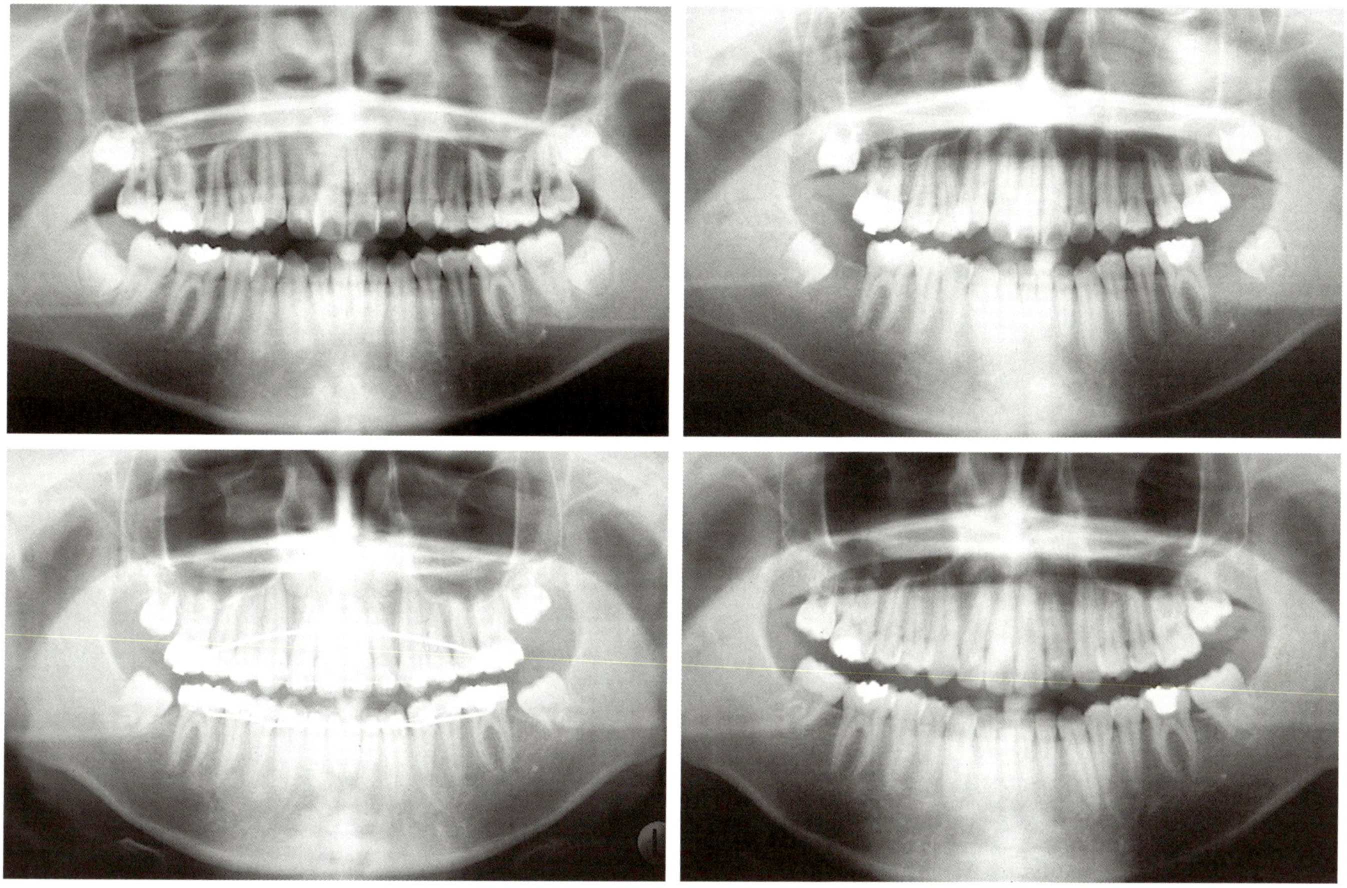

그림 3-10. 상 · 하악 제2대구치 발치 case. 상 · 하악 제2대구치 발치 후 제3대구치가 적절히 그 자리로 유도 맹출되었다.

2) 금기증

1. 제3대구치나 이의 치배가 없거나 지나치게 작은 경우
2. 제3대구치가 지나치게 근심경사 매복된 경우
3. 제3대구치가 이미 맹출된 경우
4. 치료 목표를 달성하기 위하여 많은 공간이 필요한 경우

참고문헌

1. 유영규: 하악 제2대구치의 발치 후 제3대구치의 변화에 관한 연구 대치교정지 17:321-330, 1987.
2. Bahreman AA: Lower incisor extraction in orthodontic treatment Am J Orthod 72:560-567, 1977.
3. Bishara SE, Burkey PS: Second molar extractions; A review, Am J Orthod 89:415-424, 1986.
4. Case CS: The question of extraction in orthodontics, reprinted in Am. J. Orthod 50:658-691, 1964.
5. Glenn G, Sinclair PM, Alexander RG: Non-extraction orthodontic therapy : posttreatment dental and skeletal stability, Am. J. Orthod Dentofacial Orthop 91:321-328, 1987.
6. Kokich Angle Orthod 54:139-155, 1984.
7. Leonard Bernstein: Edward H. Angle versus Calvin S. Case: Extraction versus nonextraction. Part I. Historical revisionism, Am. J. Orthod 102:464-470, 1992.
8. Leonard Bernstein: Edward H. Angle versus Calvin S. Case: Extraction versus nonextraction. Part Ⅱ. Historical revisionism, Am. J. Orthod 102:546-551, 1992.
9. Quinn GW: Extraction of four second molars, Angle Orthod 55:58-69, 1985.
10. Schaad TS: Extreme ectopic eruption of the lower permanent lateral incisor, Am J Orthod 66:280-286, 1974.
11. Tuverson DL: Anterior interocclusal relations Part I & Ⅱ, Am J Orthod 78:361-393, 1980.

4 고정식 교정장치

고정식 교정장치의 정의와 발달 과정

정상교합이란? (Six keys to normal occlusion)

Straight wire appliance의 개발

Straight wire appliance bracket의 특징

Bracket의 종류

- 브라켓 재료에 따른 분류
- 브라켓 슬롯 size에 따른 분류
- 브라켓 결찰에 따른 분류

고정식 교정장치의 정의와 발달 과정

고정식 교정장치란 일부 치아 또는 전체 치아에 부착되어 호선(wire)이나 탄성재(elastomer, spring)의 힘으로 치아의 이동을 유발하는 장치의 총칭이다.

고정식 장치의 발달은 근대 교정학의 아버지로 불리는 Angle에 의하여 시작되었다고 할 수 있다. Angle은 다음과 같은 네 가지의 중요한 장치와 시스템을 개발하였다.

Simple basic E-arch appliance

19세기 후반에 사용된 전형적인 교정장치로, 술자에 의하여 결정된 악궁의 형태로 치아가 확장될 수 있도록 치아와 장치를 결찰하는 방식이다. 구치에만 밴드가 위치하고 굵은 순측 호선이 악궁 주위로 연장되어 호선의 끝 부위에 위치한 나사에 의하여 호선이 전방이동되고 악궁의 길이가 증가되는 방식이다(그림 4-1).

Pin and tube appliance

개개 치아의 치관이동과 치근이동을 위하여 고안된 것으로, 이동시키고자 하는 모든 치아에 밴드를 하고 이곳에 수직 튜브를 사용한다. 이때 더 작은 호선에 납착된 핀이 그 튜브 내로 위치되고 치아이동은 개개의 핀을 재위치시킴으로써 이루어진다.

Ribbon arch appliance

1915년 Angle에 의하여 고안된 장치로서, 개개 치아의 튜브를 변형시켜 튜브 뒤쪽에 수직으로 위치되는 각형 슬롯이 부여되는 것이다. 10×20mil의 금 호선의 리본 아치가 슬롯 내에 위치하고 핀으로 고정된다. 치아의 회전이동이 용이한 장점이 있으나 치근의 위치 조절에는 불리하다(그림 4-2).

Edgewise appliance

리본 아치의 결점을 보안하기 위하여 1928년 개발되었다. 현재 사용되는 교정장치의 기본이 되는 것으로 리본 아치의 방향을 90° 회전시킨 개념이다. 슬롯의 크기는 22×28mil이고 22×28mil 귀금속 선재를 사용했다. 이 장치는 3차원적으로 치관과 치근의 위치를 조절할 수 있는 장점이 있다(그림 4-3).

Edgewise appliance의 발전

1) Twin bracket

두 개의 에지와이즈 브라켓을 한 개의 베이스(base)에 결합한 것으로 이를 siamese twin bracket이라고 하며 Brainerd Swain에 의하여 고안되었다. 이는 치아의 회전이동과 치축경사의 개선에 장점을 가지고 있다(그림 4-4).

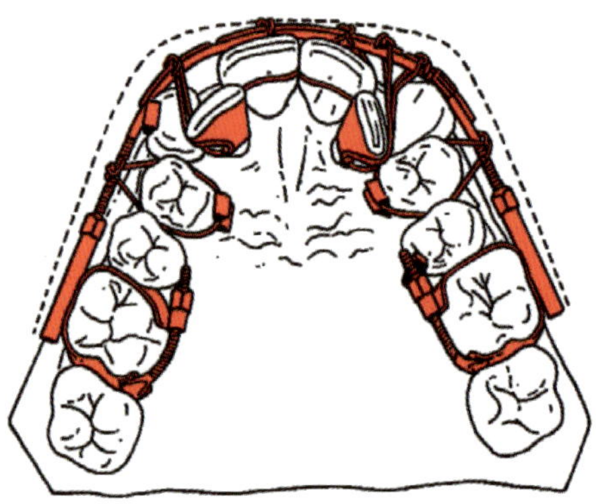

그림 4-1. E-arch appliance.

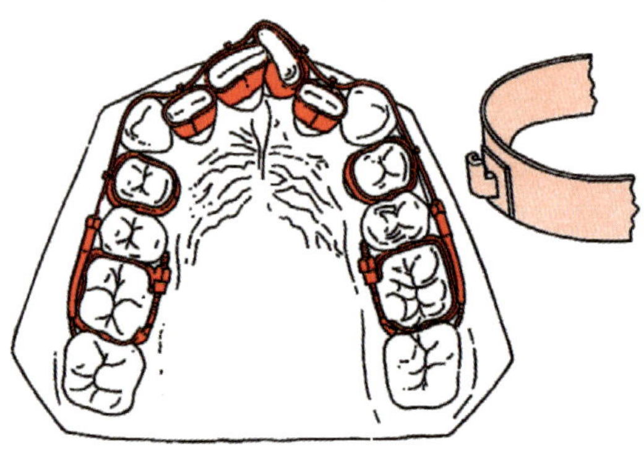

그림 4-2. Ribbon arch appliance.

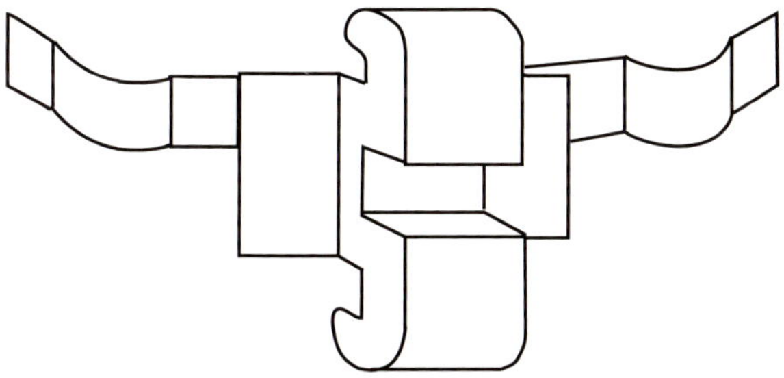

그림 4-3. 개발 당시의 Edgewise appliance.

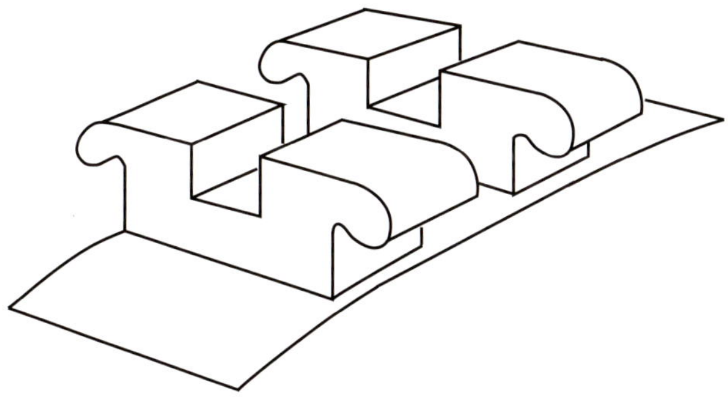

그림 4-4. Twin bracket.

2) Lewis bracket

효과적인 치아의 회전이동을 위하여 auxiliary rotation arm을 브라켓에 첨가한 것이다. 필요시 rotation arm을 구부려 과수정(overcorrection)을 할 수도 있다(그림 4-5).

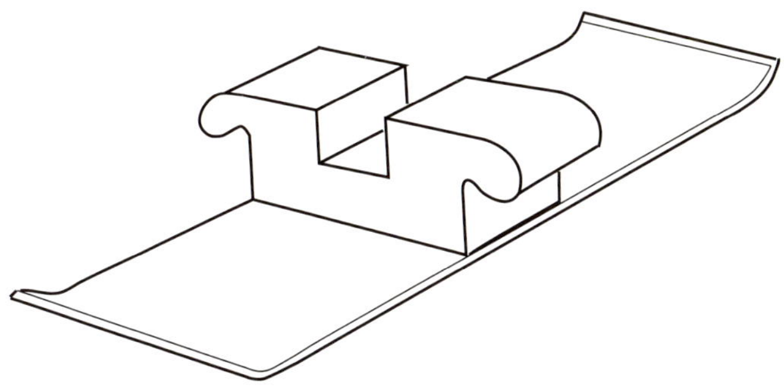

그림 4-5. Lewis bracket.

3) Broussard bracket

기존의 에지와이즈 브라켓에 018×046″ size의 수직 슬롯이 브라켓 슬롯과 베이스 사이에 위치하게 된다. 이 수직 슬롯은 주호선에 추가적인 보조 스프링(auxiliary spring) 사용을 가능하게 한다(그림 4-6).

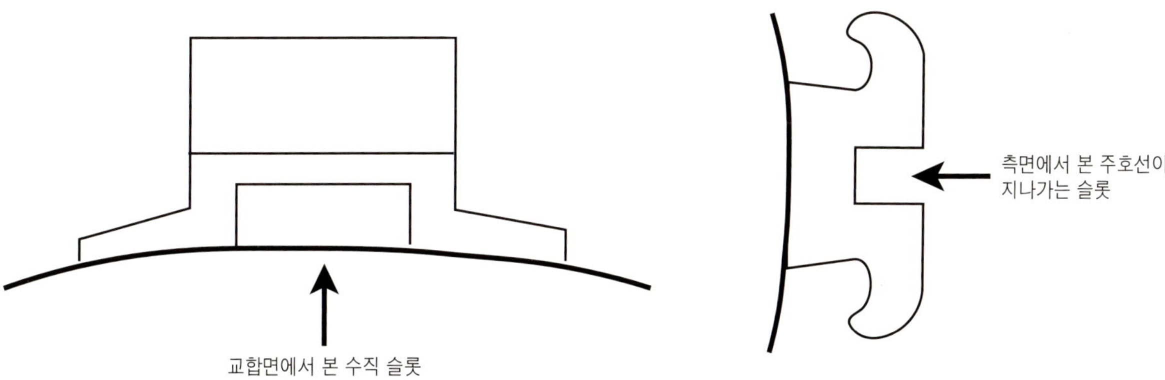

그림 4-6. Broussard bracket.

4) Twin wire bracket

1930년대 Johnson에 의하여 개발되었으며, 브라켓 슬롯에 두 개의 가는 호선(light wire)을 사용하여 더욱 생리적인 치아이동을 시도하였다(그림 4-7).

5) Edgewise appliance의 특징

사각형의 호선(rectangular wire)은 단면이 직사각형이 되어 길이가 긴 변을 edgewise, 길이가 짧은 변을 flatwise라고 한다. 이러한 각형 호선과 브라켓은 3차원적인 치아의 이동을 가능하게 한다. 즉 회전이동, 경사이동, 상하이동, 전후방이동, 비틀림(torque) 등의 치아이동이 가능하다. 이러한 정교한 치아이동은 가철성 교정장치로는 성취하기 어렵다(그림 4-8).

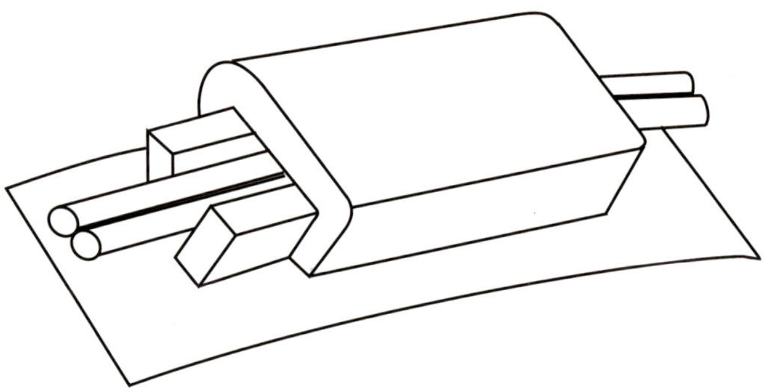

그림 4-7. Twin wire bracket.

기타 Bracket

1) Begg bracket

슬롯에 016mil과 020mil 크기의 둥근 호선(round wire)을 사용할 수 있으며 safety lock pin을 사용한다. 치아의 경사이동과 미끄러짐(sliding)이 용이하게 이루어지는 장점이 있지만 마무리 단계에서 치아의 정확한 배열을 달성하기 어렵다는 단점도 있다.

2) Lingual bracket

최근 심미적인 요구가 날로 증가되면서 외부에서는 보이지 않는 설측교정장치에 의한 치료가 점차 증가되고 있다. 장치 장착시 혀에 대한 이물감과 발음에 약간의 장애를 유발하며 장치 하방의 치주조직에 염증을 쉽게 유발할 수 있는 단점이 있다.

설측교정에서는 Fujita bracket과 Ormco bracket이 많이 사용된다. Fujita bracket은 16×16mil 슬롯이 수직 방향에 있고 18×18mil의 수직 슬롯이 있으며, Ormco bracket은 18×25mil의 수평 슬롯만 있다(그림 4-9).

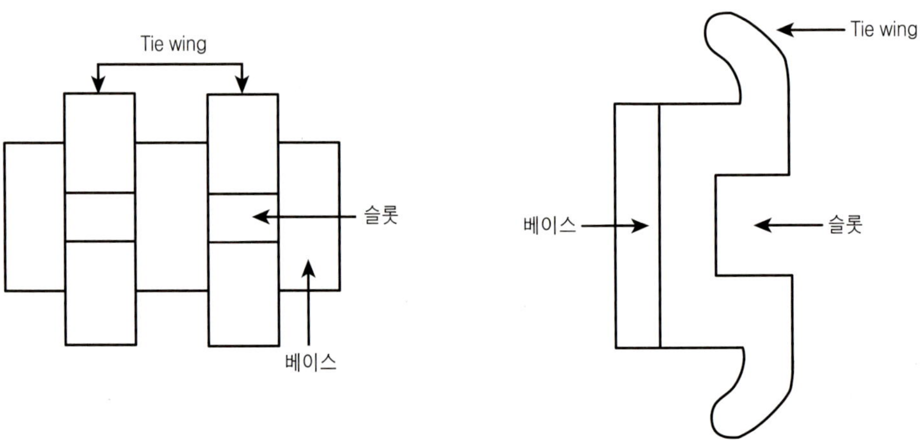

그림 4-8. Edgewise appliance의 구조.

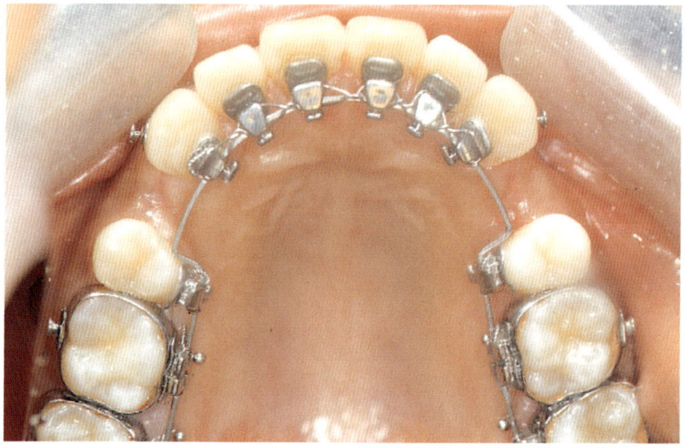

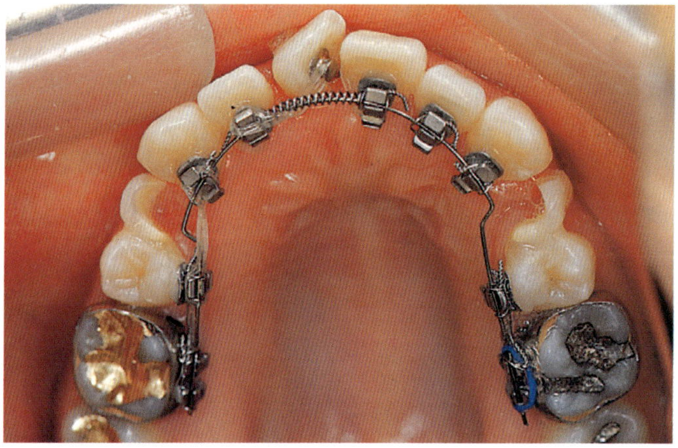

그림 4-9. Ormco 설측 브라켓(A)과 Fujita 설측 브라켓(B).

정상교합이란?
(Six keys to normal occlusion)

Dr. Andrews가 120개 정도의 치료받지 않은 정상 치열(naturally optimal occlusion)을 관찰하면서 그는 이들의 치아와 악궁에서 많은 유사점을 발견하게 된다. 치관의 형태, 치관의 경사도(angulation-tip, inclination-torque), 인접치아와의 관계(relationship of adjacent teeth to one another-in/out relationship) 등의 유사성이 치아 모형들 사이에서 보였다. 이러한 유사성을 근거로 Dr. Andrews는 Six keys to normal occlusion을 얻었다.

Key I. Interarch relationship(그림 4-10)

1. 상악 제1대구치의 근심 협측 교두첨(mesiobuccal cusp tip)이 하악 제1대구치의 근심과 중간 협측 교두첨(mesial and middle buccal cusp tip) 사이의 구(groove)에 교합해야 한다.
2. 상악 제1대구치의 원심 변연융선(distal marginal ridge)은 하악 제2대구치의 근심 변연융선(mesial marginal ridge)과 교합되어야 한다.

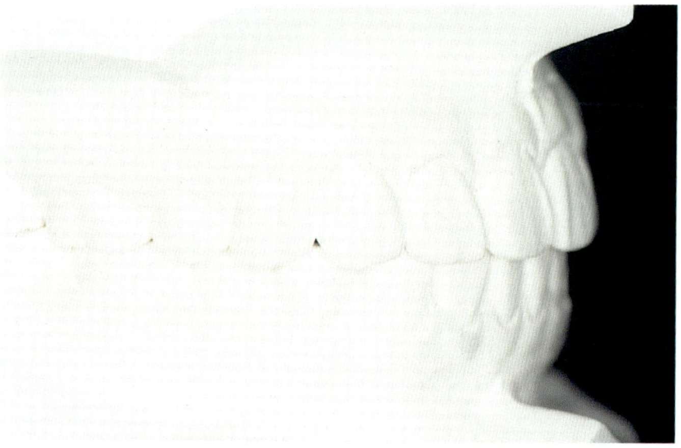

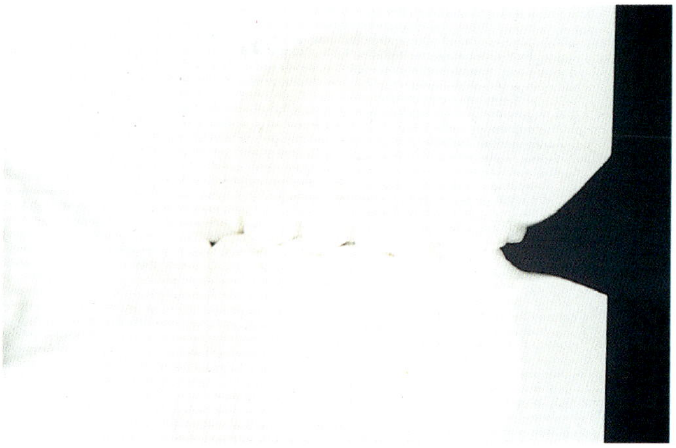

그림 4-10. Interarch relationship. 견치부와 구치부에서 상악과 하악 치아가 이상적으로 교합되는 양상을 보여 준다.

3. 상악 제1대구치의 근심 설측 교두첨(mesiolingual cusp tip)은 하악 제1대구치의 중앙와(central fossa)에 위치해야 한다.
4. 상악 소구치의 협측 교두첨(buccal cusp tip)은 하악 소구치와 cusp-embrasure 관계를 이루어야 한다.
5. 상악 소구치의 설측 교두(lingual cusp)는 하악 소구치와 교두-와 관계(cusp-fossa relationship)를 이루어야 한다.
6. 상악 견치는 하악 견치와 하악 소구치와 cusp-embrasure relationship을 이루어야 하며, 상악 견치의 교두첨(cusp tip)은 embrasure보다 약간 근심에 위치해야 한다.
7. 상악 전치는 하악 전치를 피개해야 하며 악궁 간의 중심선은 일치해야 한다.

Key II. Crown angulation-mesiodistal tip

본질적으로 모든 치관은 positive angulation을 이루어야 한다(그림 4-11).

Key III. Crown inclination-torque

대부분의 상악 전치는 positive inclination을 가지며 하악 전치는 약간의 negative inclination을 가진다(그림 4-12).

상악에서 측절치보다 중절치에서 약간 더 positive inclination을 가지며 견치와 소구치에서는 비슷한 양의 negative inclination을 가지고 제1대구치와 제2대구치에서는 견치와 소구치보다 약간 더 증가된 negative inclination을 가진다.

하악 치관의 inclination은 전치에서 구치로 갈수록 점진적으로 negative inclination이 증가한다(그림 4-13).

Key IV. Rotation

치아의 회전은 없어야 한다(그림 4-14).

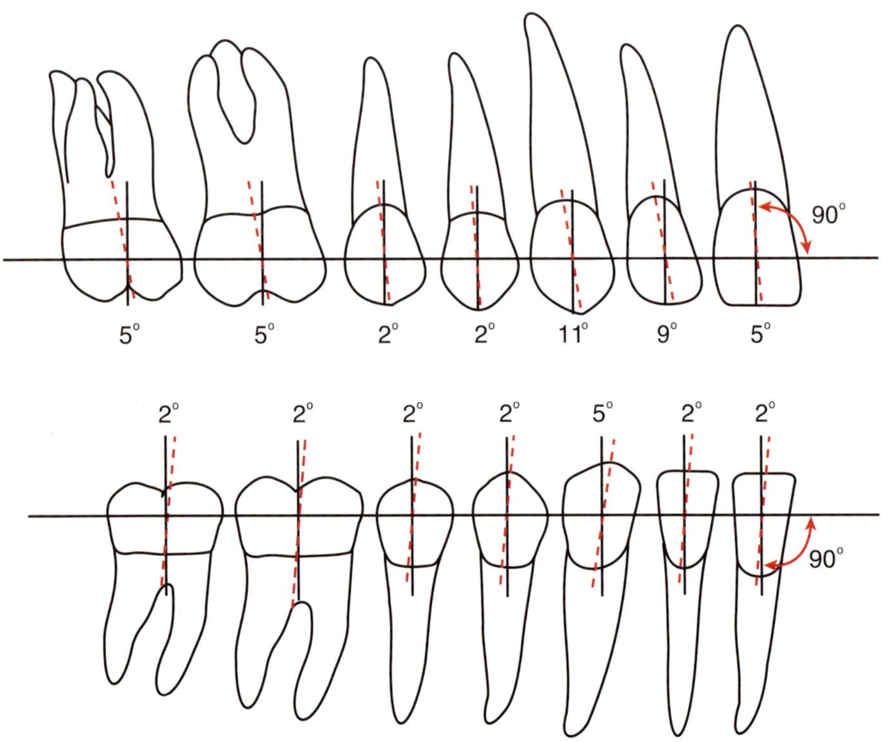

그림 4-11. Average Crown angulation.

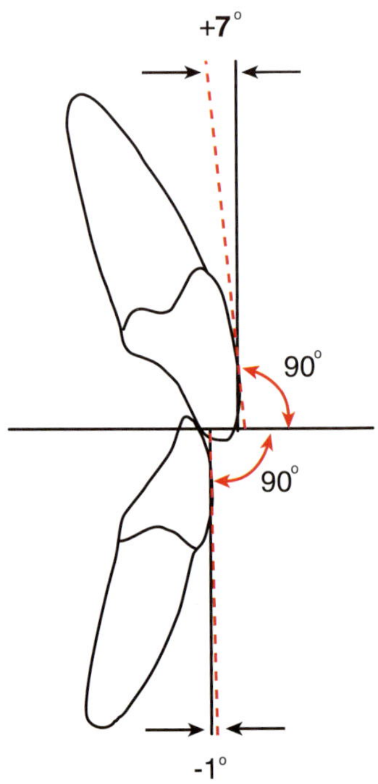

그림 4-12. 상 · 하악 전치의 inclination. 상악 중절치는 +7°, 하악 중절치는 -1° 이다.

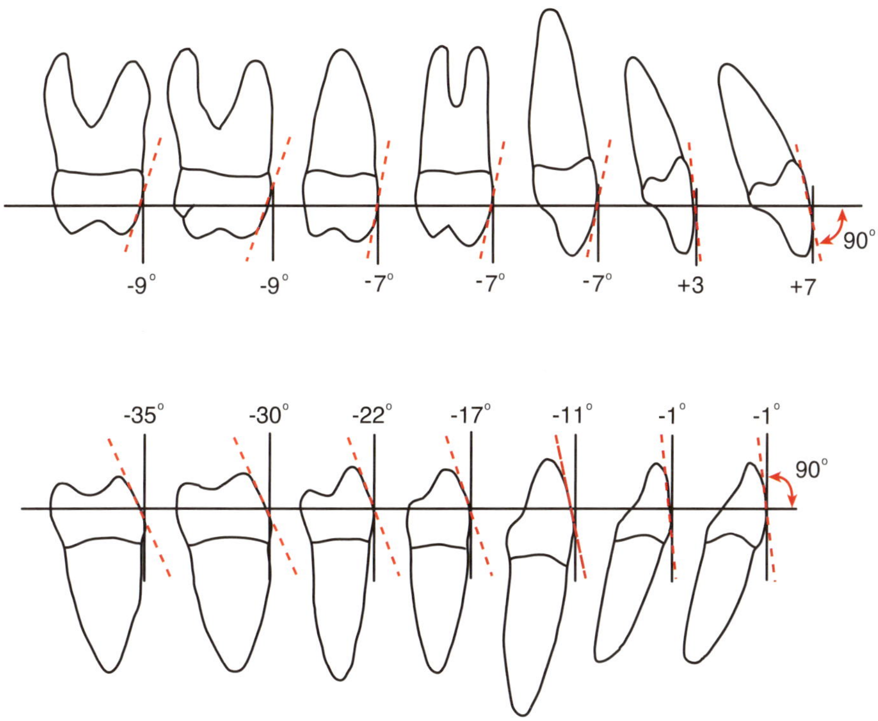

그림 4-13. Average Crown inclination.

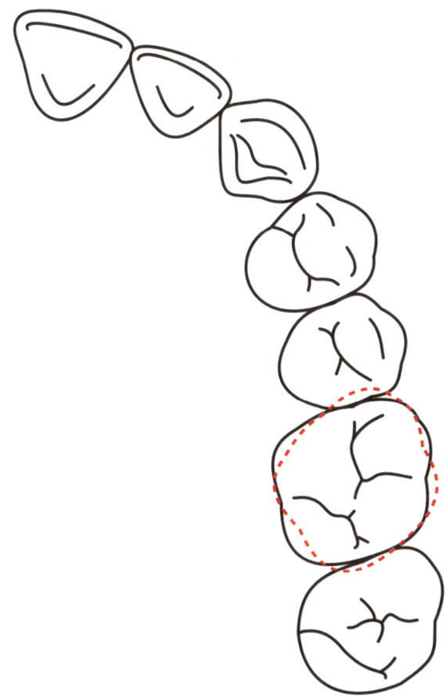

그림 4-14. 교합면에서 보았을 때 회전이 없어야 한다.

Key V. Tight contact

치아의 근원심 폭경의 차이(discrepancy)가 없다면 접촉점은 긴밀해야 한다(그림 4-15).

Key VI. Curve of Spee

Spee 만곡의 정도는 평평한 정도에서 약간 오목한 정도이어야 한다(그림 4-16).

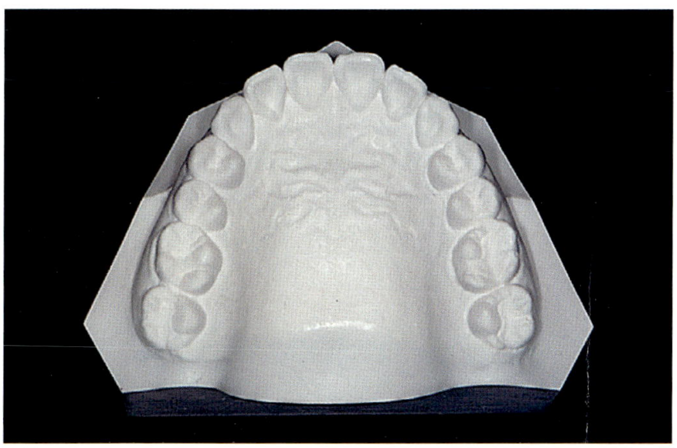

그림 4-15. 긴밀한 접촉점.

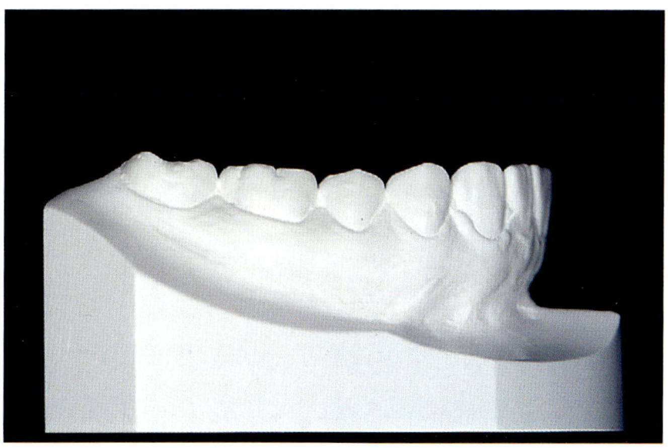

그림 4-16. 거의 평편한 Spee 만곡.

Straight wire appliance의 개발

1960년 초부터 American Board of Orthodontists, Angle Society, Tweed Foundation에서는 각 단체들의 회원관리를 위하여 치료 전·후 자료를 제출할 것을 요구하였다. 이때 static occlusion 상태에서 치료 후의 치아 모형을 검사함으로써 좋은 치료 결과로 생각되는 occlusal standard에 대한 예비 결과가 나왔다. 그러나 이러한 시도는 새로운 장치 제작을 위한 것은 아니었다.

한편 Dr. Andrews는 교정치료를 받지 않았지만 우수한 교합을 가진 120개 정도의 석고 모형을 관찰하였다. 그 결과 이 모형들의 치아와 악궁 사이에서 많은 유사점이 발견되었다. 치관의 형태, 치관의 경사도(angulation-tip, inclination-torque), 인접치아와의 관계(relationship of adjacent teeth to one another-in/out relationship) 등의 유사성이 치아 모형들 사이에서 보였다. 이러한 유사성을 브라켓에 부여하여 일정한 치료 결과를 얻고자 Dr. Andrews는 기존의 표준형 에지와이즈 브라켓에서 진보된 straight wire appliance를 개발하였다. 그러나 이러한 시도는 그 이전부터 있었는데 표준형 에지와이즈 브라켓을 경사를 부여하여 부착하거나 브라켓 슬롯에 경사를 부여하는 방법 등이었다. Straight wire appliance system은 호선의 구부림 없이 평평한 호선을 브라켓에 점차적으로 삽입함으로써 브라켓에 의하여 미리 결정된 위치로 치아의 이동을 유도한다는 것이다. 그리하여 호선의 구부림에 의한 실수를 최소로 하며 진료 시간을 절약하고 일정한 치료 결과를 얻을 수 있는 system이다. 그러나 약간의 호선의 구부림을 필요로 하기도 하며 무엇보다도 정확한 위치에 브라켓을 부착하는 것이 필수적이다. 이러한 Dr. Andrews의 개념에 Dr. Roth는 gnathologic concept을 부여하여 자신의 브라켓을 개발하였고 또 다른 수많은 교정의사들도 약간의 변형을 가하여 각각 자신의 straight wire appliance를 개발하였다.

Straight wire appliance bracket의 특징

Dr. Andrews는 새로운 브라켓을 만들기 위하여 각각의 치아에서 브라켓이 위치할 부위의 높이와 폭을 측정하고 수직적, 수평적 치관의 형태, 치관의 경사도(crown angulation, crown inclination), molar offset, 각 치관의 facial prominence, Spee 만곡의 정도 등을 120쌍의 치료받지 않은 정상 치열에서 측정하였다.

치면에서 이러한 측정을 할 때 FACC와 FA point를 사용하여 측정치를 측정하였는데 이 point들은 브라켓을 치아에 위치시키는 과정에서 기준으로 사용될 수 있다.

FACC(Facial axis of the clinical crown). FACC는 임상적 치관에서 형성되는 수직 축(vertical axis)으로서 브라켓을 위치시킬 때 근원심적인 위치와 경사도를 결정하는 기준이 된다. 이는 구나 융선을 따라 형성되는 직선으로 occlusogingival로 crown midpoint에 대한 접선이다. 전치와 소구치에서 FACC는 치관 순면에 나타나는 가장 풍융한 융선에서 형성되며 구치부에서는 치관 협면의 가장 명확한 구에서 형성된다.

FA point(Facial axis point). FACC선상에 위치하는 점으로서 FACC선의 중앙점이고 이는 브라켓 베이스의 중점이 위치해야 하는 곳이다. 브라켓을 위치시킬 때 높이를 결정하게 해주는 기준이다(그림 4-17).

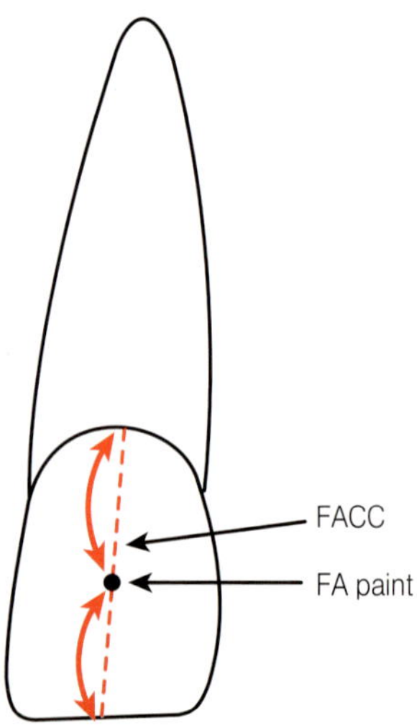

그림 4-17. FACC와 FA point. 점선은 FACC로서 치관의 가장 풍융한 융선이나 뚜렷한 구(groove)이며, FA point는 FACC의 중점이다.

Dr. Andrews는 이러한 치아에서의 특징을 브라켓에 부여하여 first, second, third order bend를 부여하지 않고 직선 호선을 사용하여 치료하는 straight wire appliance를 개발하였다. 이는 치료 결과를 six keys to normal occlusion에 맞게 표준화하는 데 목표를 두고 있다.

Straight wire appliance의 특징은 다음과 같다.

① Bracket design for crown angulation

표준형 edgewise appliance와 같이 정사각형이나 평행사변형의 브라켓이 많이 사용되고 있다. 브라켓의 슬롯이 브라켓의 midsagittal plane에 대하여 경사(angulation)를 이루는데 이 정도는 각각의 치아마다 고유하며 Dr. Andrews를 비롯한 straight wire appliance를 개발한 사람들은 각자의 기호에 따라 약간의 차이를 두었다. 경사(angulation)된 양은 각 치아의 midtransverse plane과 FACC(midsagittal plane of crown)가 이루는 각도와 동일하다.

브라켓이 올바른 자리에 위치하면 브라켓과 치관의 midsagittal and midtransverse plane이 서로 일치한다(그림 4-18).

② Bracket design for crown inclination

각 치아에서 고유하게 측정된 경사(inclination)를 브라켓 슬롯에 부여한 것이다. 그림 4-20에서 보이는 것처럼 하악 제2소구치를 예로 들어 설명하면 표준형 에지와이즈 브라켓은 슬롯이 경사(inclination)되어 있지 않지만 straight wire appliance 브라켓은 22° 의 베이스 경사(base inclination)가 부여되어 midtransverse plane과 bracket slot의 중심이 일치한다(그림 4-19).

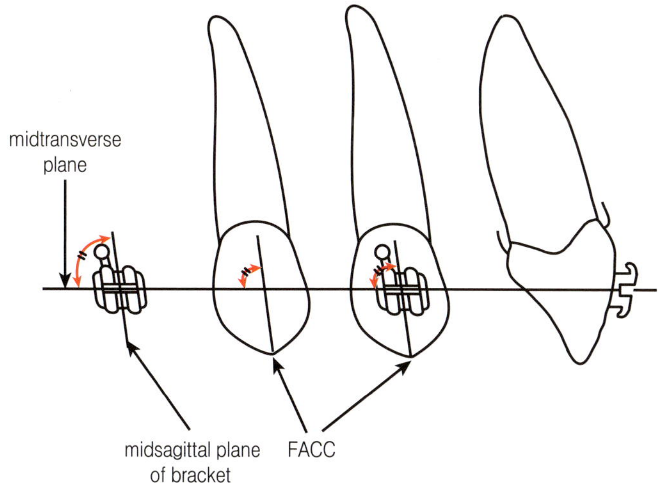

그림 4-18. Midtransverse plane에 대한 치아의 FACC가 이루는 각도와 브라켓의 장축이 이루는 각도가 동일하다.

③ Bracket design for in-out

그림 4-20처럼 치아의 접촉점에서 순면(facial surface)까지의

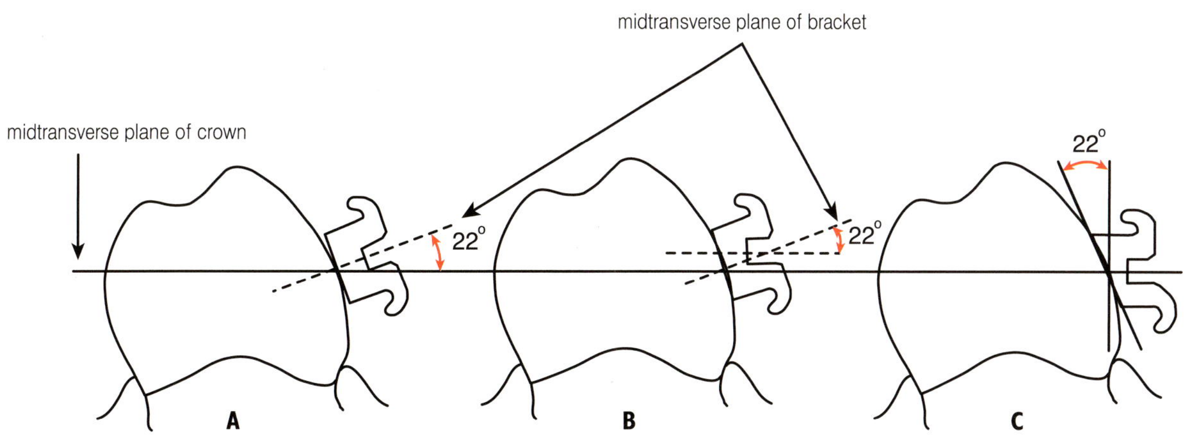

그림 4-19. A는 표준형 브라켓(nonprogrammed bracket)으로 슬롯이나 베이스가 경사를 이루고 있지 않다. B는 슬롯만 경사져 있는 브라켓(partialy programmed brakcet)이고 C는 베이스가 경사져 있는 straight wire appliance(fully programmed bracket)이다.

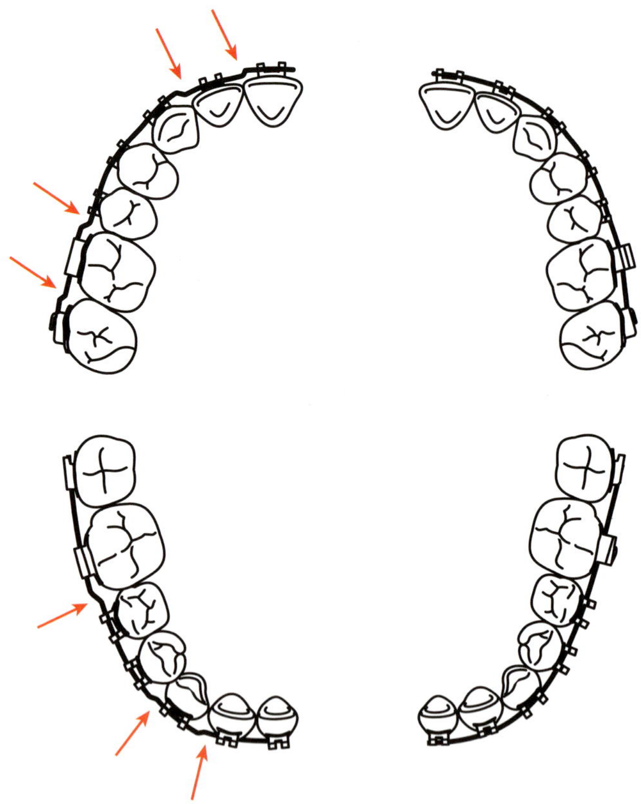

그림 4-20. 표준형 브라켓과 straight wire appliance의 in-out의 차이.

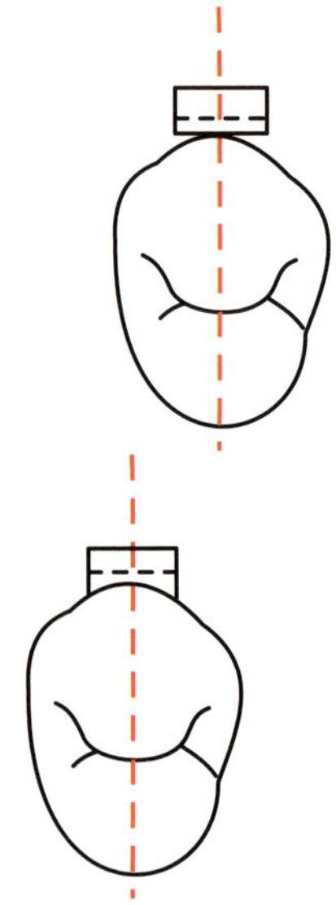

그림 4-21. 교합면에서 보았을 때 치면의 외형에 따라 굴곡된 브라켓 베이스를 볼 수 있다.

거리를 측정하면 치아마다 다른 측정값을 나타내므로 직선 호선이 들어가기 위하여 이 in-out 차이를 보상해야 한다. 표준형 에지와이즈 브라켓에서는 이 차이를 보상하기 위하여 호선에 구부림(first order bend)을 부여하지만 straight wire appliance에서는 브라켓 베이스 두께를 달리하여 이를 해결한다.

④ Bracket design for base

각 치아의 수직적 및 수평적 외형(vertical and horizontal contour)이 다르므로 각 치아의 치면에 맞게 제작된 브라켓 베이스를 사용한다(그림 4-21).

⑤ Concepts of overcorrection

발치를 통한 교정치료 시 치아들의 근심 또는 원심의 이동이 요구되는데 이때 치아를 치체이동시키기 위하여 과수정(overcorrection)의 개념이 부여된 straight wire appliance를 사용할 수 있다. 과수정의 개념은 counter-rotation과 counter-mesiodistal tip으로 설명된다.

이는 치아이동 시 치체이동을 위하여 저항중심에 힘이 가해져야 하지만 치아의 저항중심은 치근 부위에 있어 이곳에 직접 힘을 가할 수 없다는 점에서 고려되어야 한다. 이런 현상은 두 평면(순면과 교합면)에서 고려할 수 있다. 순면에서 보면 치아에 적용되는 견인력에 의하여 발생되는 치관의 경사짐을 방지하기 위한 브라켓 내의 prescription이 counter-mesiodistal tip이고 교합면 방향에서 발생되는 원치 않는 치아회전을 방지하는 것이 counter-rotation이다.

Counter-mesiodistal tip은 브라켓 슬롯의 경사(angulation)를 측정치보다 많이 부여하거나 해당 치아에 lever arm을 부착하거나 근원심 슬롯 길이를 길게 하여 견인력에 의한 경사짐을 최소로 한다(그림 4-22, 4-23).

Counter-rotation은 그림 4-24에서처럼 브라켓의 베이스에서부터 브라켓 wing까지의 거리를 근원심에서 달리하거나 슬롯의 근원심 길이를 길게 하여 직선 호선 삽입 시 치아에 작용되는 견인

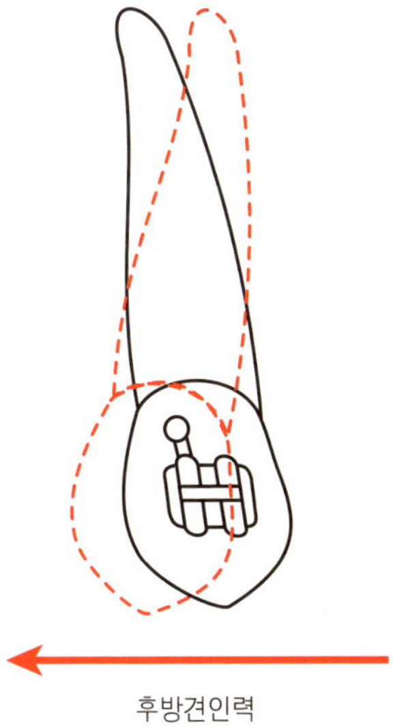

그림 4-22. 상악 견치에 화살표 방향의 후방견인력이 적용될 때 치관이 후방경사되는 현상을 최소로 하기 위하여 브라켓 슬롯의 기울어짐(inclination)을 이상적인 치아 배열의 측정치(9°)보다 큰 값(11°)을 부여하여 치관의 경사짐을 최소로 한다.

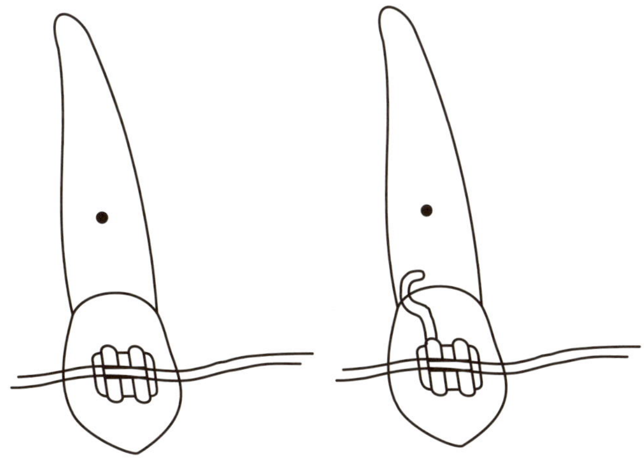

그림 4-23. 브라켓에 부착된 power arm은 가해지는 후방견인력을 좀더 치아의 저항중심에 가깝게 적용되게 한다.

력에 반대되는 방향으로 회전력이 발생하게 한다(그림 4-24).

Counter-buccolingual tip이란 상악 구치에만 부여되는 것으로 상악 구치는 구개측 치근이 협측 치근보다 현저히 크므로, 전방견인력을 받을 때 근심으로 쓰러지면서 근심으로 회전될 뿐 아니라 협측 교두가 치은 방향으로 향하며 구개측 교두가 교합면으로 떨어지는 양상을 나타내므로 브라켓 슬롯에 counter-buccolingual tip을 부여하여 이를 보상한다(그림 4-25).

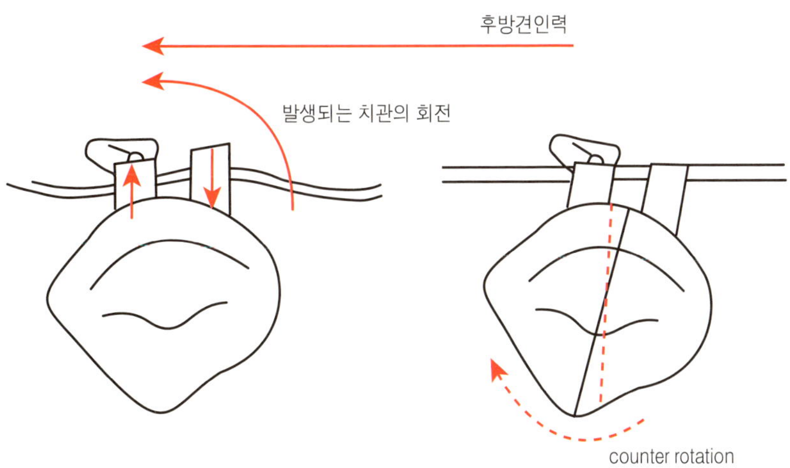

그림 4-24. 교합면에서 보았을 때 후방견인력에 의하여 발생되는 실선 방향의 치관 회전을 근심의 브라켓 wing 부위의 두께를 증가시켜 점선 방향의 counter-rotation을 부여하여 치관의 회전을 최소로 한다.

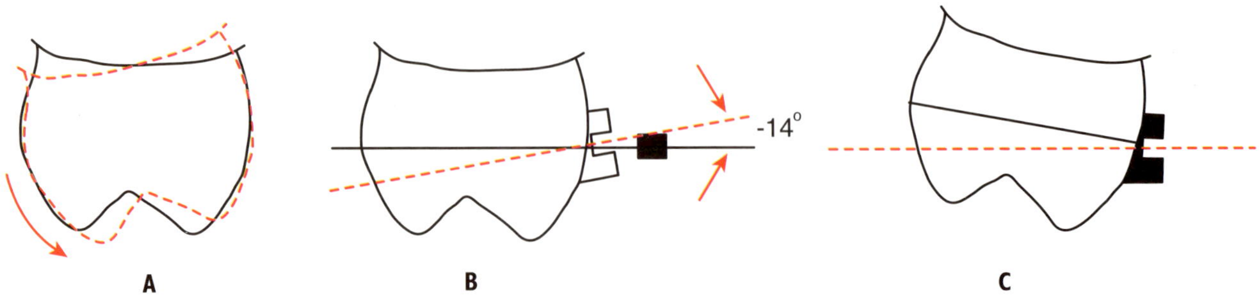

그림 4-25. 견인력이 적용될 때 A에서처럼 상악 구치는 구개측 교두가 교합면 방향으로 떨어진다. 이를 보상하기 위해 표준형 브라켓에서는 -9°의 치관 inclination을 부여하지만 straight wire appliance는 B에서처럼 -5°를 추가하여 -14°의 치관 inclination을 부여한다. 이런 counter-buccolingual tip은 치아가 이동되는 동안에 C처럼 overcorrection되게 한다(점선은 브라켓 슬롯의 midtransverse plane이고 실선은 치관의 midtransverse plane이다).

Bracket의 종류

브라켓 재료에 따른 분류

1) 금속 브라켓

현재 가장 많이 사용되는 브라켓으로서 레진 브라켓이나 세라믹 브라켓에 비하여 덜 심미적이나 접착제의 개발과 접착력의 향상에 의해 밴딩에 의한 치료보다는 심미적으로 개선되었다고 할 수 있다. 접착력은 브라켓 베이스의 mesh에 의하여 기계적인 결합으로 얻어진다. 금속이기 때문에 부식에 대한 문제점이 있지만 stainless steel 합금의 사용으로 이러한 문제를 최소화하였다(그림 4-26).

2) 레진 브라켓

Polycarbonate로 만들어지며 심미적인 이유로 개발되었다. 그러나 슬롯 내부에서 호선이 미끌어지는 부위나 대합치와 닫는 부위 등에서 마모에 대한 저항성이 낮으며, 장기간 사용 시 음식물에 의한 브라켓 wing의 마모나 브라켓 자체의 변색이 초래되는 단점이 있다. 그리고 steel ligation을 사용할 경우 wing 부위의 마모는 더욱 심해지므로 elastic ligation이 추천된다. 현재에는 금속 슬롯이 보강된 레진 브라켓이 소개되어 원래의 단점을 어느 정도 보완하여 사용되고 있다(그림 4-27).

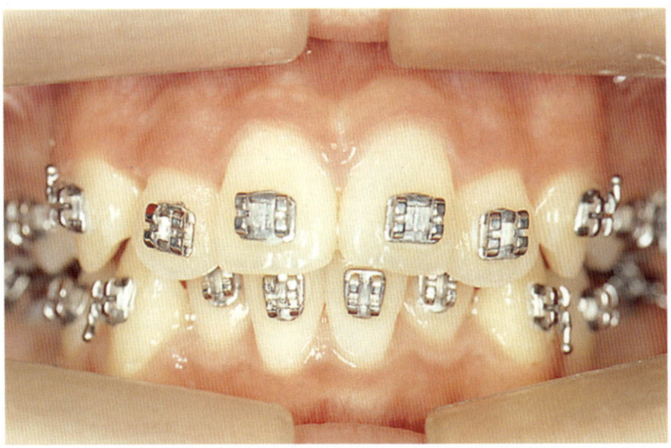

그림 4-26. 금속 브라켓.

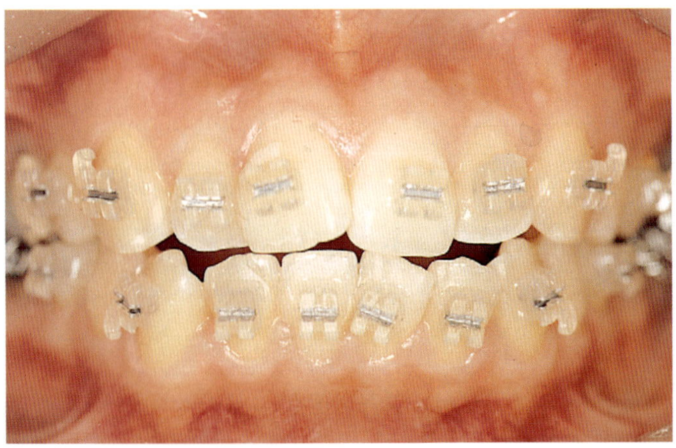

그림 4-27. 심미적인 레진 브라켓으로 금속 슬롯이 보강되어 있다.

3) 세라믹 브라켓

1980년대 후반부터 사용되기 시작하였는데 심미성을 강조하기 위한 레진 브라켓이 착색과 변색을 나타내고 체적의 안정성이 좋지 못하여 이를 대용하기 위하여 개발되었다(그림 4-28). 이 브라켓은 금속 브라켓처럼 브라켓에 정확한 각도의 슬롯을 포함시킬 수 있는 장점이 있다.

사용 재료는 근본적으로 aluminum oxide를 사용한다. 형태는 polycrystalline alumina와 single crystal alumina가 있는데 구조에 따라 약간의 차이가 있다. 원래는 single crystal이 강하지만 브라켓 표면에 흠(scratch)이 생기면 균열이 쉽게 퍼지는 단점이 있어 polycrystalline alumina가 많이 사용되며, 이런 이유로 twin bracket보다는 single bracket이 많이 사용되고, steel ligation 시 wing의 파절이 되기도 한다. 또 브라켓에 두꺼운 각형 호선으로 torque를 부여할 때 응력에 의하여 파절이 생길 수 있으므로 보조적인 스프링 등으로 torque를 부여하는 경우도 있다.

호선을 따라 브라켓이 미끄러질 때 마찰 저항이 금속 브라켓에서보다 크며 TMA 호선을 사용하는 경우 마찰력은 더욱 증가한다. 따라서 활주법에 의한 공간폐쇄의 적용보다는 루프법의 적용이 유리하다. 세라믹의 마모도가 치아의 마모도보다 크므로 특히 하악 브라켓에 의한 상악 치아들의 교두나 절단면에 비정상적인 마모가 생길 수 있어 과개교합의 경우와 근관치료를 한 치아에서 유의하여 사용해야 한다.

세라믹 브라켓 사용 시 특별히 고려할 사항 중 마지막 하나는 브라켓을 제거할 때이다. 세라믹 브라켓이 법랑질에 부착되는 기전은 두 가지인데 금속 브라켓처럼 기저부의 요철 부위를 통한 기계적인 유지법과, silane coating에 의해 세라믹 브라켓 베이스에서 일어나는 화학적 결합이 있다. 기계적 유지법의 경우 브라켓 제거 시 접착제와 브라켓 사이에 힘이 가해져서 쉽게 제거되나 화학적 결합에서는 결합력이 강하여 제거 시 강한 힘이 법랑질과 브라켓 사이에 가해질 수 있다. 그러므로 브라켓 제거 시 법랑질의 손상이 일어날 수 있다. 이런 법랑질 손상은 브라켓의 개발에 의하여 상당 부분 해결되었다. 그리고 금속 브라켓은 제거 시 기저부를 변형시키는 힘을 사용하지만 세라믹 브라켓에서 이러한 변형력의 적용은 브라켓을 파절시킬 수 있으며, 브라켓의 파절이 생기면 잔존한 세라믹은 high speed bur로 삭제한다(그림 4-28).

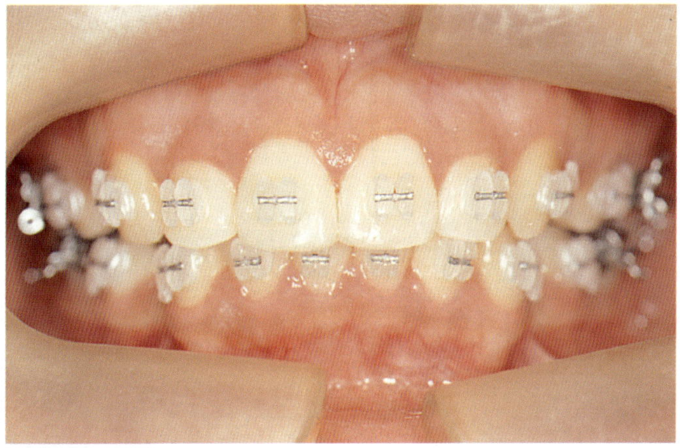

그림 4-28. 세라믹 브라켓.

브라켓 슬롯 size에 따른 분류

고정식 교정장치의 브라켓 슬롯 크기는 18mil과 22mil 슬롯이 대부분이다. 즉 18×22mil 슬롯과 22×28mil 슬롯이다. Angle이 처음 에지와이즈 장치를 개발할 당시의 호선은 금으로 만들어졌다. 금 호선은 견성(stiffness)과 강도(strength)가 낮으므로 두께가 요구되어 22mil 슬롯이 사용되었다. 강선 호선이 개발된 후 22mil 슬롯 브라켓에서 치아의 슬라이딩에 따른 공간폐쇄에서 장점은 있었지만, 호선이 너무 견고하여 토크 조절 등의 치아이동의 마무리가 어려웠다. 이런 이유로 18mil 슬롯의 브라켓이 개발되었다. 그후 18mil 브라켓이 주를 이루며 사용되다가 NiTi 호선이나 티타늄 호선 등의 재료가 개발되면서 22mil 브라켓에서 미세한 치아이동이 가능해지고 활주법 사용 시 호선의 변형이 적은 장점을 함께 가지게 되었다.

브라켓 결찰에 따른 분류

1) 결찰 브라켓

교정용 주호선을 결찰선(ligature wire) 또는 결찰용 고무링으

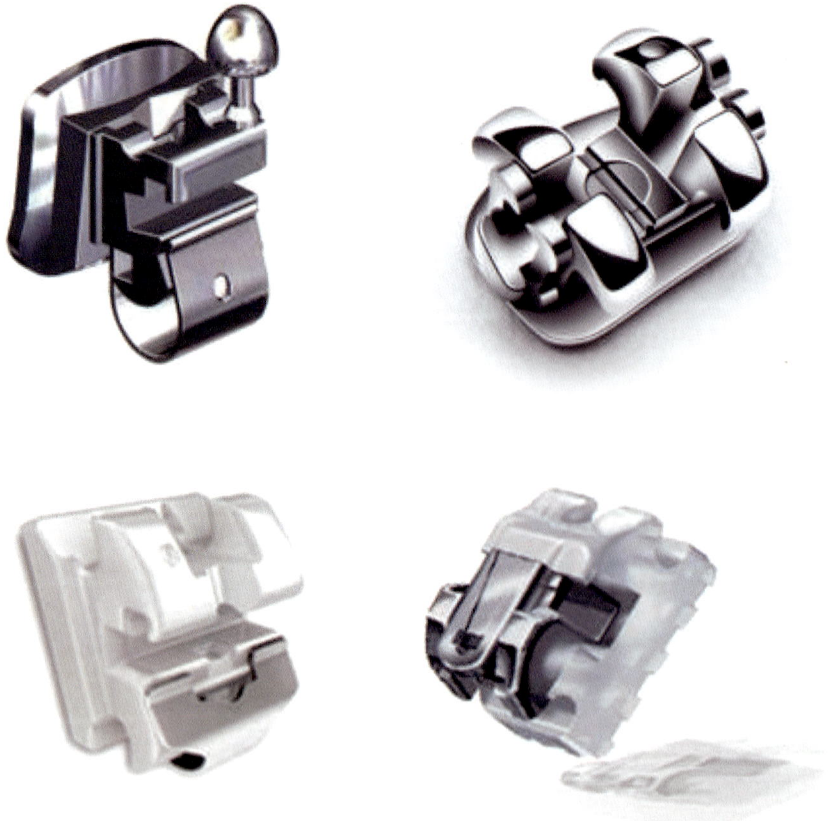

그림 4-29. 여러 가지 자가결찰 브라켓. A, B, Active type. C, D, Passive type.
A, SPEED®, (SPEED SystemTM Orthodontics, Ontario, Canada).
B, Smart clip SL®, (3M Unitek, Minnesota, USA).
C, Clippy-C®, (TOMY Inc. , Fukushima, Japan).
D, Damon III®, (Ormco Corporation, CA, USA).

로 브라켓에 묶어 주는 방식으로 현재까지 이용되고 있다.

2) 자가결찰 브라켓

브라켓 자체에 주호선을 잡아 줄 수 있는 개폐장치가 있어 결찰선 없이 주호선을 브라켓에 유지할 수 있다. 개폐장치의 작용에 따라 수동형과 능동형으로 나뉘며, 여러 종류가 개발되었다(그림 4-29). 자가결찰 브라켓은 호선의 삽입과 제거가 간편하며, 총생이 심한 부위의 치아에 호선을 삽입할 수 있고 슬라이딩의 마찰력을 줄이는 장점을 지닌다. 그 외 치료 기간의 단축, 악궁의 후방 확장, chair time의 감소, 환자의 통증 감소, 적은 치태침착 등의 장점이 있다고 알려졌으나, 확실한 증거를 제시하는 연구는 부족하며 앞으로 다양한 브라켓 시스템에 대한 비교평가가 필요하다(그림 4-30).

참고문헌

1. Andrews LF: Straight wire – The concept and appliance, L.A. Wells, 1986.
2. Andrews LF: The six keys to normal occlusion, Am.J.Ortho 62:296-309, 1972.
3. Andrews LF: The straight-wire appliance explained and compared, JCO 174-195, 1976.

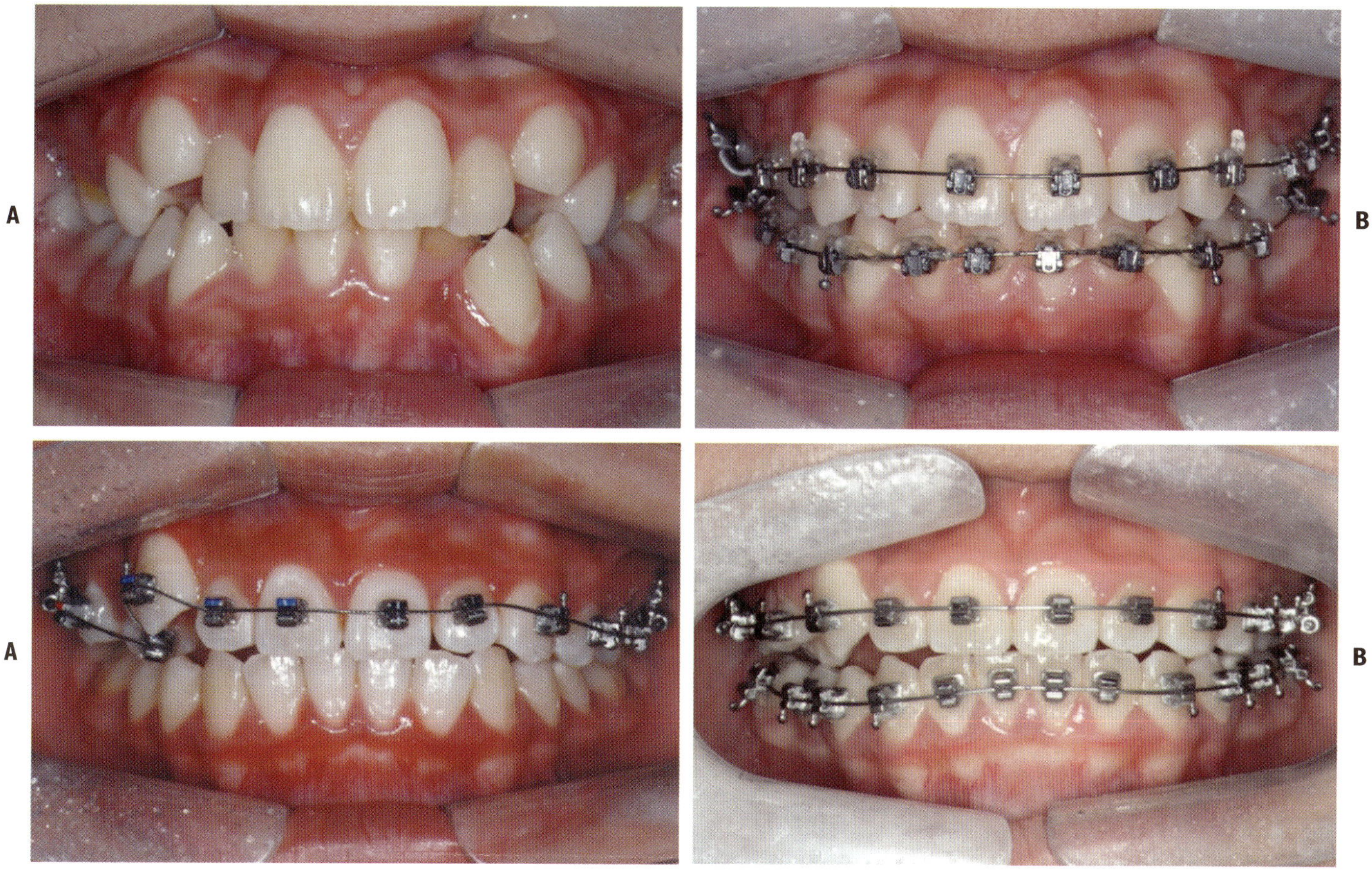

그림 4-30. 자가결찰 브라켓을 이용한 배열 전후 사진. A, Damon 브라켓 배열 전후. B, Speed 브라켓 배열 전후.

4. Andrews LF: The straight-wire appliance arch form, wire bending & an experiment, JCO 581-588, 1976.
5. Andrews LF: The straight-wire appliance extraction brackets and classification of treatment, JCO 360-379, 1976.
6. Andrews LF: JCO interviews, Lawrence F. Andrews, DDS on the Straight-wire appliance, JCO 493-508, 1990.
7. Graber TM, Vanasdall RL: Orthodontics Current principles and technique, Mosby, 1994.
8. Kusy RP, Whitley JQ: Coefficients of friction for arch wires in stainless steel and polycrystalline alumina bracket slots. I. The dry state, Am J Dentofacial Orthop 98:300-312, 1990.
9. McLaughlin RP, Bennett JC: Orthodontic treatment mechanics and the preadjusted appliance, Wolfe Publishing, 1993.
10. McLaughlin RP, Bennett JC: Orthodontic management of the dentition with the preadjusted appliance, ISIS MEDICAL MEDIA, 1997.
11. Proffit WR: Contemporary Orthodontics, Mosby, 1993.

5 브라켓과 튜브의 위치

브라켓의 부착 위치 결정

브라켓의 위치란 주호선이 삽입되고 교정치료가 종료되었을 때 치아가 가장 이상적인 위치 관계를 나타내게 하는 데 매우 중요한 요소이다. 이는 브라켓의 위치에 의하여 치아에 전달되는 교정력의 방향과 크기가 영향을 받기 때문이다.

치료가 종료된 후 치아의 배열이 Dr. Andrews의 Six keys to normal occlusion을 만족시키기 위하여 최종 치료된 상태를 생각하며 브라켓을 부착해야 한다. 측방치군(posterior segment)에서는 대구치와 소구치 사이에 변연융선의 불일치가 없게 브라켓 높이를 조절해야 하며(그림 5-1), 전치부에서는 중절치, 측절치, 견치의 절단면이나 교두가 그림 5-2에서처럼 정상 위치를 갖도록 높이를 정한다.

치아의 형태가 정상에서 벗어난 경우 특히 전치의 절단면이나 견치의 교두가 비정상적으로 마모된 경우나 약간의 파절이 있는 경우는 정상적인 해부학적인 형태로 재형성(reshaping)해 주어 재형성된 절단면이나 교두의 관계가 인접치아와 조화를 이루도록 브라켓 높이를 결정한다(그림 5-3).

Straight wire appliance에서 브라켓의 높이, angulation, inclination(torque)은 정상값으로 측정된 수치가 FACC와 FA point를 기준으로 측정되었기 때문에 브라켓의 부착 시 위치를 이곳으로 하는 것이 유리하다.

브라켓 높이를 절단면이나 교두에서 일정하게 지정하게 되면, 치아 크기와 이 부분에서의 마모와 손상을 고려하지 않은 단점이 있다(그림 5-4). 그러나 치아 크기와 모양이 정상에서 크게 벗어나지 않았을 경우에는 일정한 높이를 적용하면 임상에서 쉽게 사용될 수 있다.

한국인의 상 · 하악 치아에서 절단면이나 교두첨에서 브라켓 슬롯까지의 추천되는 거리는 다음과 같다(표 5-1).

브라켓 부착 시 angulation은 임상적 치관의 장축에 브라켓의 중심선과 wing이 평행하게 부착시키고 근원심으로는 가운데 부분에 부착한다(그림 5-5). 이러한 방법으로 부착하면 표준 에지와이

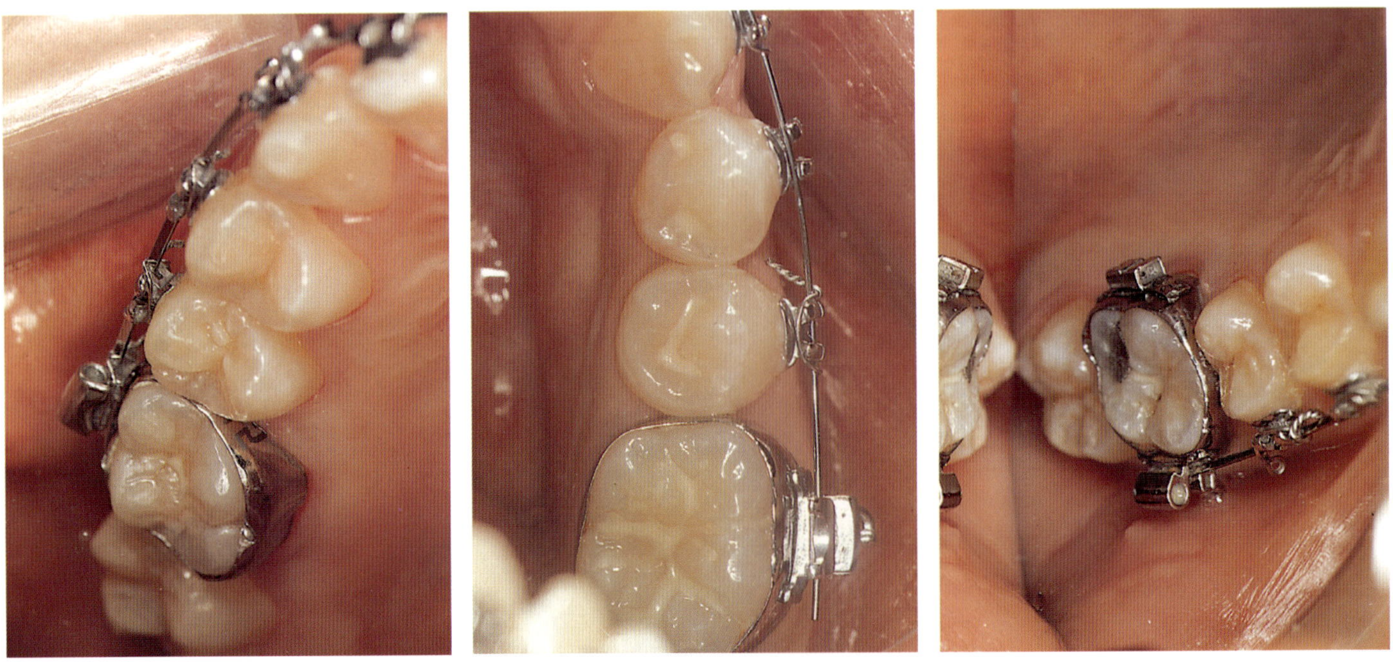

A B C

그림 5-1. 변연융선의 차이. 상악과 하악의 교합면에서 바라보면 A와 B는 변연융선의 차이가 없는 경우이고, C는 제1대구치와 제2소구치 사이에 약간의 변연융선의 차이가 있다. 제2소구치의 맹출이 인접치아보다 늦게 되므로 이러한 현상이 많이 일어난다.

표 5-1. 한국인의 상 · 하악 치아에서 적절한 bracket 거리(mm)

	중절치	측절치	견치	제1소구치	제2소구치	제1대구치	제2대구치
상악	3.5	3.0	3.5	3.5	3.0	2.5(40%)	1.5(30%)
하악	3.5	3.5	4.0	4.0	3.5	3.0(50%)	3.5(60%)

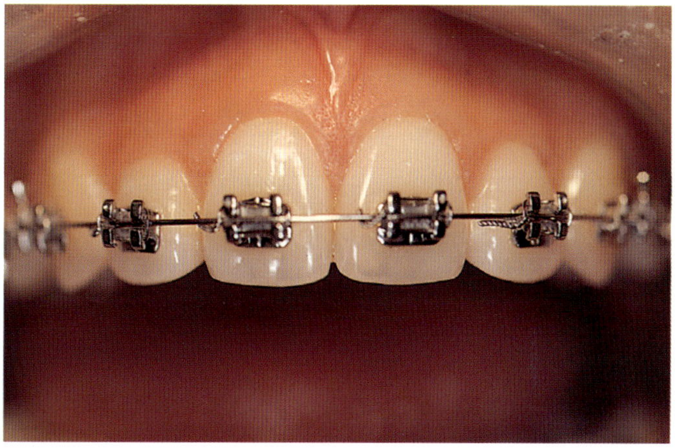

그림 5-2. 상악 전치부를 정면에서 보면 절단면의 높이가 중절치와 견치는 동일하며, 측절치는 0.5mm 정도 상방에 위치하는 것이 정상적이다. 하악에서는 중절치와 측절치는 동일한 높이를 가지며 견치만 0.5mm 정도 상방에 위치한다.

A 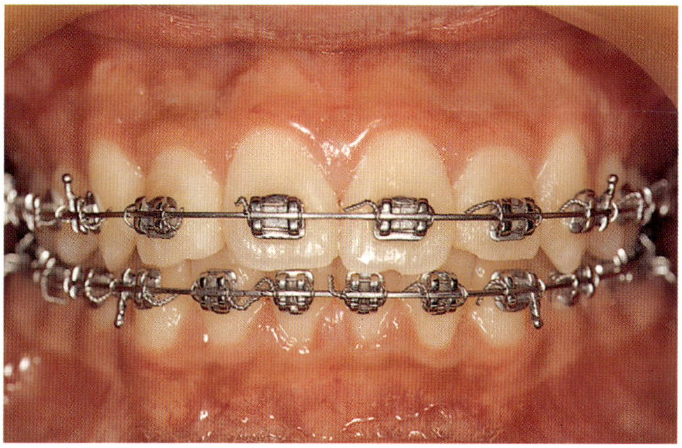 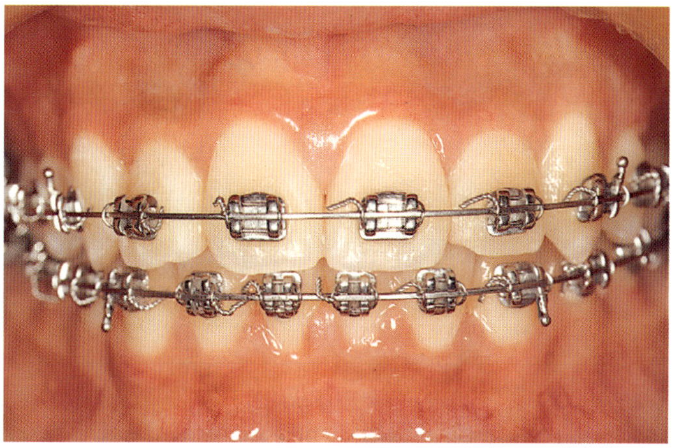 B

그림 5-3. 그림에서처럼 양쪽 중절치 치은의 높이는 동일하지만 절단면의 높이가 서로 다른 경우 상악 좌측 중절치 절단연 모양이 비정상적이어서 이를 재형성해 주었다(A: 수정 전, B: 수정 후).

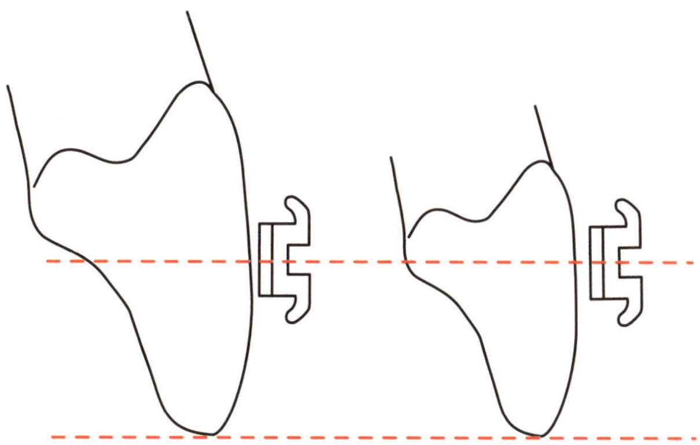

그림 5-4. 일정한 높이로 브라켓을 부착하면 치관의 길이가 비정상적인 경우 브라켓의 위치가 크게 변할 수 있다.

즈 브라켓에서는 필요에 따라 호선의 구부림을 부여해야 하며(그림 5-6), straight wire appliance에서는 호선의 구부림이 없어도 우리가 원하는 치아 배열을 어느 정도 얻을 수 있다(그림 5-7).

브라켓의 접착

밴드를 할 필요 없이 브라켓을 직접 치아에 부착시키는 방법이 교정학 영역에 도입되면서 여러 가지 장점이 나타나게 되었다. 이것의 장점을 열거해 보면 심미적이고, 빠르고 간편하며, 밴딩을 위한 이개(separation) 과정이 필요 없으며, 치주 조직에 유익하고, 맹출 중인 치아나 매복치아에도 사용 가능하며, 치료 중 인접면 삭제가 가능하며, 밴드의 헐거움으로 인한 탈회의 발생을 방지하며, 인접면 우식을 치료할 수 있으며, 교정치료 후 밴드 공간에 대한 부담이 없다.

그러나 단점도 있는데, 밴딩한 경우보다 접착 시 강도가 약하여 브라켓이 탈락될 가능성이 상대적으로 높고, 접착제의 처리가 완전하지 않으면 치주조직에 유해할 수 있으며, 밴드에 의한 인접면 우식 방지 효과가 없으며, 헤드기어가 필요한 구치에는 적용할 수 없는 단점이 있다.

그러므로 접착과 밴딩은 각각 적응증을 어느 정도 가지고 있어 경우에 맞게 사용하는 것이 현명하다고 할 수 있다. 일반적으로 헤드기어와 설측(구개)호선의 사용이 빈번한 대구치부는 밴딩을, 심미성이 강조되는 전치부와 소구치부는 접착을 사용한다.

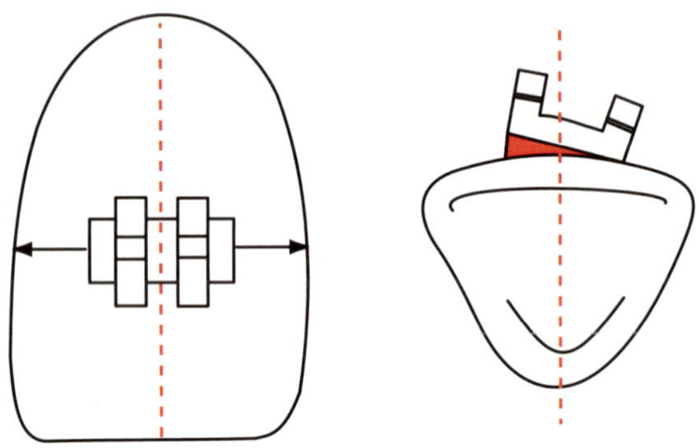

그림 5-5. 브라켓은 치관의 중앙에 부착되어야 하며, 부착 시 완전히 밀착되지 않으면 균일하지 않은 접착제의 두께에 의하여 치관의 비정상적인 회전이 일어난다.

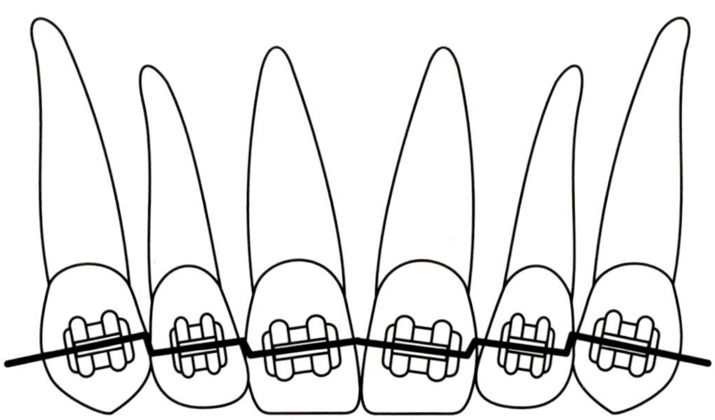

그림 5-6. 전치부에서 표준형 에지와이즈 브라켓을 부착한 경우 적절한 치아의 배열(crown inclination, tip)을 위하여 호선의 구부림이 필요하다.

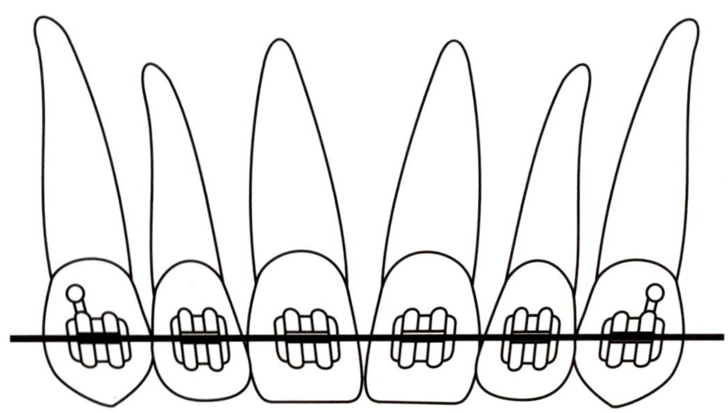

그림 5-7. 전치부에 straight wire appliance를 부착하면 직선의 호선을 사용하더라도 원하는 적절한 치아의 배열을 얻을 수 있다.

접착 과정

접착 과정은 접착제에 따라 약간의 차이가 있지만 일반적으로 치면세마, enamel conditioning, 전색(sealing), 접착의 순서를 갖는다(그림 5-8A~I).

1) 치면세마

치아 표면에 있는 치태나 치면세균막을 제거하는 과정이다. Rubber cup이나 polishing brush를 사용하고 oil이 없는 pumice를 사용해야 하며 이때 충분한 수분이 공급되어야 한다. 만일 그렇지 않거나 지나치게 강한 힘으로 시행하게 되면 치아 표면을 손상시키게 된다(그림 5-8A).

2) Enamel conditioning

먼저 타액을 조절하여 완벽히 건조된 상태를 유지한다. 이때 cotton roll이나 saliva ejector를 사용하지만 이것으로 곤란한 경우 드물게 약물을 사용하기도 한다. Anti-sialogogues로는 Banthine 정제(50mg/45kg)를 사용한다.

법랑질 부식은 겔 형태나 액상의 37% 정도의 인산(phosphoric acid)을 사용하며 브라켓을 위치시킬 부위보다 약간 넓게 도포한다(그림 5-8B). 이때 과도하게 문지르면 enamel rod에 손상이 온다. 부식 시간은 약 20~30초 정도로 하며 과도한 경우 오히려 접착력(bonding strength)을 저하시킨다. 이런 다음 water spray로 충분히 세척한 다음(그림 5-8C) 수분이 없는 공기로 건조시켜 dull and frosty appearance가 나타나게 한다(그림5-8D). 이때 부식된 면이 타액에 오염되면 remineralization이 일

A B C D

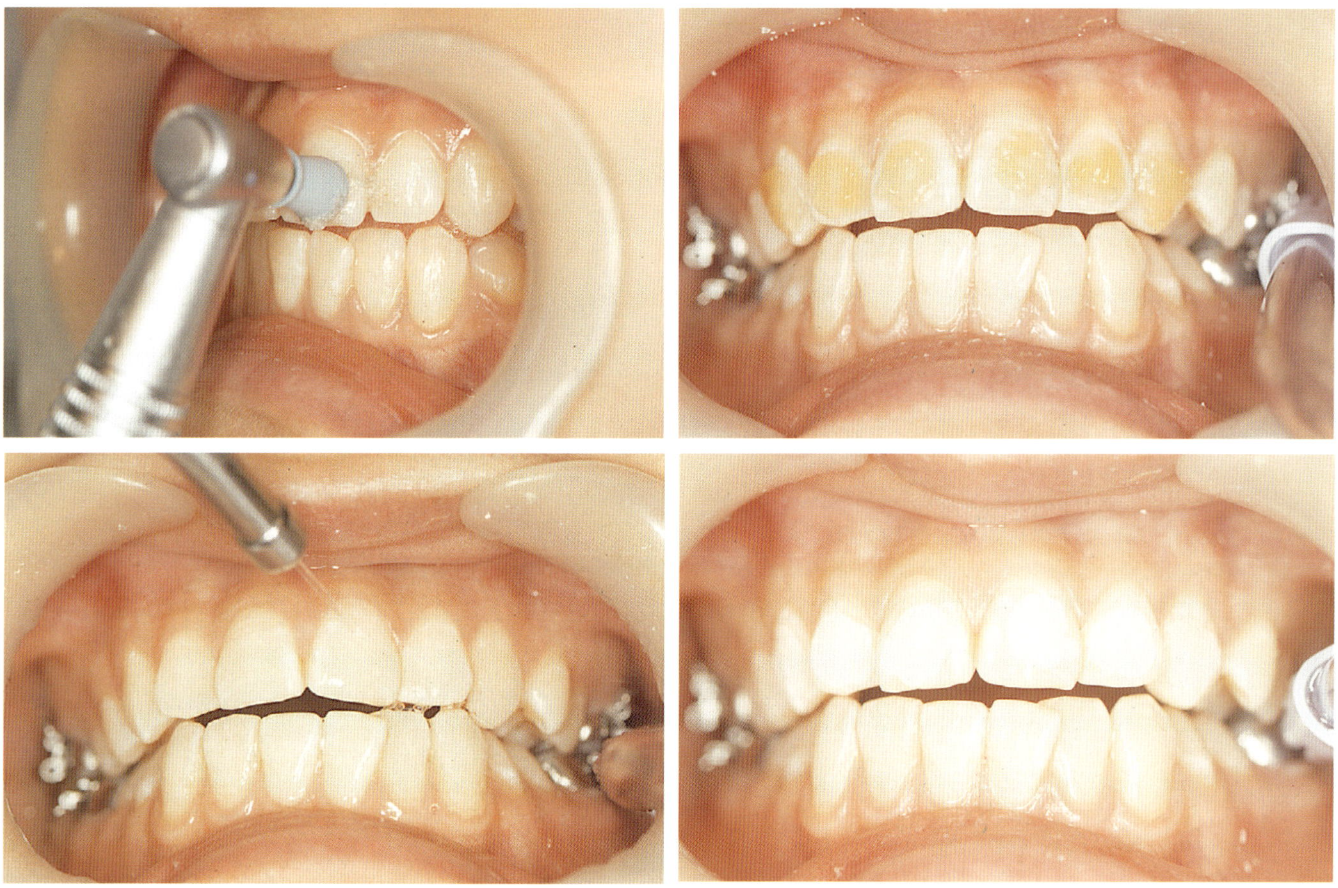

그림 5-8. 치아에 직접 부착법으로 브라켓을 부착시키는 방법. *(계속)*

E F

G H

I J

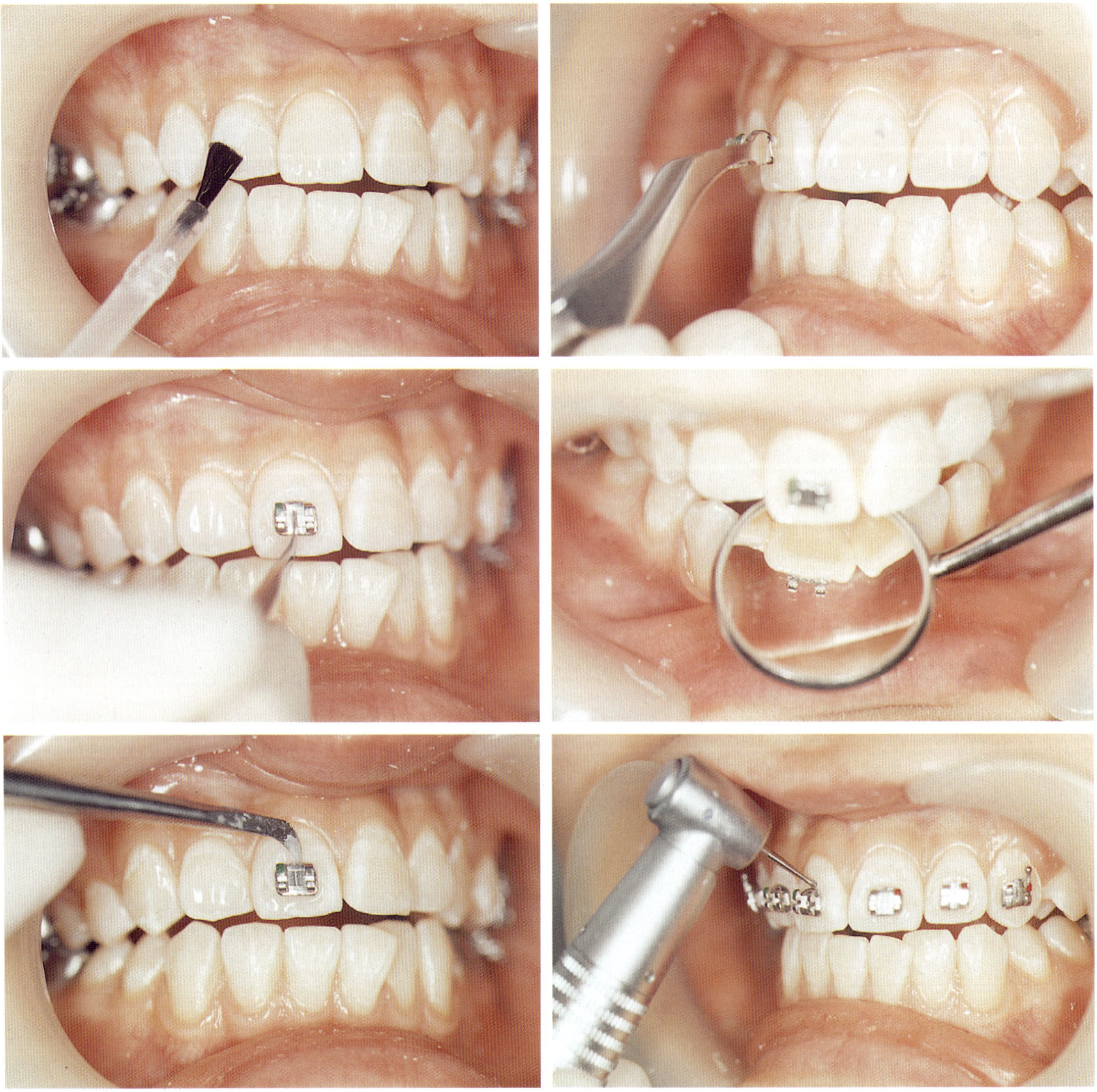

그림 5-8. *(계속)* 치아에 직접 부착법으로 브라켓을 부착시키는 방법.

어나므로 water spray로 씻어 내거나 몇 초간 산부식을 다시 한다. 선천적 또는 후천적 탈회가 있는 치아에서는 부식 시간을 짧게 가지고 sealant를 사용해야 하며 접착제가 부족하지 않게 주의한다. 법랑질의 두께는 1,000~2,000㎛이다. 일반적인 산 부식을 시행하면 3~10㎛의 법랑질이 제거되므로 크게 걱정할 정도는 아니다.

3) 전색(sealing)

치아가 완전히 건조되면 부식된 치아 표면에 전색제를 얇게 도포한다(그림 5-8E). 만일 이것이 과다하면 브라켓을 위치시키는데 방해가 된다. 도포된 전색제는 다음 과정인 접착제와 함께 중합된다.

4) 접착(bonding)

접착의 방법에는 직접 접착법이 있고 간접 접착법이 있다.

① 직접 접착법

제조회사마다 접착 방식에 약간은 차이가 있으므로 제품 설명서를 참조한다. 그러나 일반적인 과정을 설명하면, 브라켓 베이스에 접착제를 바르고 해당 치아의 적절한 위치로 브라켓을 위치시킨 다음, 브라켓 포지쇼너(그림 5-8F)나 탐침(explorer) 등으로 높이와 각도를 조절하면서 브라켓을 치아와 밀착되게 하여 접착제 두께를 감소시킨다. 근원심 위치는 전치에서는 정중앙에, 견치에서는 약간 근심 위치시켜 브라켓이 치아의 가장 풍융한 발육구에 위치되도록 한다(그림 5-8G). 소구치에서도 이러한 원리가 적용되나 전치와는 달리 눈으로 직접 확인하기가 곤란하기 때문에 반드시 치과용 거울을 사용하여 경사의 정도와 근원심 위치를 확인한다(그림 5-8H). 이때 환자의 머리를 좌우로 회전시키면서 브라켓 위치를 정확히 판단함이 요구된다. 위치를 확인한 다음 시간적 여유가 있으면 브라켓 주변의 과도한 접착제를 조심스럽게 제거하고(그림 5-8I) 이미 접착제가 경화된 상태라면 모든 치아에 접착이 이루어진 다음 round bur 등으로 제거하여(그림 5-8J) 치아 주변의 치태 침착과 탈회 및 치주조직의 손상을 예방한다.

성공적인 접착을 위해서 요구되는 사항으로는 수분을 철저히 제거할 것, 브라켓을 치아면에 긴밀히 적합시킬 것, 경화 중인 접착제를 움직이지 말 것, 강력한 접착제를 사용할 것 등이 추천된다.

② 간접 접착법

Straight wire appliance와 lingual appliance가 소개되면서 정확한 브라켓의 위치가 더욱 강조되고 있는 상황이다. 환자의 모형에 브라켓을 수용성 접착제(sugar) 등을 사용하여 위치시키고 이후 브라켓을 잡아 주는 특별한 트레이를 제작하여 환자의 구강 내로 옮겨서 접착시키는 방법이다. 정확한 위치에 브라켓을 부착시키는 장점이 있지만 초과된 접착제를 제거하는 데 시간이 많이 소모되며, 브라켓 내면에 접착제가 부족할 수 있으며, 상대적으로 시간과 비용이 많이 든다는 단점도 있다.

세 가지 방법이 많이 이용되는데 실리콘 트레이를 이용한 간접 접착법, 이중 전색재를 이용한 방법 및 thermoplastic plate를 이용한 방법이 있다.

a. 실리콘 트레이를 이용한 간접 접착법(그림 5-9A~H)

사용할 석고 모형에 연필을 이용하여 브라켓의 올바른 위치를 표시한다(그림 5-9A, B). 선택한 브라켓 베이스에 수용성 임시 접착제(sugar)를 바르고 채득된 석고 모형의 개개 치아에 적절한 위치로 브라켓을 위치시킨다(그림 5-9C). 위치를 정확히 조절한 후 실리콘 트레이를 제작하기 위해 혼합된 putty를 roll 형태로 만들어서 브라켓이 부착된 모델에 누르면서 적절한 두께의 트레이를 만든다(그림 5-9D~F). 이때 치아의 중심선을 트레이에 표기함으로써 실제 구강 내에 적용시킬 때 기준으로 삼을 수도 있다. 트레이의 두께는 브라켓이 치아면에 부착될 때 베이스에 부착되는 접착제를 눌러 주는 역할을 하므로 약간 두꺼워야 하나, 너무 두꺼우면 환자가 불편해한다. 제작된 실리콘 트레이를 흐르는 물에 담구어 베이스에 묻어 있는 수용성 임시 접착제를 완전히 제거한다. 접착을 위해 치아를 일상적인 방법으로 처리, 산부식, 건조,

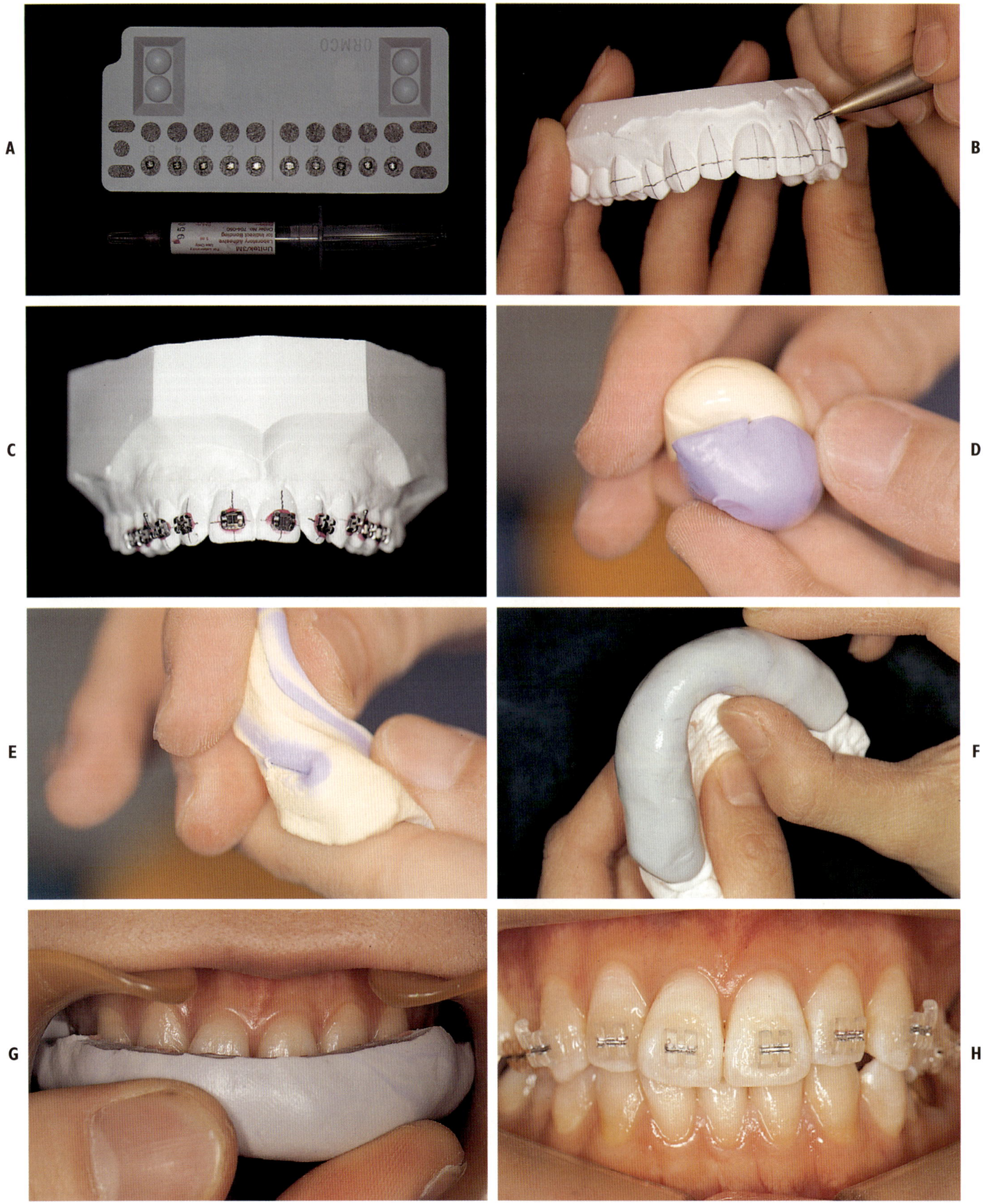

그림 5-9. 실리콘 트레이를 이용한 간접 부착법으로 브라켓을 부착시키는 방법.

전색제를 치면에 도포한 후 접착제를 브라켓 베이스에 바르고 트레이를 구강 내로 위치시켜 10분 정도 건조된 상태로 고정한다(그림 5-9G). 고정 기간이 끝난 후 트레이를 제거하고 과잉된 브라켓 주변의 접착제를 bur를 사용하여 제거해 준다(그림 5-9H).

b. 이중 전색재를 이용한 간접 접착법(그림 5-10A~O)

실리콘 트레이 방법과 차이는 브라켓을 모형에 부착시키기 위하여 수용성 접착제를 사용하는 대신 adhesive paste를 사용하여 부착시키는 방법이다(그림 5-10A). 먼저 석고 모형에 분리제를 바른 다음 5시간 이상 충분히 건조시킨다(그림 5-10B). 그런 후 광중합 adhesive paste를 사용하여 브라켓을 모형에 위치시키고(그림 5-10C, D) 광중합기를 이용하여 이를 경화시킨다(그림 5-10E). 모든 브라켓이 부착된 후 브라켓 주변에 light body 실리콘을 먼저 적용한 다음(그림 5-10F~J) heavy body 실리콘으로 트레이를 제작한다(그림 5-10K, L). 구강 내로 이동되는 과정은 이전 방법과 유사하며, 브라켓 베이스와 치아 면에 각각 해당되는 전색제를 도포하여 트레이를 위치시키고 고정한다(그림 5-10N~O). 경화 시간이 지난 다음 트레이를 제거한다. 브라켓 주변에 과도한 접착제의 양이 미미하므로 앞의 방법보다 유리한 점도 있다.

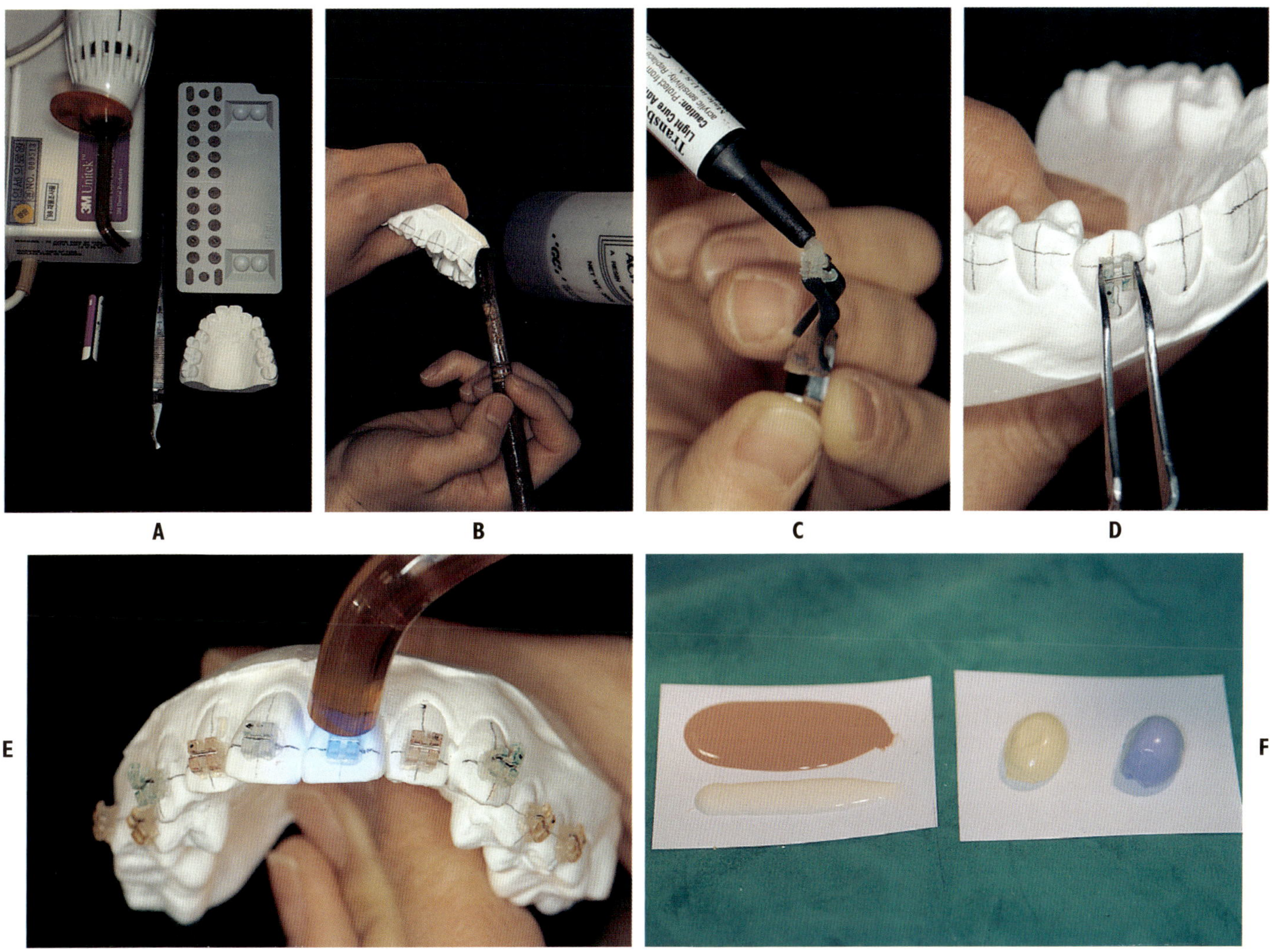

그림 5-10. 이중 전색제를 이용한 간접 부착법으로 브라켓을 부착시키는 방법. *(계속)*

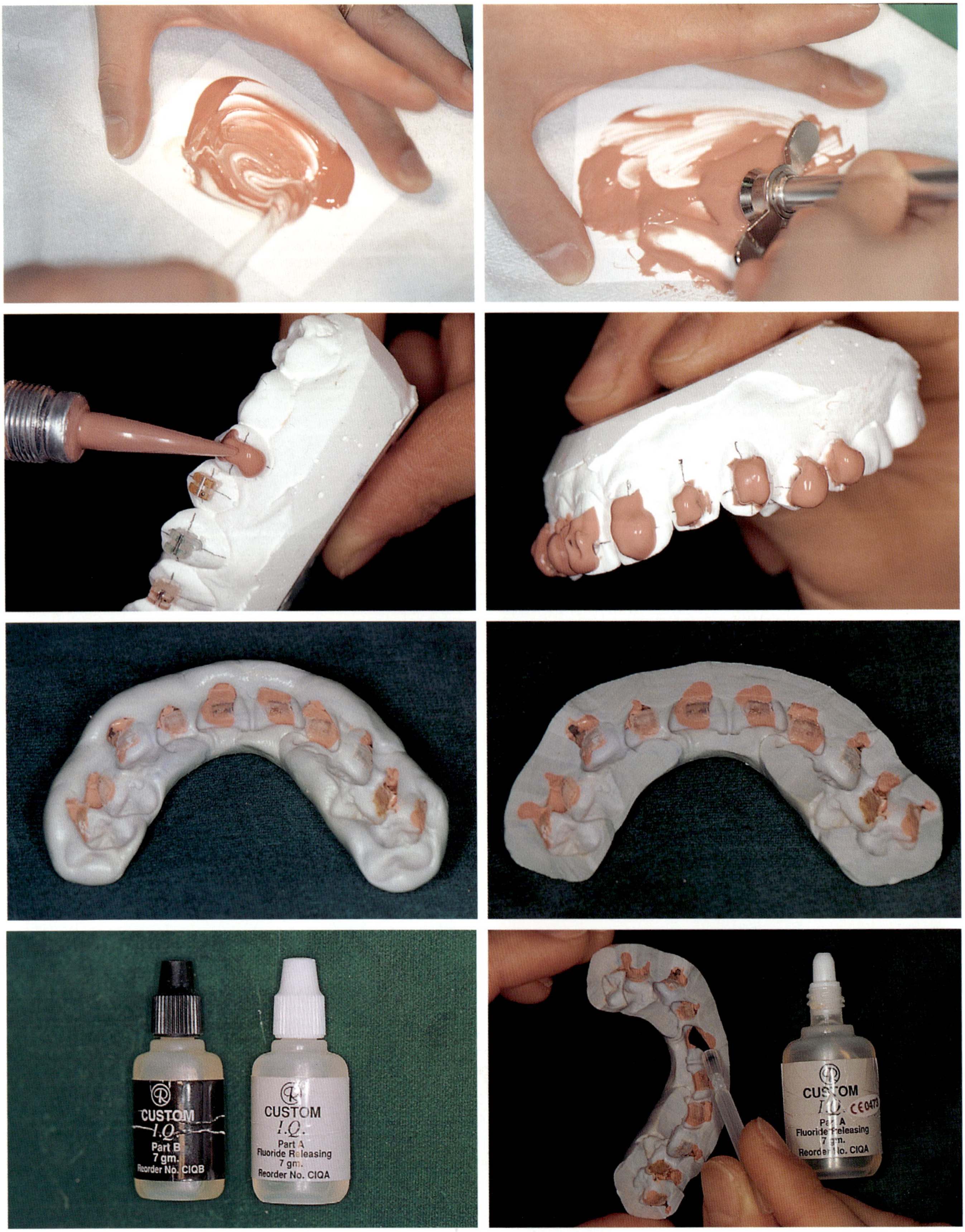

G H I J K L M N

그림 5-10. *(계속)* 이중 전색제를 이용한 간접 부착법으로 브라켓을 부착시키는 방법. *(계속)*

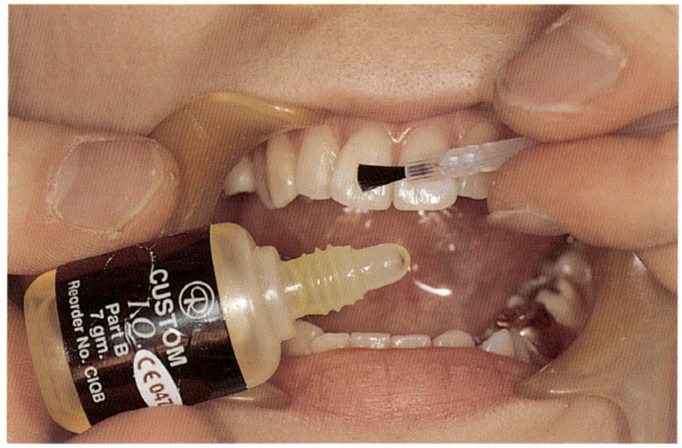

O

그림 5-10. *(계속)* 이중 전색제를 이용한 간접 부착법으로 브라켓을 부착시키는 방법.

c. Thermoplastic plate를 이용한 간접 접착법(그림 5-11A~H)

브라켓의 전달 트레이를 실리콘 대신 Thermoplastic plate를 이용한 방법이다. 모형에 브라켓의 위치를 선정하고 부착하는 것은 동일하나 트레이를 thermoplastic plate를 이용하여 vacuum adaptor(Biostar®, SCHEU - Dental Technology, Iserlohn, Germany)로 제작한다. 트레이는 브라켓의 상방과 치아의 최대 풍융 부위까지 제작을 하여 트레이의 제거가 용이하게 한다. 구강 내로 이동시킬 때는 전체보다는 2, 3조각으로 분할하여 이동한다. 트레이가 두껍지 않아 환자의 불편감은 적은 편이며, 트레이가 투명하여 구강 내 브라켓의 위치를 확인할 수 있어 용이하다. 하지만 트레이 제거 시 변형되므로 재사용은 다소 무리가 있다.

치아 표면 이외의 다른 곳에서의 접착

금이나 아말감 등의 기타 비귀금속에 브라켓을 접착하는 방법으로는 50㎛의 white aluminum oxied particle을 7kg/cm^{2}의 압력으로 내뿜는 Micro-Etcher(그림 5-12)를 3~4초 사용하여 표면 거칠기를 증가시키는 것이다. 이 방법은 임상적으로 양호한 접착력을 나타낸다. 레진으로 수복된 경우에서도 이를 응용하면 좋은 결과를 얻는다. 치료 종료 후 표면은 polishing하여서 원래의 매끄러운 상태를 가지게 한다. 세라믹 수복물에 부착하는 경우 세라믹 표면을 거칠게 하여(Micro-Etcher 사용) porcelain primer를 추가하고 highly filled adhesive resin을 사용하는 방법과 겔

A
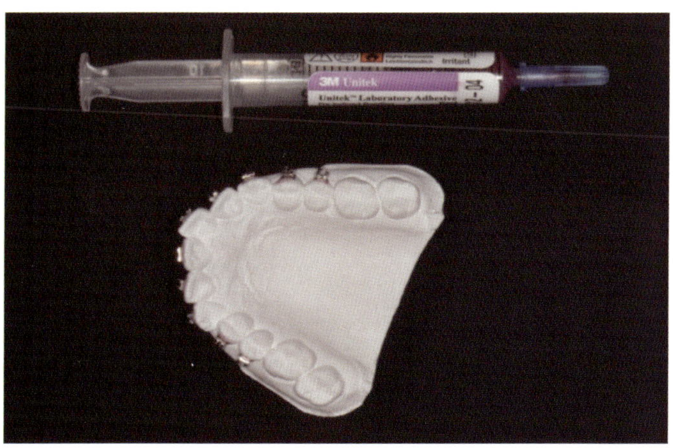

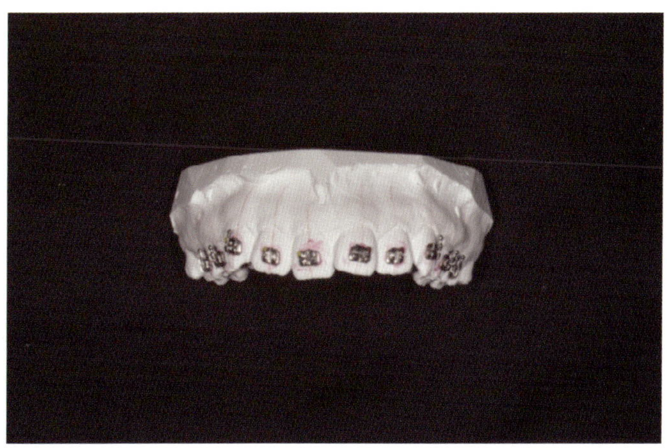
B

그림 5-11. Silane을 이용한 간접 접착법. A, Sugarbond®(3M Unitek, Minnesota, USA)를 이용하여 부착. B, 브라켓 부착이 완료된 상태. *(계속)*

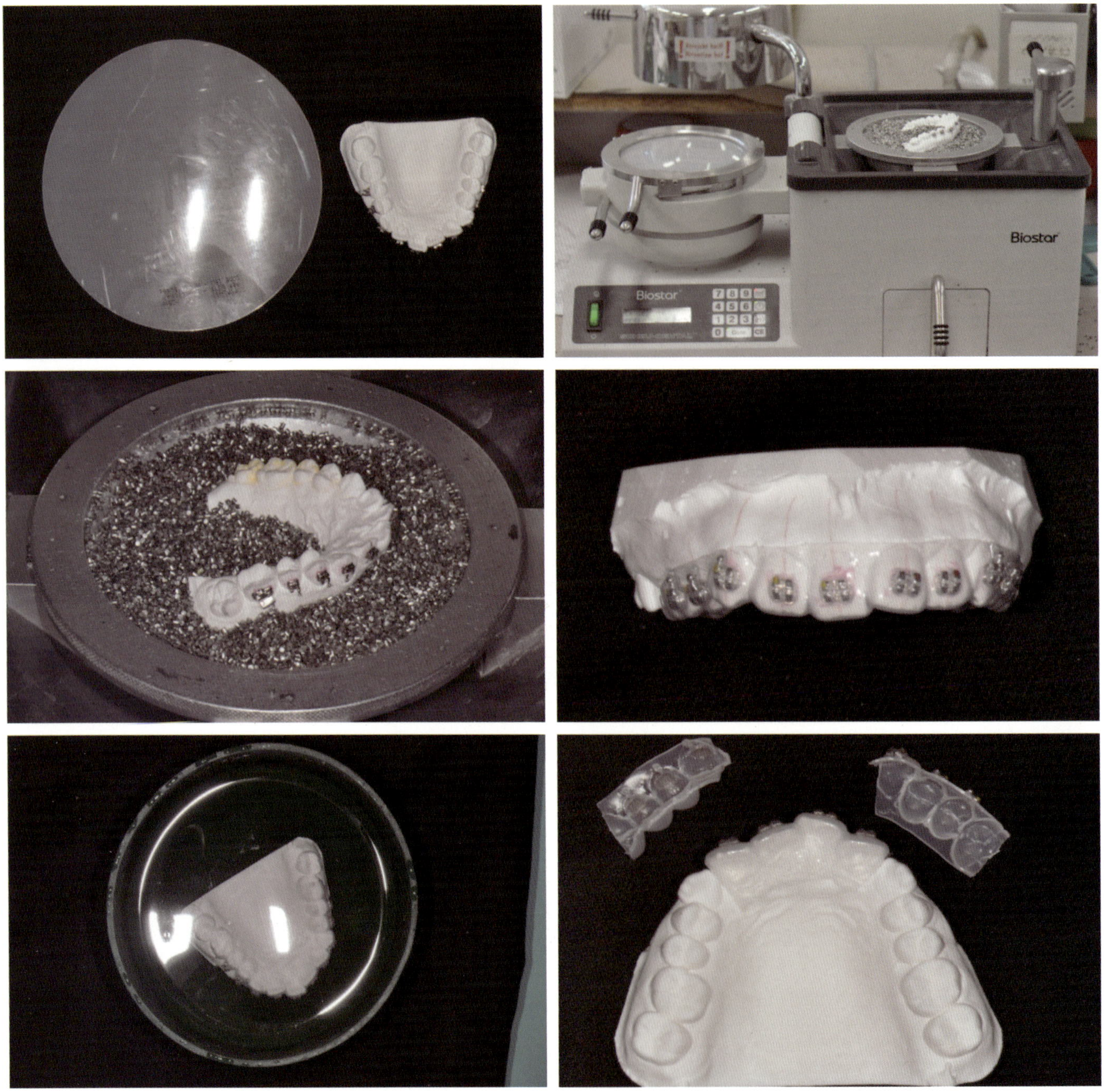

C D E F G H

그림 5-11. *(계속)* Silane을 이용한 간접 접착법. **C**, Tray material: 1mm Copyplast®(SCHEU - Dental Technology, Iserlohn, Germany). **D**, IDB용 tray 제작을 위한 Biostar 장치. **E**, IDB cast를 Biostar 장치에 위치. **F**, Tray 제작 완료된 상태. **G**, 수용성 접착제 제거(물속에서 30분 이상 유지함). **H**, Tray의 분할.

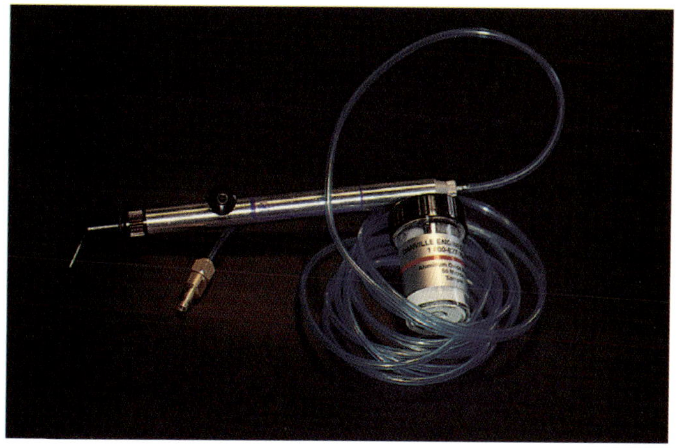

그림 5-12. Micro-Etcher.

형태의 9.6% 불화산으로 2~4분간 처치하여 세라믹 표면을 부식시켜 사용하는 방법이 있다. 이는 강산이므로 처치할 부위를 완전히 고립시키는 것이 필요하다.

브라켓 제거

치료가 종료된 후 에나멜의 손상 없이 브라켓을 제거해야 한다. 이런 과정은 브라켓 제거 과정과 잔존 접착제를 제거하는 과정으로 나누어진다. 브라켓이 금속인 경우와 세라믹인 경우가 차이가 있다.

금속 브라켓을 제거하는 방법은 두 가지가 있다. 첫 번째는 twin beaked plier의 날을 브라켓 베이스의 근원심에 위치시켜 shearing force(전단력)를 가하면서 분리시키는 방법으로 브라켓을 재활용할 수 있지만 치아에 많은 힘이 가해지는 단점이 있다. 다른 한 방법은 힘을 브라켓 wing에 가하여 브라켓의 변형과 함께 분리시키는 방법이다(squeezing technique). 이 방법은 근관치료 등으로 약해진 치아나 동요도가 심한 치아에서 치아 손상을 최소로 하며 유용하게 사용될 수 있지만 브라켓의 변형으로 재활용이 불가능하다는 단점이 있다.

어느 방법이나 과도한 힘이 가해질 경우 치아에 vertical crack이 생길 수 있어 주의가 필요하다. 세라믹 브라켓의 제거는 법랑질의 손상과 브라켓의 파절 등을 조심해야 한다.

브라켓과 접착제의 결합 방식이 기계적 결합이면 화학적 결합 방식보다 유리하다. 세라믹의 특성상 자체가 변형되기보다는 파절이 쉬우므로 브라켓 제거 시 파절이 초래되면 high speed diamond bur를 사용하여 물을 뿌리면서 갈아서 제거하는 것이 추천된다.

잔존 접착제의 제거는 tungsten carbide bur를 통하여 이루어지는데 치아와 잔존 접착제의 구별이 쉽지 않아 세심한 주의가 필요하며 적절히 물을 뿌리고 건조해 가면서 제거한다. 접착제 제거 후 pumice를 사용하여 치아 표면을 연마해 줄 수 있다(그림 5-13).

튜브의 부착 위치 결정

일반적으로 고정식 장치를 통한 치료에서 대구치에는 밴딩을 하며 이때 브라켓 대신 튜브를 사용한다. 튜브의 종류로는 single tube, convertible twin, double buccal tube, convertible triple tube가 있다. 튜브 역시 표준형과 straight wire appliance type이 있고 개발자에 따라 prescription은 약간의 차이가 있다.

튜브의 종류

Single 튜브는 주호선을 위한 슬롯만 있는 튜브이며, convertible twin tube는 주 슬롯과 보조 호선을 위한 보조 슬롯(크기는 17×25mil)이 있다. Double buccal 튜브는 주 슬롯과 헤드기어를

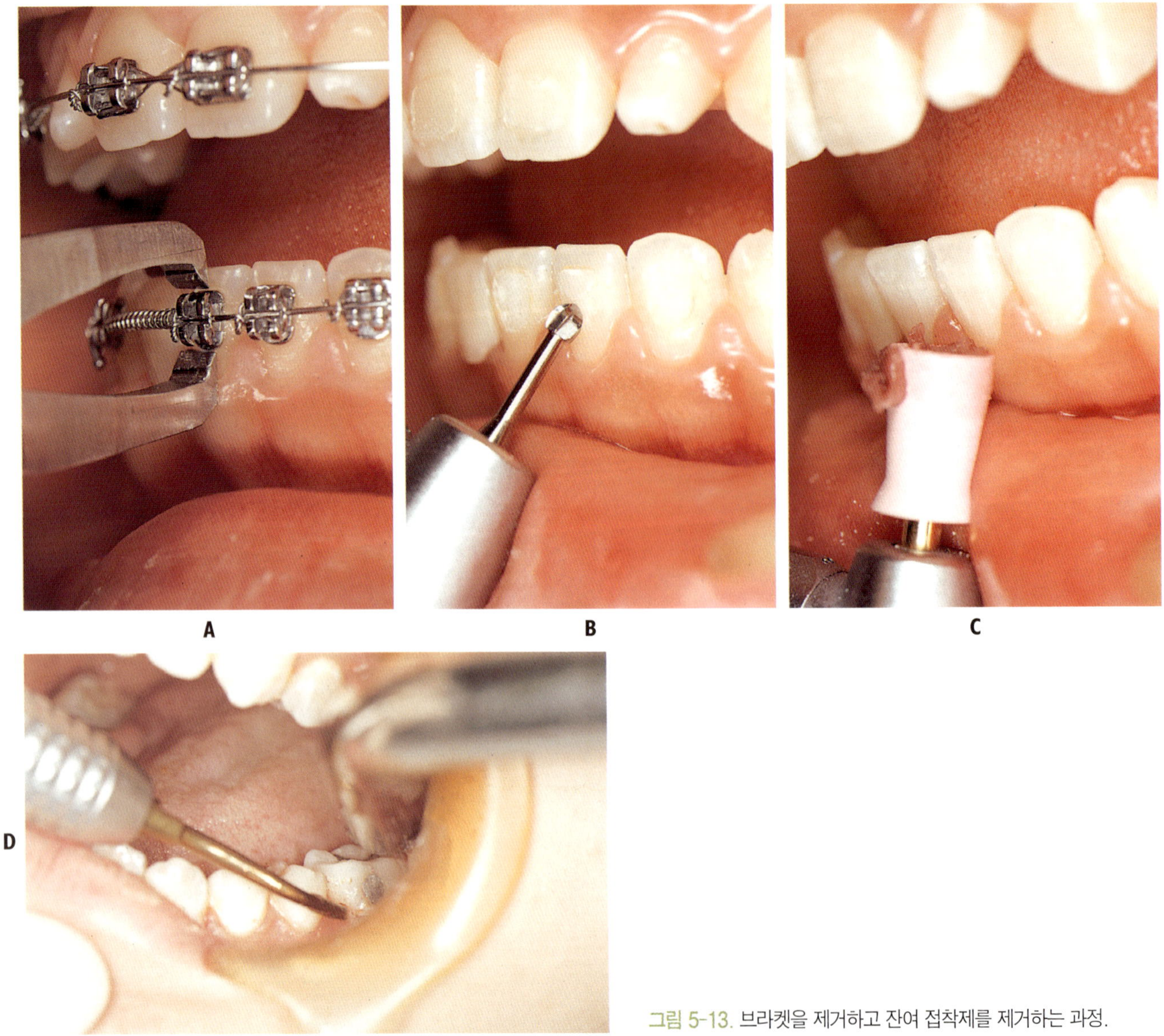

A B C D

그림 5-13. 브라켓을 제거하고 잔여 접착제를 제거하는 과정.

위한 튜브(크기는 45mil 또는 51mil)가 추가된 형태이고, convertible triple 튜브는 convertible twin에 헤드기어 튜브가 추가된 형태이다(그림 5-14).

여기서 convertible이란 그림에서 보는 것처럼 cap을 제거하면 튜브를 브라켓 형태로 변형할 수 있다는 것이다. 이때는 ligation wire를 이용하며 주호선을 결찰한다(그림 5-15).

Cap을 제거하는 방법은 이를 위한 특수한 plier(cap remover)를 사용하여 제거하거나 scaler 같은 날카로운 기구를 통하여 제거할 수도 있다.

기타 부착물

주로 설측에 부착되는 부착물로서 고정원 형성과 대구치의 회전, 경사이동에 사용되는 설측 호선(lingual arch 혹은 transpalatal arch)을 삽입할 수 있는 설측 쉬스(lingual sheath)가 있고, 이는(그림 5-16) 0.9mm 강선을 구부려 사용할 수 있는 형태이다. 그리고 32×32mil TMA 선재나 강선을 위한 설측 브

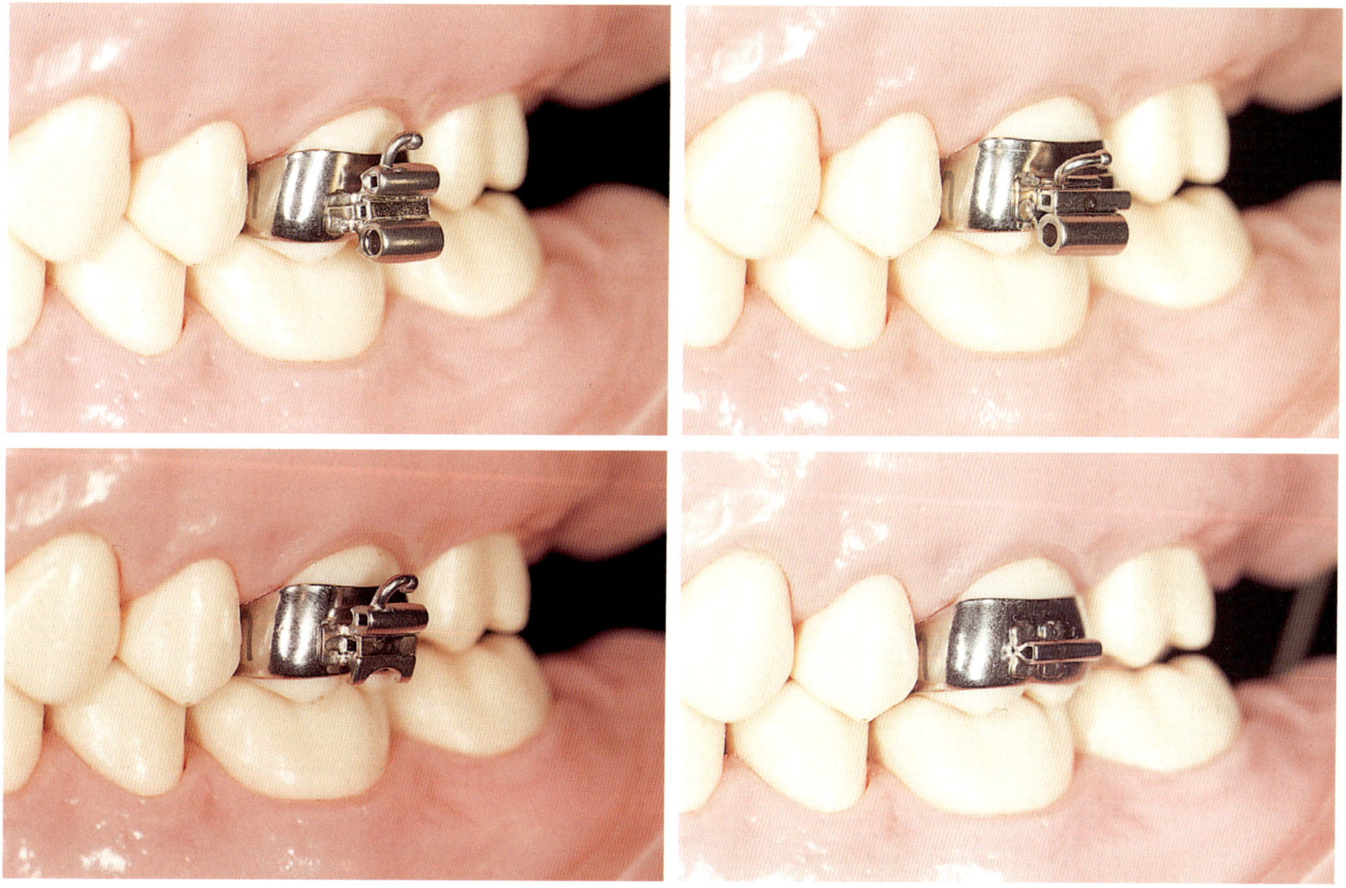

그림 5-14. 다양한 형태의 튜브. A, Convertible triple tube: 상악에서 사용되며 헤드기어를 사용할 수 있고 보조 호선이나 스프링을 사용할 수 있는 장점이 있지만 부피가 큰 단점이 있다. B, Double buccal tube: 주로 상악에서 사용되나 하악에서 lip bumper를 사용하는 경우 주호선과 함께 사용할 수 있다. C, Convertible twin tube: 상 · 하악에서 모두 사용되며 주호선과 함께 보조 호선을 사용할 수 있다는 장점이 있다. D, Single tube: 주호선만 사용하는 경우 사용되며 제2대구치에 쉽게 적용할 수 있다.

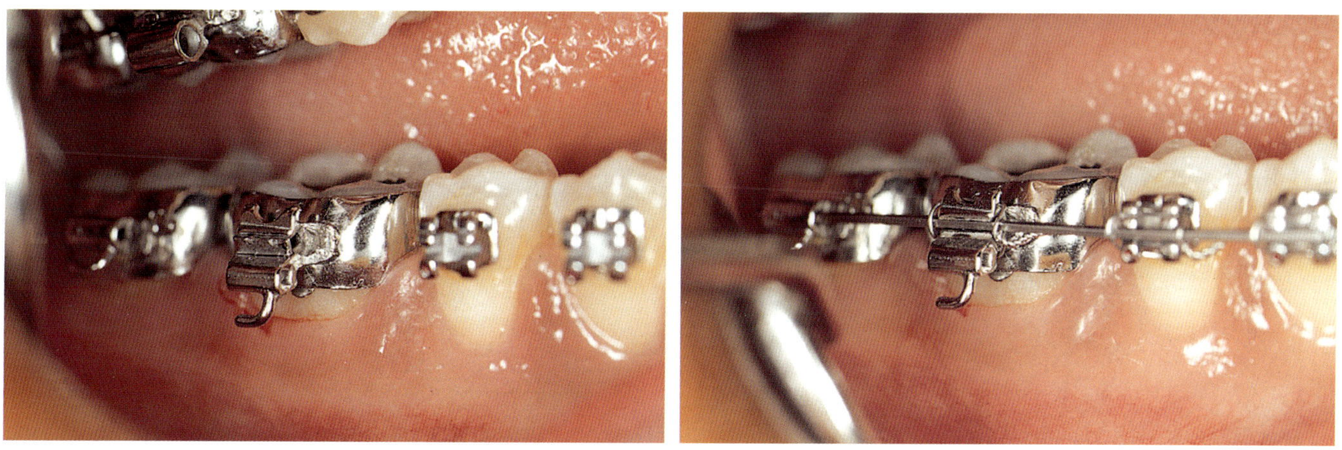

그림 5-15. Covertible 튜브에서 강선재 등의 강한 호선의 삽입을 용이하게 하기 위해 튜브의 cap을 제거하고 결찰할 수 있다.

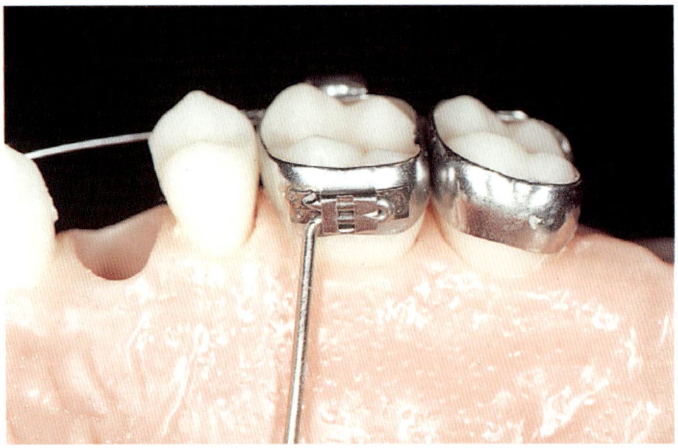

그림 5-16. 설측 쉬스(lingual sheath).

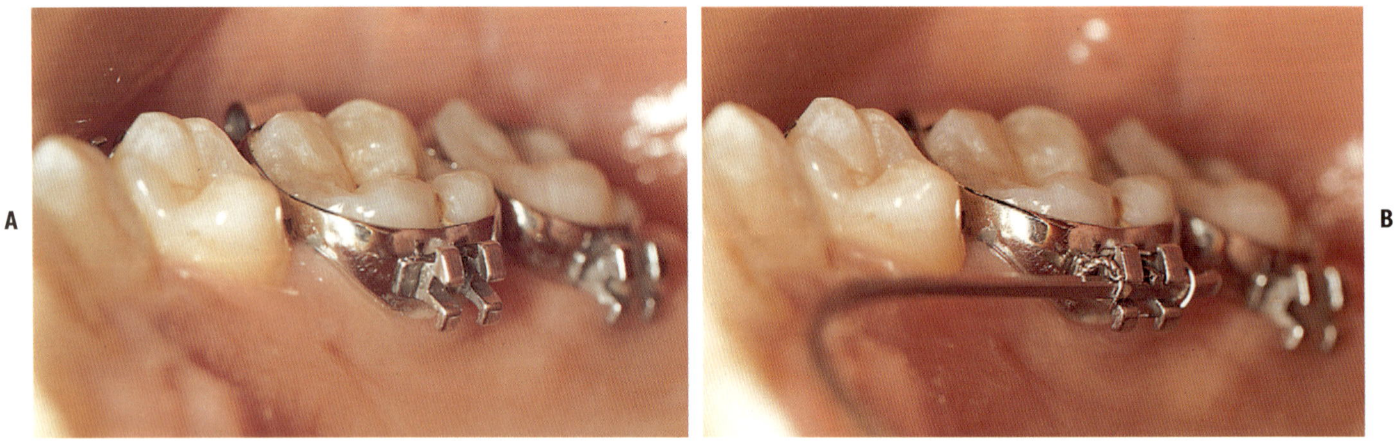

그림 5-17. 설측 안정화 호선이나 횡구개 호선을 위한 Burstone의 설측 브라켓.

라켓이 있다(그림 5-17).

밴드의 제작과 접착

Banding을 완성하기 위하여 아래의 과정이 이루어져야 한다.

이개

인접치 사이의 접촉이 긴밀하여 밴드를 쉽게 위치시키지 못할 때 separator를 사용한다. 치아 사이를 이개하여 밴드 삽입 시 밴드의 변형과 환자의 통증을 감소시키기 위하여 사용한다. 이런 separator의 이상적인 조건으로는 신속하고 적정량의 이개가 이루어져야 하며, 구강 내에서 탈락되지 않아야 하고, 위생관리가 용이해야 하며, 환자가 느끼는 불편감이 최소이어야 한다.

Separator의 종류

1) Maxian elastic separator

양 끝에 rolled edge를 가지는 wide rubber band로서 point contact된 상태에서 즉시 치간이개를 해서 밴드를 삽입하고자 할 때 사용된다(그림 5-18).

2) Brass separating wire

Soft brass ligature wire를 사용한다. 주로 .020″ 또는 .015″가 유용하다. 치간에 rubber band 같은 것을 강제로 삽입할 수 없을 때 특히 치아 사이의 접촉이 매우 긴밀한 경우(surface contact)

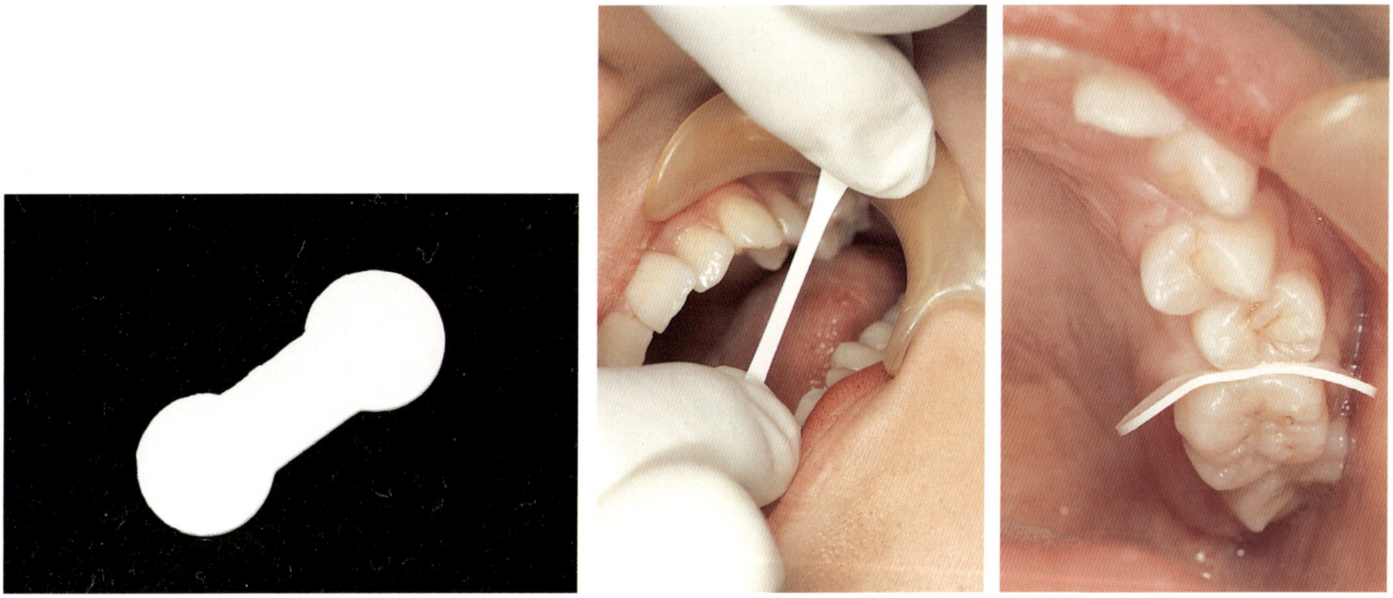

A B C

그림 5-18. Maxian elastic separator를 이용한 치간이개.

일차적으로 치간을 이개한다. Brass wire를 구부려서 치간(interdental space)을 통과시켜 두 끝을 ligature holder로 잡고 균일하게 비꼰 후 2mm 정도의 끝을 남겨 자르고 band pusher 등으로 치간 내로 구부린 후 5~7일 유지한다(그림 5-19).

3) Elastomeric separator

치아를 이개하는 가장 흔한 방법으로 고무의 수축력을 이용하여 치간이개를 시킨다. 치아 사이의 접촉이 긴밀하지 않은 경우(point contact) 많이 사용된다. Elastic separator instrument로 늘여서 elastic ring의 한 면을 접촉점을 지나게 하면 된다. 수일 내로 목적을 달성한다(그림 5-20).

4) Self locking spring

TP laboratory에서 나온 것으로 소구치용(small)과 대구치용(large)의 두 가지 종류가 있다. Occlusal leg는 occlusal interproximal area를 지나서 놓이게 하며 gingival leg는 plier를 이용하여 접촉점 하방으로 위치하게 한다. Double loop는 치간 부위로 민다. Spring arm이 close될 때 치아는 이개된다. 일주일이면 충분하다(그림 5-21).

이러한 치간이개 장치는 시간이 지나면서 느슨해지므로 오랜 기간 방치하지 말아야 하며, 특히 elastomeric separator는 치은연하로 내려갈 수 있어 밴딩 시 주의해야 하는데 이런 이유로 radiopaque한 것이 사용된다.

밴드 접합(band adaptation)

치아에 브라켓, 튜브, 회전조절 기구를 부착할 수 있게 해준다. 산 부식에 의한 접착법이 개발되기 전에는 모든 치아에는 밴딩을 하였다. 밴딩은 기성품을 사용하거나 roll band strip을 사용하여 직접 치아에 맞게 술자가 제작하여 사용할 수 있다.

밴드의 위치는 밴드의 치은 경계부가 자정작용이 되는 위치로 하거나 치은연하로 하여 치태에 의한 탈회를 방지한다. 밴드를 제거할 때는 상악에서는 구개측에 band remover를 위치시키고 하악에서는 협측에 위치시켜서 밴드를 제거한다.

A B C D E

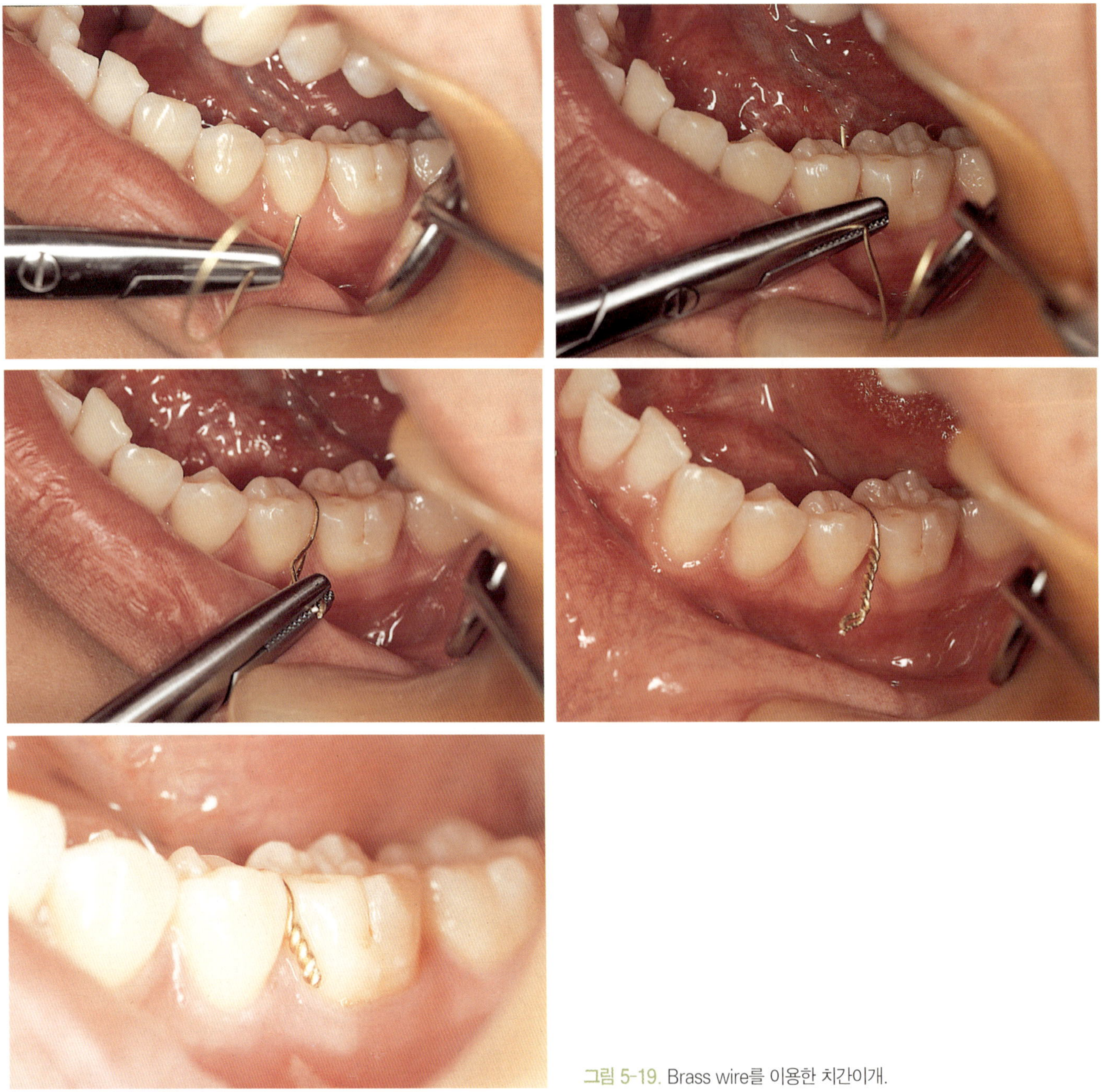

그림 5-19. Brass wire를 이용한 치간이개.

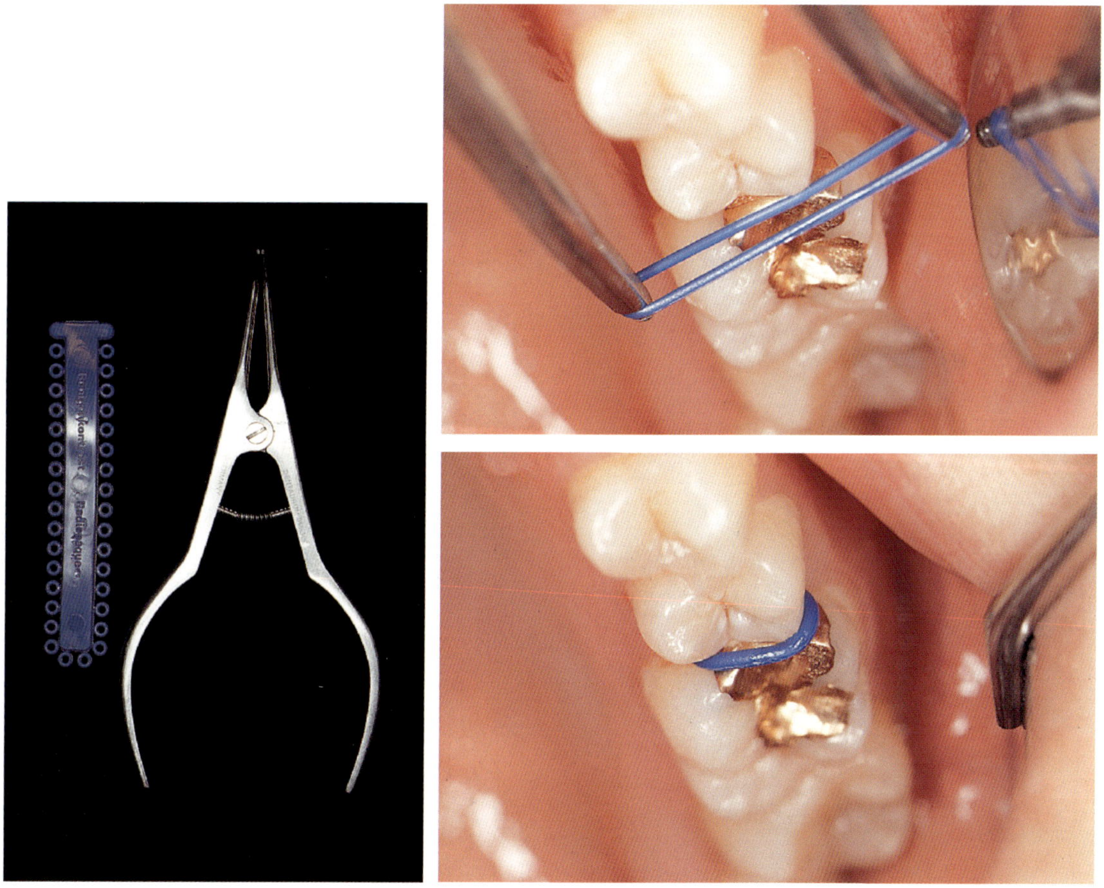

그림 5-20. Elastomeric separator를 이용한 치간이개.

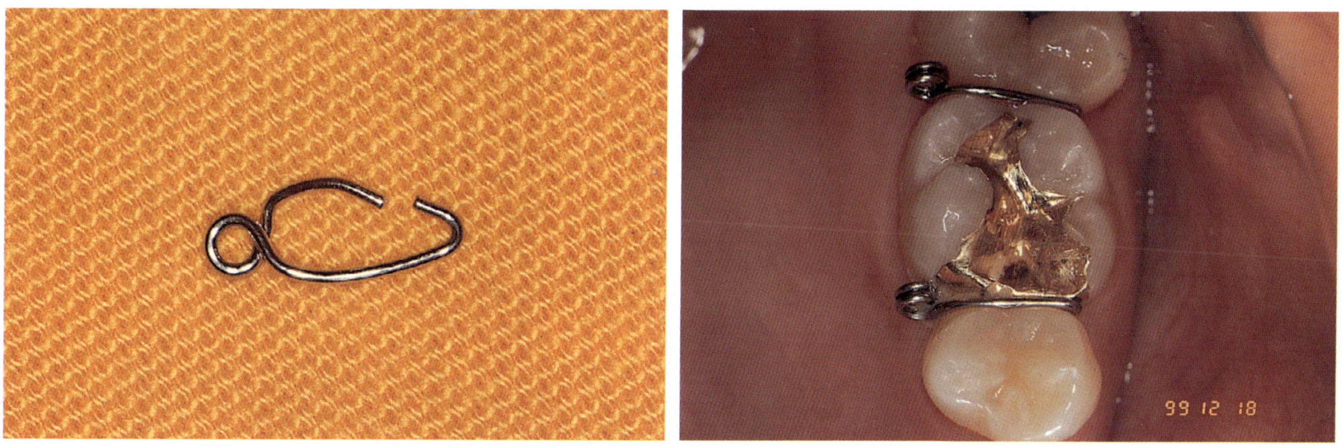

그림 5-21. Self locking spring을 이용한 치간이개.

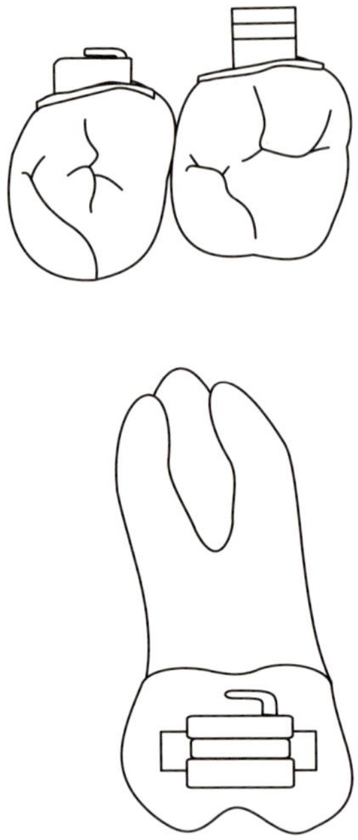

그림 5-22. 상악 구치에서의 튜브 위치.

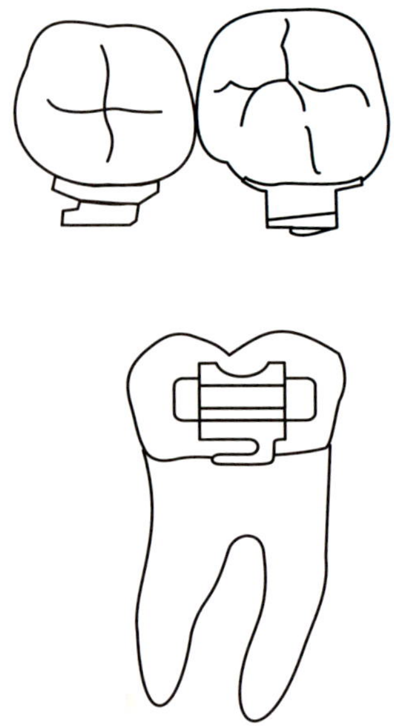

그림 5-23. 하악 구치에서의 튜브 위치.

튜브의 위치 및 납착

기본적으로 브라켓을 위치시키는 방법과 동일한 방법이다. 대구치와 소구치 사이에 변연융선의 차이가 생기지 않도록 높이를 정한다.

상악 제1대구치는 협측에서 볼 때 높이는 튜브의 중앙이 가능한 최대 풍융부에 위치되도록 한다. 경사(angulation)는 근심교두와 원심교두를 연결한 가상선에 평행하게 한다. 근원심 위치는 교합면에서 볼 때 상악에서는 근심협측 교두에서 내린 수선이 튜브 입구의 근심면과 일치하게 위치시킨다(그림 5-22).

상악 제2대구치는 상악 제1대구치와 동일한 방법으로 하나 일반적으로 인접치와 변연융선의 차이가 없게 하되 정출에 의한 교합간섭이 생기지 않게 주의한다.

하악 제1대구치는 교합면에서 보면 튜브 슬롯의 입구가 근심협측 발육융선(developmental ridge)에 놓이게 하며 높이는 가능한 한 최대 풍융부에 위치시키나 상악과의 교합간섭이 심하면 green stone을 이용하여 삭제하거나 일시적으로 치은쪽으로 부착하였다가 교합이 개선되면 재부착할 수 있다. 경사(angulation)는 교합면과 평행하게 한다. 하악 제2대구치는 하악 제1대구치와 유사한 방법으로 부착한다(그림 5-23).

밴드의 시멘트 접착

인산아연 시멘트(ZPC)나 글래스아이오노머 시멘트가 사용될 수 있다. 글래스아이오노머 시멘트는 불소가 유리되는 장점이 있다. 시멘트를 혼합 시 mixing slab을 차게 하면 더 많은 분말을 첨가할 수 있어 강한 시멘트를 만들 수 있다. 시멘트는 밴드의 내면을 모두 덮어야 하며, 잉여 시멘트가 튜브 내로 들어가는 것을 방지하기 위하여 바셀린을 튜브 입구에 살짝 발라 줄 수도 있다. 시멘트의 경화 후 교합면과 치은연하의 잉여 시멘트는 모두 제거하고 상 · 하악을 교합시켜 교합간섭을 확인한다. 만약 교합간섭이 있으면 밴드나 튜브 등을 green stone 등을 이용하여 삭제하거나 다시 제작한다(그림 5-24).

A
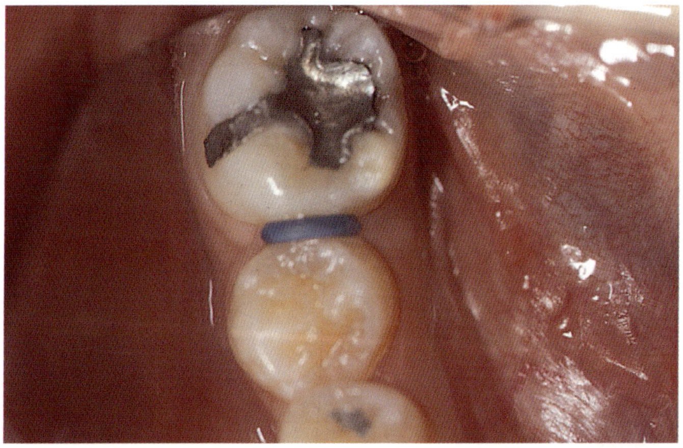
B
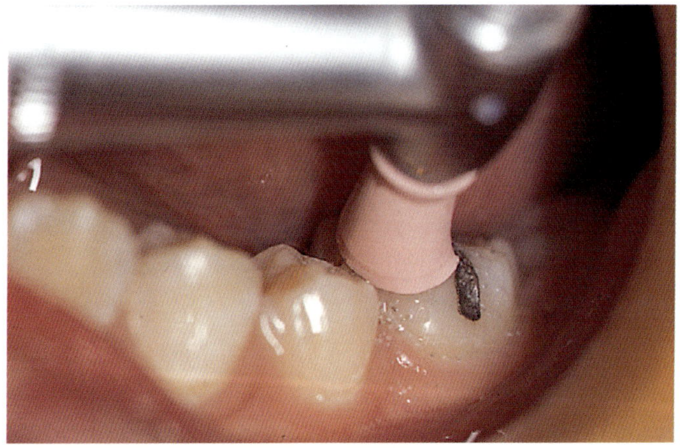
C
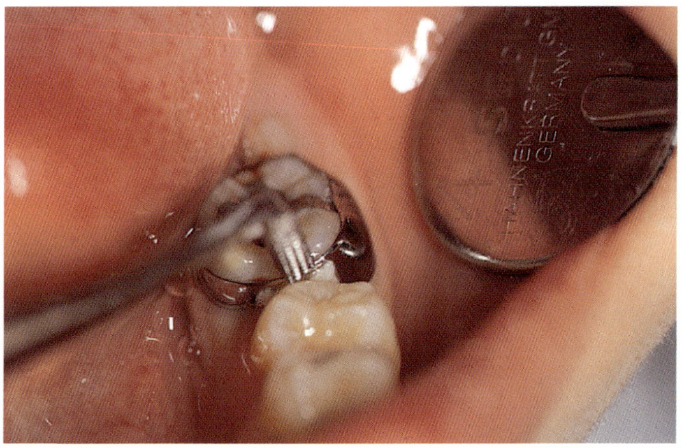
D
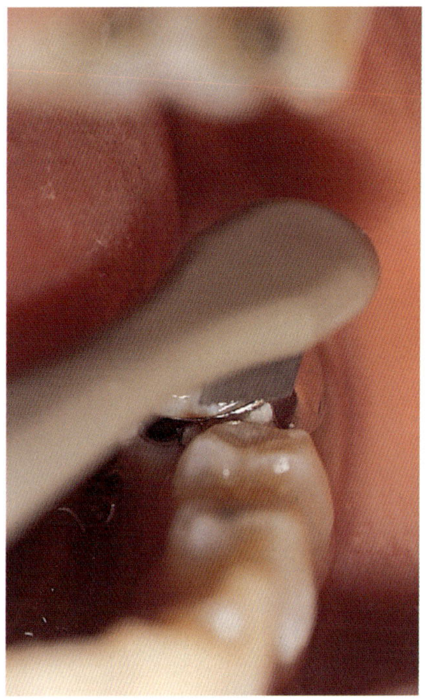
E
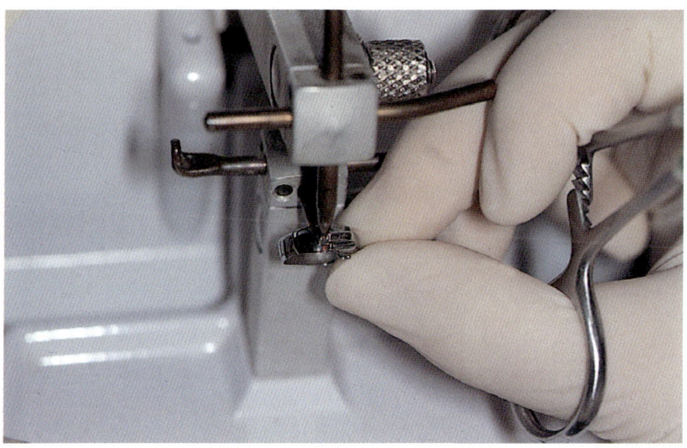

그림 5-24. 밴드 접합, 튜브의 welding, 시멘트 접착 과정. *(계속)*

F G H I

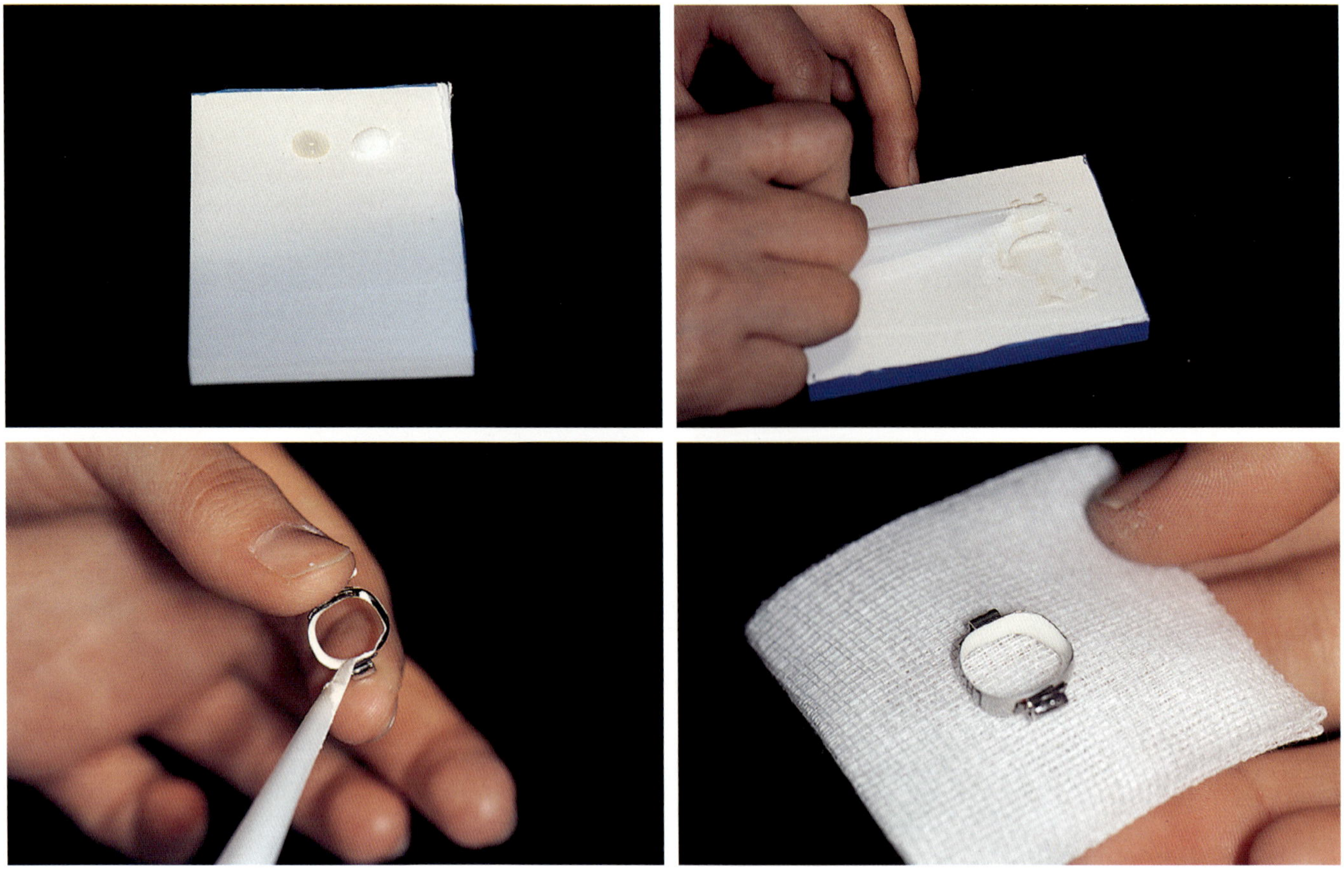

그림 5-24. *(계속)* 밴드 접합, 튜브의 welding, 시멘트 접착 과정.

참고문헌

1. Andrews LF: JCO interviews, Lawrence F. Andrews, DDS on the Straight-wire appliance, JCO 493-508, 1990.
2. Graber TM, Vanasdall RL: Orthodontics Current principles and technique, Mosby, 1994.
3. McLaughlin RP, Bennett JC: Orthodontic management of the dentition with the preadjusted appliance, ISIS MEDICAL MEDIA, 1997.
4. Proffit WR: Contemporary Orthodontics, Mosby, 1993.

6 배열과 레벨링

배열과 레벨링의 정의

배열

- 배열에 사용되는 호선의 특징
- 호선 선택 시 고려사항
- 호선에 따른 특징

레벨링

- 정출과 압하에 의한 레벨링
- 압하에 의한 레벨링

배열과 레벨링 과정에서 고려할 사항

- 제2대구치의 배열과 레벨링
- 레벨링 과정에서의 치주적 고려사항

배열과 레벨링의 정의

부정교합을 가지고 있는 모든 환자에서 최소한 몇 개 치아는 처음부터 잘못된 위치에 있다. 즉 순설측으로 경사를 이루고 있거나, 회전되어 있거나, 설정된 교합평면으로부터 수직적으로 차이를 보이는 경우가 있다는 것이다. 이러한 치아들의 위치를 정상적인 악궁의 형태 속으로 그리고 level로 위치시키는 과정을 배열과 레벨링의 과정이라고 한다. 그러나 이 시기에 이상적인 악궁의 형태를 완성하거나 이상적인 위치로 모든 치아를 배열하는 것과는 다르다. 이 과정이 선결된 후에 구치 관계의 개선이나 발치 공간 폐쇄가 시행되기 때문에 배열과 레벨링의 가장 중요한 목적은 각형 호선을 용이하게 브라켓에 삽입할 수 있게 하여 본격적인 치아 이동을 편리하게 함에 있다. 그러므로 통상적인 교정치료에서 브라켓을 부착한 후 가장 먼저 시행되는 과정이다.

배열(Alignment)

배열에 사용되는 호선의 특징

치아들의 위치를 정상적인 악궁의 형태 속으로 배열하기 위하여 사용되는 초기 호선의 특징은 아래 세 가지로 설명된다.

첫째, 초기 호선은 약하면서 지속적인 힘을 발휘해야 한다. 둘째, 호선은 브라켓 내에서 자유롭게 움직일 수 있어야 한다. 이를 위해서 호선과 브라켓 사이는 최소 2mil 이상의 간극(clearance)이 필요하다. 즉 18 슬롯 에지와이즈 브라켓에서 초기에 사용될 수 있는 호선의 굵기는 14mil이 추전되나 16mil도 사용될 수 있으며, 22 슬롯 브라켓에서는 18mil이 이상적이다. 그리고 초기 결찰 시에는 느슨하게 결찰하는 것이 유리하다. 그러나 치아를 원하는 위치로 최종 이동시키는 단계에서는 점차적으로 긴밀한 결찰이 요구된다. 셋째, 초기 단계의 배열에서는 탄성이 좋은 각형 호선이라도 사용하지 않는 것이 좋다. 이는 초기 단계에서는 주로 치관의 경사이동이 요구되므로 적절한 둥근 호선이 유리하다.

호선 선택 시 고려사항

1) 호선의 재료

이 단계에서 이상적인 호선의 조건은 높은 강도, 긴 작용 범위, 낮은 견성(stiffness)이다. 이러한 조건에 부합되는 교정용 호선 재료로는 NiTi, TMA, 강선재(stainless steel) 등이 있다. 대부분 14, 16, 18mil의 NiTi 호선이 많이 사용되나 치아의 위치가 크게 변위되지 않은 경우에는 여러 가닥(multistranded)의 강선재로 이루어진 17.5mil의 호선을 사용할 수 있다. 그리고 14, 16mil의 강선 호선에 다양한 루프(loop)를 부여하여 사용할 수도 있다.

2) 브라켓 사이의 거리

브라켓 사이의 거리가 증가할수록 강선의 작용 범위(range of action)와 springiness는 급격히 증가하며 강도는 감소한다. 이런 측면에서 single 브라켓이 twin 브라켓보다 브라켓 사이의 거리가 길어 유리하나, single 브라켓은 치아의 활주 이동 시 치관의 경사이동이 일어나기 쉽다는 단점이 있다. 브라켓 사이의 거리가 일정하다면 루프 등을 부여하여 브라켓 사이의 호선의 길이를 증가시킬 수 있다(그림 6-1, 6-2)

호선에 따른 특징

초기 배열 시 추천되는 와이어로는 14mil, 16mil NiTi 호선, 17.5mil의 여러 가닥 꼬인 강선재(multistranded wire), 14mil 혹은 16mil의 강선재에 루프를 첨가한 형태가 있다.

1) NiTi 호선

교정치료의 초기 단계에 임상에서 가장 많이 사용되는 호선이다. 이 호선은 견성(stiffness)이 낮으며, 긴 작용 범위를 가지고 충분한 강도를 가지고 있어 초기 단계의 치아이동에 가장 적합한 성질을 가진다. 그러나 성형성(formability)이 낮은 단점을 가지며 다른 호선과 welding과 soldering이 되지 않는 단점을 가진다(그림 6-3).

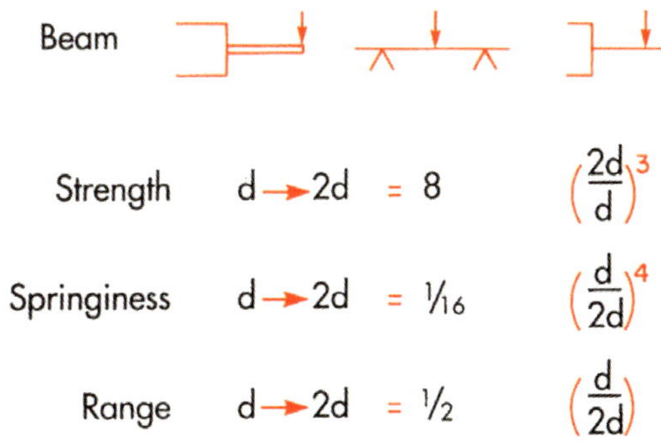

그림 6-1. 호선의 굵기가 변함에 따른 호선의 성질 변화. 동일한 종류의 호선에서 굵기의 증감은 호선의 성질에 많은 영향을 미치므로 신중한 고려가 필요하다.

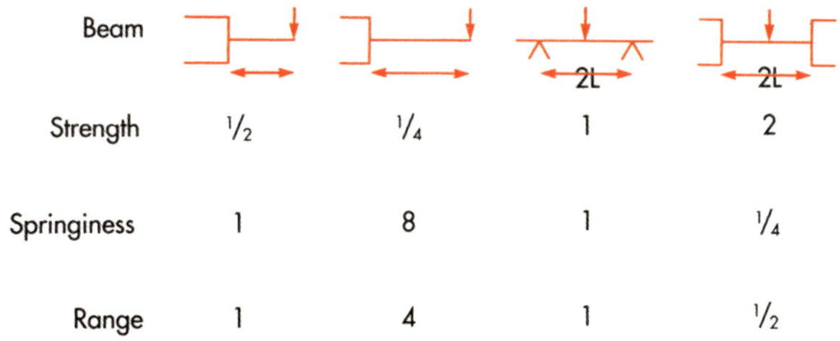

그림 6-2. 호선 길이의 증감에 따른 호선의 성질 변화.

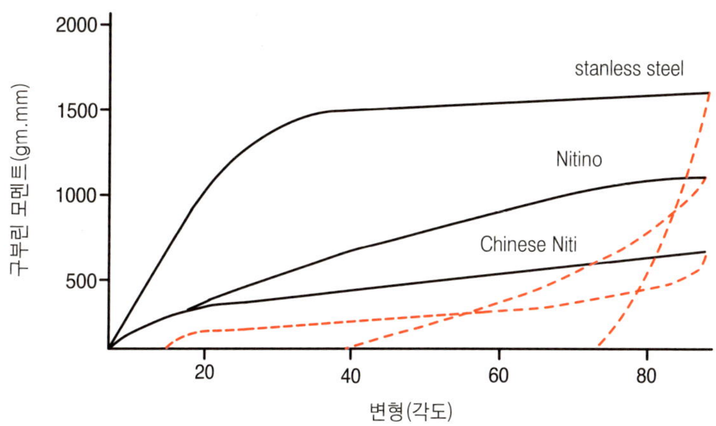

그림 6-3. 16mil의 강선재, NiTi 호선의 bending moment와 deflection의 비교. 호선에 힘을 가하여 브라켓에 결찰한 후(실선) 호선에 의해 치아에 힘이 전달될 때(점선) 강선재는 급격히 감소되면서 변형되는 반면 NiTi에서는 서서히 일정한 힘을 발휘하면서 감소되고 거의 원래의 형태로 되돌아온다. (From Burstone CJ, et al: Am J Orthod 87: 445-452, 1985).

2) 여러 가닥 꼬인 강선재

17.5mil 선재가 사용되나 브라켓 슬롯과의 차이가 적어 18mil 슬롯 브라켓에서는 추천되지 않고 22mil 슬롯 브라켓에서 유용하게 사용된다. 그러나 크라우딩이 심한 경우에는 추천되지 않는다(그림 6-4A~C).

3) 루프를 포함한 강선재

14mil 혹은 16mil의 강선재에 루프를 부여하여 브라켓 사이에 많은 양의 와이어가 들어가게 하여 브라켓 사이의 거리를 증가시킨 효과를 나타낸다. 즉 견성이 감소하고 긴 작용 범위를 나타낸다.

실제 사용할 때 루프의 길이는 치은이나 기타 연조직 등에 손상이 없게 5~6mm 높이로 조절되어야 한다. 임상에서 가장 효과적인 적응증은 치열궁은 잘 배열되어 있으나 한 개의 치아가 전위된 경우 간단히 루프를 부여하여 효과적으로 사용할 수 있다. 그러나 지나치게 많은 루프가 필요하여 시간이 많이 소모되는 경우에는 NiTi 호선이 추천된다(그림 6-5A, B).

레벨링(Leveling)

교정치료 시 레벨링이란 과정은 치아가 서로 나란히 배열되는,

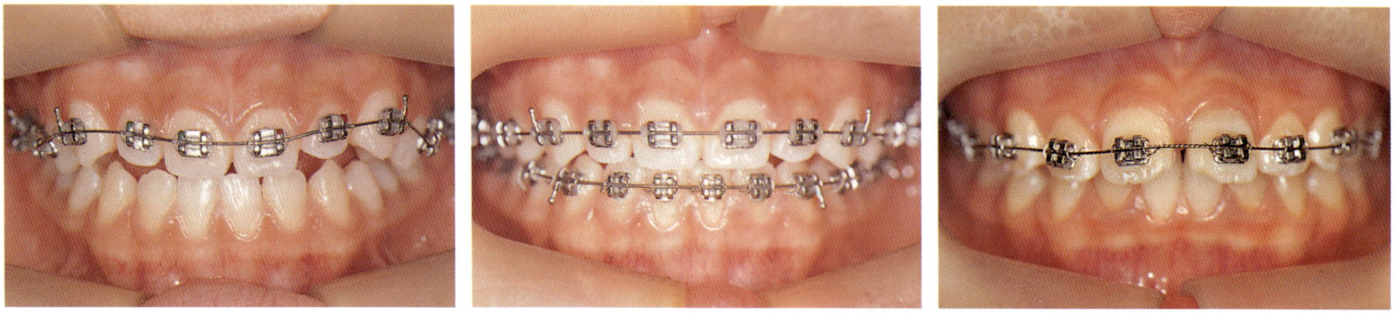

A B C

그림 6-4. 초기 배열 단계에서 많이 사용되는 NiTi 호선(A: 배열 전, B: 배열 후)과 multistranded wire(C).

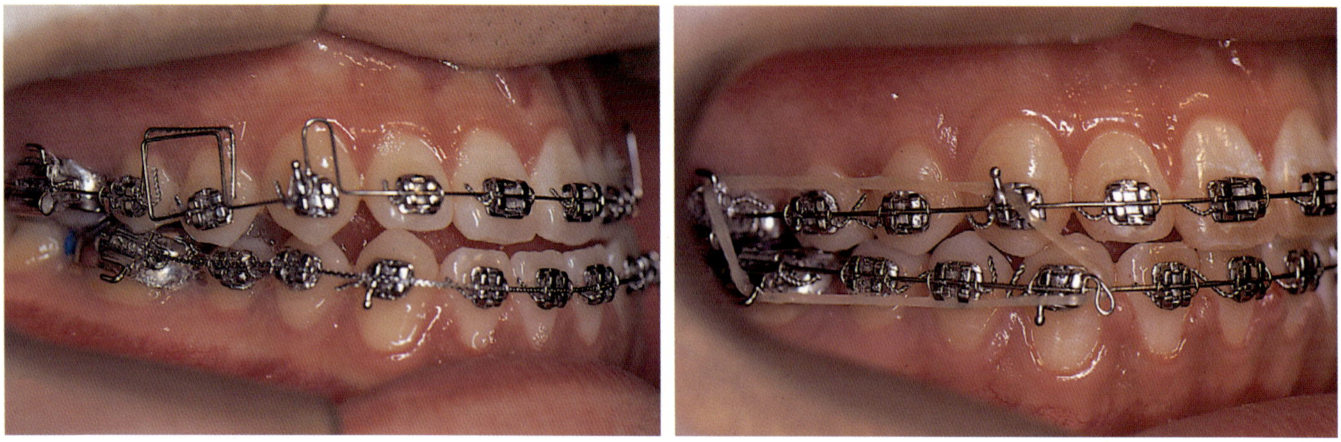

A B

그림 6-5. 소구치와 견치 부위에 루프를 포함한 강선재(16 mil)에 의한 배열(A: 배열 전, B: 배열 후).

앞에서 언급한 배열(alignment)의 과정에 포함된 치아의 레벨링(dental leveling)과 교합평면의 레벨링(occlusal plane leveling)이 있다.

교합평면의 레벨링 역시 본격적인 공간폐쇄나 치아이동에 앞서 해결되어야 할 문제이므로 대략적인 면을 여기에서 언급한다.

교합평면의 부조화에 의한 부정교합은 개교(open bite)와 과개교합(deep bite)으로 구분된다. 이러한 치열궁의 수직적인 부조화를 해결하는 것이 교합평면의 레벨링이다.

과개교합에서 교합평면의 레벨링을 위하여 전치를 함입(intrusion)시키는 방법, 구치를 정출(extrusion)시키는 방법, 이를 혼용하는 방법이 있다.

정출과 압하에 의한 레벨링(상대적 압하)

그림 6-6처럼 주로 소구치 부위의 선택적인 정출과 약간의 전치의 함입에 의하여 이루어지는 과정으로서 상악에는 Spee 만곡을, 하악에는 역 Spee 만곡을 부여함으로써 이루어진다.

주로 16mil 강선재를 사용하며, 18mil 강선재와 reverse curve가 부여된 16×22mil NiTi 호선을 사용할 수 있다(그림 6-7).

혹은 16×22mil 강선재에 helix를 부여하거나 17×25mil TMA 호선을 대구치의 보조 튜브에 삽입하여 16mil 강선재의 주호선에 결찰하여 효과적인 교합평면의 레벨링에 이용할 수 있다. 잔여 성장이 없는 성인 환자에서 이러한 레벨링을 시도할 때 구치의 정출에 의해 하안면 고경의 증가와 하악이 후하방 회전될 수 있고 치료된 결과의 안정성에도 문제가 있어 이에 대한 세심한 주의가 요구된다. 장안모를 가지는 환자나 하악골이 후방으로 회전되는 성

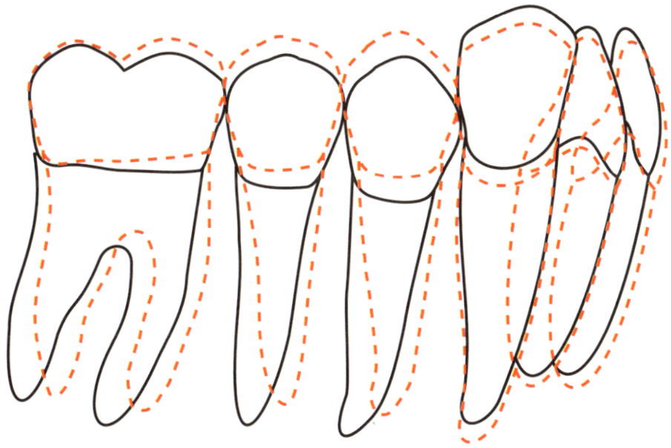

그림 6-6. 상대적 압하에 의한 레벨링(실선은 레벨링 전 점선은 레벨링 후).

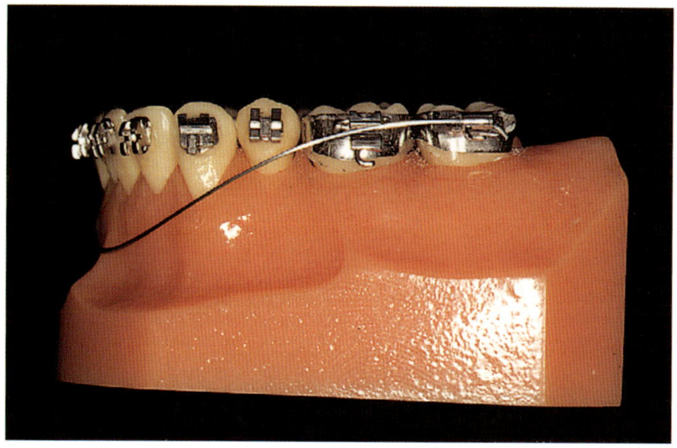

그림 6-7. Reverse curve가 부여된 16×22mil NiTi 호선.

A 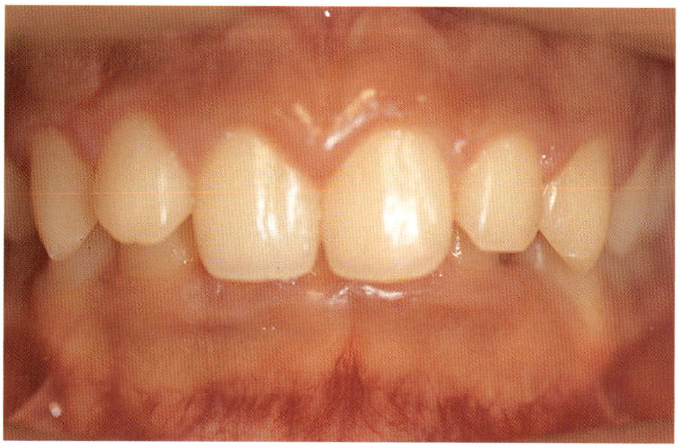 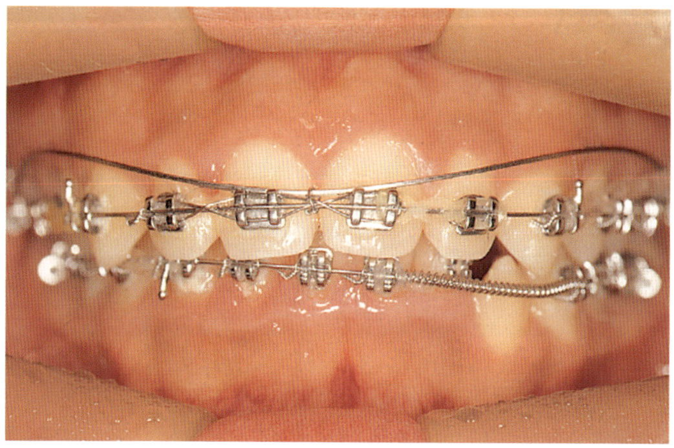 B

그림 6-8. One piece intrusion arch wire(17×25mil TMA 혹은 helix가 부여된 16×22mil 강선제)에 의한 전치부의 압하.

장기 환자에서도 이러한 주의가 필요하다. 이런 성인 환자의 경우 전치의 압하에 의한 레벨링이 선택될 수 있다(그림 6-8A, B).

압하에 의한 레벨링

전치의 함입에 의하여 교합평면이 레벨링되므로 전치 치근단에 과도한 힘이 가해질 수 있다.

성공적인 치료 결과를 위해선 치근단에 가해지는 힘이 약하고 지속적이어야 한다. 이를 위하여 여러 가지 방법이 사용될 수 있다. 하나는 Ricketts의 utility arch이고 다른 하나는 Burstone의 3 piece intrusion arch이다. Ricketts의 utility arch는 16×16mil 각형 강선재(stainless steal rectangular wire)를 이용하며 전치부와 제1대구치에 삽입된다. 성장기 환자에서 많이 사용되며 전치의 함입과 대구치의 후방경사가 얻어진다. 그러나 전치 함입량이 충분하지 않으며, 대구치가 후방경사지면서 상당량 맹출되므로 성장이 종료된 환자나 구치부 정출이 안모에 나쁜 영향을 미치는 환자에서 적용하기에는 좋지 않다. Burstone의 3 piece intrusion arch는 이러한 단점을 극복하고 임상에 적용될 수 있다. 전치부 함입 시 전치부 분절의 저항중심에 따라 전 · 후방으로 함입력을 가할 수 있어 함입과 동시에 전치부의 경사도를 조절할 수 있고 약간의 공간폐쇄도 가능하다. 그리고 구치부 분절이 제2대구치와 소구치 부위까지 포함하고 있어 구치 부위가 정출되는 부작용을 최소로 할 수 있다. Intrusion arch의 구성은 전

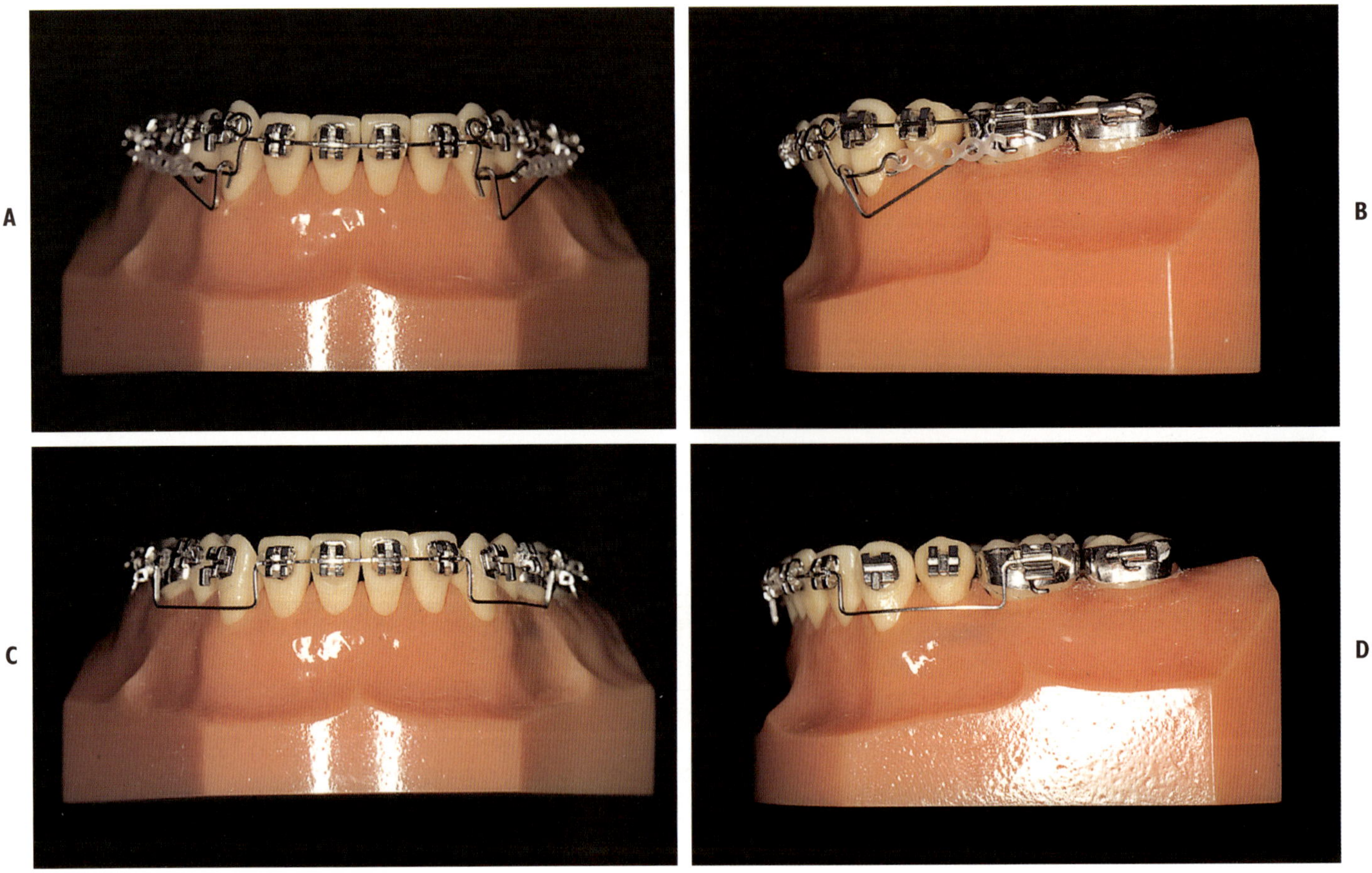

그림 6-9. Burstone의 3 piece intrusion 호선(A, B)과 Ricketts의 utility 호선(C, D).

치분절과 구치분절은 최대한 21×25mil 강선재로 안정화되고 intrusion spring은 나선이 있는 16×22mil 강선재나 17×25mil TMA 호선으로 제작된다. 함입력은 각 치아당 10~15gm의 힘이 사용되며 구치부 정출 방지를 위하여 설측안정호선(lingual arch)과 헤드기어의 사용이 필요하다(그림 6-9A~D).

배열과 레벨링 과정에서 고려할 사항

제2대구치의 배열과 레벨링

하악골의 형태가 hyperdivergent인 경우와 hypodivergent인 경우 제2대구치를 레벨링 과정에 언제 포함시키는지, 어떻게 포함시키는지 알 필요가 있다.

하악골의 형태가 hypodivergent facial type을 보이는 환자나 과개교합을 나타내는 환자에서는 가능한 한 초기에 제2대구치를 레벨링 과정에 포함시켜 교합 개방에 도움이 되게 한다. 그러나 hyperdivergent facial type을 보이거나 개방교합의 경향을 보이는 환자에서는 후방 부위에 Spee 만곡을 남겨 두거나, 밴딩이나 접착을 하지 않아 배열과 레벨링 과정에 포함시키지 않거나, 주호선에 curve나 이 부위에 step bend를 부여하는 방법을 사용하여 제2대구치의 정출을 최소한으로 막아야 한다.

레벨링 과정에서의 치주적 고려사항

교정치료에서 치아의 절단연이나 변연융선을 맞추는 과정을 치아의 레벨링이라 하며 이는 대부분 교정치료 시 일차적으로 시행되는 과정이다. 그러나 이러한 생각만으로 치료를 진행하다 보면 치료 말기에 치은의 변연이 잘 맞지 않는 경우가 있다. 일반적으로 심미적인 치은변연의 위치는 좌우대칭을 이루어야 하고 상악 중절치와 견치의 변연은 비슷한 높이를 가지며 측절치는 이들 치아보다 1mm 정도 낮은 것이 정상이다. 이러한 치은변연의 높이가 조화를 이루지 못하는 경우 치은절제술(gingivectomy) 등의 치주수술이나 치아의 함입과 정출을 통한 교정치료로 이를 해결할 수 있다. 치주수술이 필요한 경우는 해당 치아의 치은열구의 깊이가 깊고 대칭이 되는 치아와 법랑백악경계(cementoenamel junction)의 높이가 일치하는 경우이다. 이때 치주수술로 치은변연의 높이를 조절할 수 있다. 함입이나 정출 등의 교정적 치아이동은 치아이동 방향에 따라 치은변연과 치조골이 동일 방향으로 이동되므로 이를 적용하는 것이다. 예를 들면 상악에서 치은변연이 낮은 경우는 함입이동을 시도하고 치은변연이 높은 경우는 정출로써 치은변연을 내린다.

참고문헌

1. 황현식: 교정치료 시 새로운 레벨링 개념, 대치협회지: 제35권 제4호 215-218, 1997.
2. Burstone CJ: Modern edgewise mechanics & the segmented arch technique, Ormco, 1995.
3. Burstone CJ: Deep overbite correction by intrusion, Am J Orthod 72:1-22, 1977.
4. Burstone CJ, Qin B, Morton JY: Chinese NiTi wire: a new orthodontic alloy, Am J Orthod 87:445-452, 1985.
5. Burstone CJ: Variable-modulus orthodontics, Am J Orthod 80:1-16, 1981.
6. Miura F, Mogi M, Yoshiaki O, et al: The super-elastic property of the Japanese NiTi alloy wire for use in orthodontics, Am J Orthod 90:1-10, 1986.
7. Proffit WR: Contemporary Orthodontics, Mosby, 1993.
8. Ricketts RW, et al: Bioprogressive therapy, Denver, 1979, Rocky Mountain Orthodontics.

7 고정원(Anchorage)

고정원의 정의

고정원의 중요성

고정원의 분류

고정원의 보강
- 구강 내 고정원
- 구강 외 고정원
- 교정용 미니스크류를 이용한 고정원

고정원의 정의

교정적 치아이동에서 '원하지 않는 치아이동에 대한 저항'을 고정원이라고 한다.

고정원의 중요성

교정력이 적용될 때 치아는 뉴턴의 제3의 법칙인 작용–반작용의 법칙을 따르게 되므로 원하는 치아이동과 함께 반작용에 의하여 다른 치아가 이동하면 이를 고정원 소실(anchorage loss)이라고 한다.

고정원의 분류

발치를 통한 교정치료 시 환자의 경우마다 전치의 후방이동 양상과 구치의 전방이동 양상이 다르므로, 치료받는 환자 각각의 개인 치료 목표에 따른 고정원의 설정이 필요하다. 그러므로 고정원은 특정한 치료 목표를 달성하기 위한 공간폐쇄 시 구치부(구치, 소구치)가 이동하는 양에 따라 분류할 수 있다(그림 7–1).

A형 고정원(최대 고정원)

이 경우는 구치부의 전방이동이 최소로 허용되는 경우로서 발치 공간의 75% 정도 이상이 전치부의 후방견인에 의하여 폐쇄되어야 하는 경우이다. 양악전돌 환자이거나 전치부에 심한 크라우딩이 있는 환자에서 필요한 고정원이다. 이를 위해 제2대구치를 고정원에 포함시켜야 하고 특히 상악에서는 헤드기어의 도움을 필요로 한다. 이밖에 여러 가지 방법이 응용될 수 있다. 그러나 A형 고정원으로 치료하다 보면 전치의 지나친 후방견인으로 치근의 흡수, 전치의 지나친 설측 경사, 전치부 치조골과 치은퇴축을 야기할 수도 있어 정확한 진단과 세심한 주의가 필요하다.

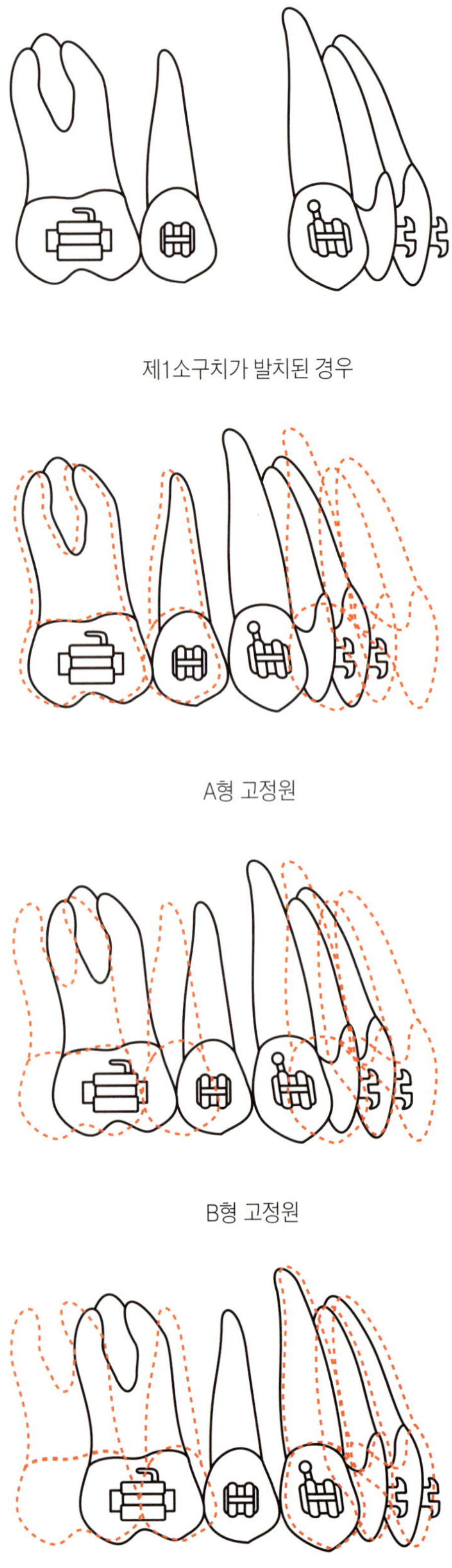

그림 7–1. 고정원의 분류(실선: 이동 후 치아, 점선: 이동 전 치아).

B형 고정원(중등도 고정원)

전치부이동에 의한 발치 공간의 폐쇄가 50~75% 사이로 이루어지는 경우로서 발치를 통한 교정치료 시 가장 빈번한 경우이다. 특별한 고정원에 대한 고려를 하지 않아도 양호한 결과를 얻을 수 있다.

C형 고정원(최소 고정원)

발치 공간폐쇄의 절반 이상이 구치부의 전방이동에 의해 이루어져야 하는 경우이다. 이러한 경우라면 제1소구치 발치보다는 제2소구치 발치가 더욱 유리하다. C형 고정원에서는 구치의 전방이동 시 경사이동이 아닌 치체이동을 나타내기 위해서 주의를 기울여야 한다.

고정원의 보강

발생되는 고정원의 소실을 방지하기 위하여 여러 가지 방법을 사용한다. 이를 크게 구강 내와 구강 외의 두 가지로 구분할 수 있다.

A

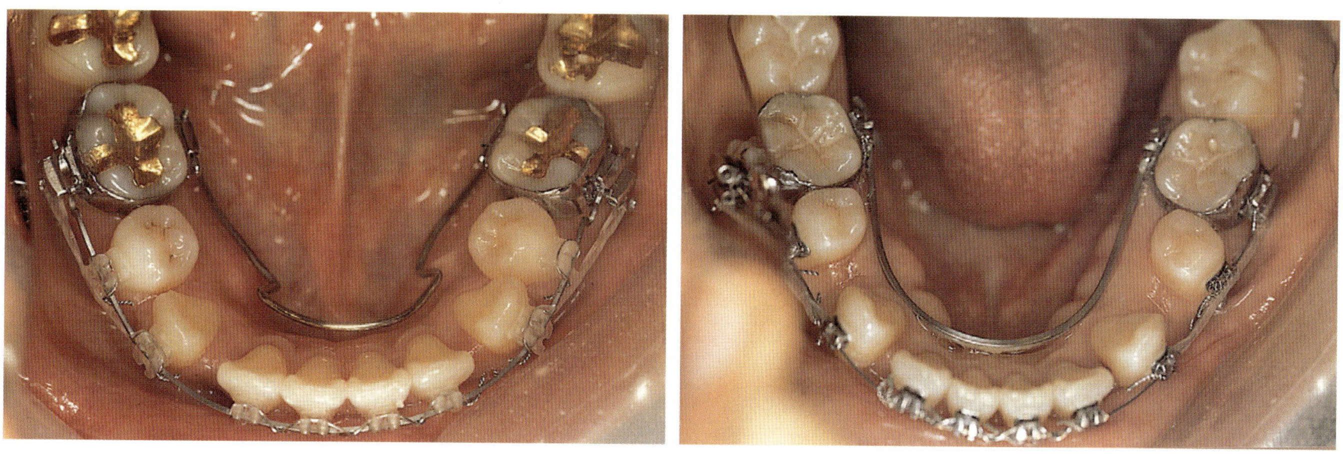

B

그림 7-2. 설측 호선. A, 0.9mm 강선재를 사용하였고 밴드에는 설측 쉬스(lingual sheath)가 부착되어 있다. B, 32×32mil 강선재와 Burstone의 설측 브라켓을 이용한 경우이다.

A

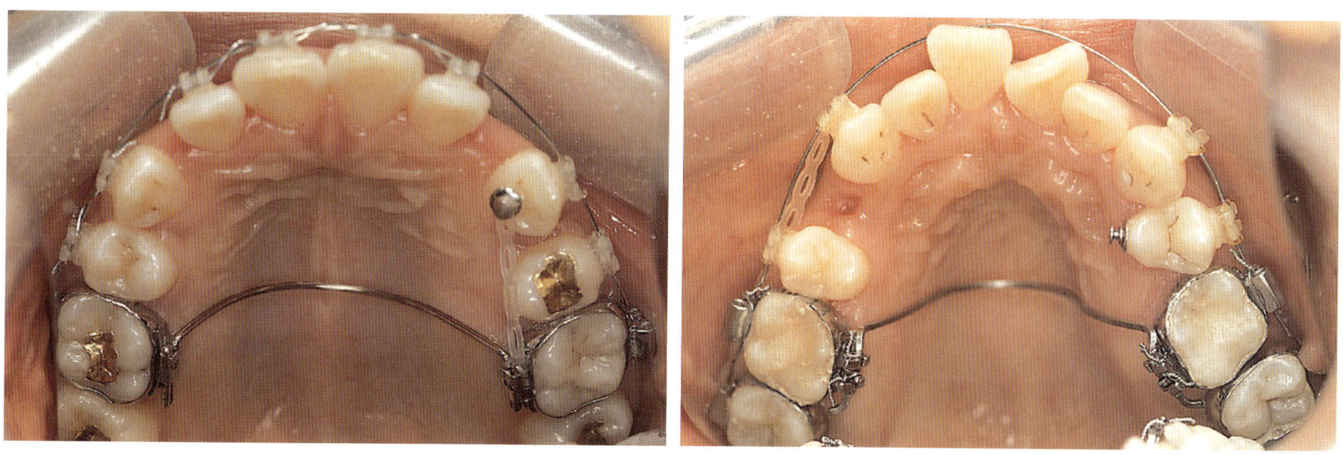

B

그림 7-3. 구개 호선. A, 0.9mm 강선재를 사용하였고 밴드에는 설측 쉬스(lingual sheath)가 부착되어 있다. B, 32×32mil 강선재와 Burstone의 설측 브라켓을 이용한 경우이다.

구강 내 고정원(intra-oral anchorage)

고정원의 치아 수를 증가시키는 방법, anchorage bend를 부여하는 방법, 이동을 원하는 치아에서의 경사이동과 고정원에서는 치체이동이 일어나게 하는 방법, 설측 호선(lingual arch)과 구개호선(transpalatal arch)을 사용하는 방법, 가철성 교정장치(removable appliance, lip bumper)나 이와 유사한 장치(Nance holding arch)로 고정원에 가해지는 힘을 분산시키는 방법, 악간 고무줄을 사용하여 반대 악궁에 힘을 분산시키는 방법 등이 있다. 이런 구내 고정원의 주된 작용 원리는 다음과 같다.

적용된 교정력은 치아를 통하여 치주인대에 압박(pressure)과 신장(tension)을 유발한다. 동일한 힘이 적용되더라도 치주인대의 면적이 넓은 경우나 넓게 한 경우에는 단위면적에 가해지는 힘의 양은 감소하게 되며 면적이 적은 경우에는 힘이 증가하게 되어 이러한 원리가 고정원의 보강에 기본적으로 적용되게 된다(그림 7-2A, B, 7-3A, B, 7-4 참조).

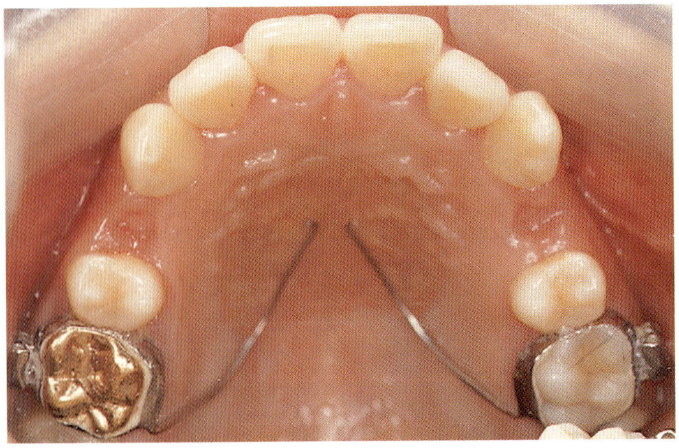

그림 7-4. 구치의 전방이동을 방지하기 위한 Nance holding arch. 구개조직에 직접 부착되어 있어 연조직에 일시적인 손상이 가해질 수 있고 음식물이 낄 수도 있어 주의를 필요로 한다.

구강 외 고정원(extra-oral anchorage)(그림 7-5)

가장 많이 사용되는 구외 고정원으로는 헤드기어(head gear)가 있다. 주로 상악의 고정원 보강에 많이 사용되며 제1대구치에 적용되어 직접 고정원의 보강에 사용될 수도 있고 J hook 헤드기어

A

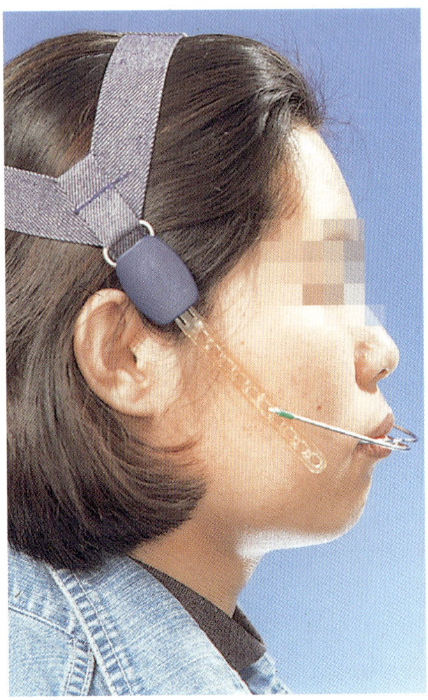

B

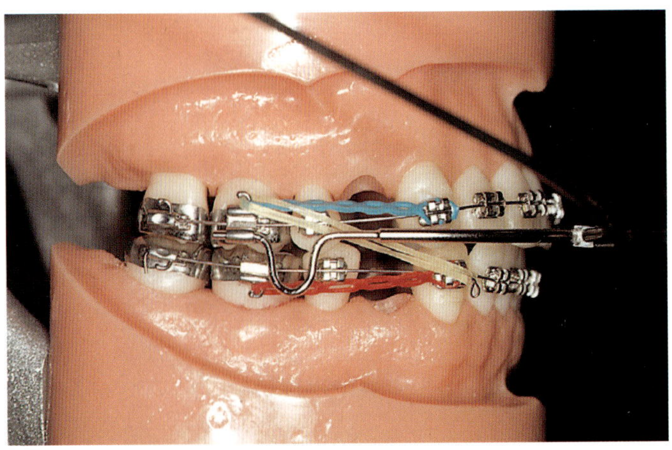

그림 7-5. 고정원의 보강을 위해 사용되는 헤드기어. 상악 구치부에 헤드기어가 적용될 수도 있고 이때 상악 구치와 하악 전치 사이에 제Ⅲ급 고무줄을 추가시켜 하악의 고정원을 증가시킬 수도 있다.

를 이동되는 부위(예, 전치의 후방견인 시 전치 부위)에 사용하여 간접적으로 고정원 보강에 기여할 수도 있다.

교정용 미니스크류를 이용한 고정원

최근 들어 결손된 치아의 수복에 광범위하게 사용되는 titanium implant를 교정치료의 고정원으로 많이 사용하고 있다. 원래는 implant 보철치료와 교정치료를 동반한 환자에서 식립되는 implant를 치아이동의 고정원으로 사용하기 시작하였으나 1.2~2.0mm 정도의 직경과 6~12mm 정도의 길이를 가진 titanium alloy의 교정용 미니스크류가 소개되면서 일반 교정치료 환자에서도 적용되고 있다. 식립 부위는 가능한 한 부착 상피 부위에 적용하며 치아 사이나 치근에서 약간 떨어진 부위에 적용하는 것이 유리하고 피질골 부위에 식립하는 것이 유리하다.

치은 상방에 교정용 미니스크류의 head 부위가 노출되게 할 수 있고 치은을 절개하고 이를 식립한 후 강선 결찰 부위만 노출시켜 사용하기도 한다. 고정원으로서의 역할은 교정용 미니스크류와 골 사이의 기계적 결합이나 6개월 이상 식립하게 되면 titanium과 골 사이에 골유착이 일어날 수 있다. 견인력의 적용은 식립 후 약 2주 정도 기간이 지난 후 주변에 염증 반응이 일어나지 않고 동요도가 없으면 적용하는 것이 안전하다(그림 7-6).

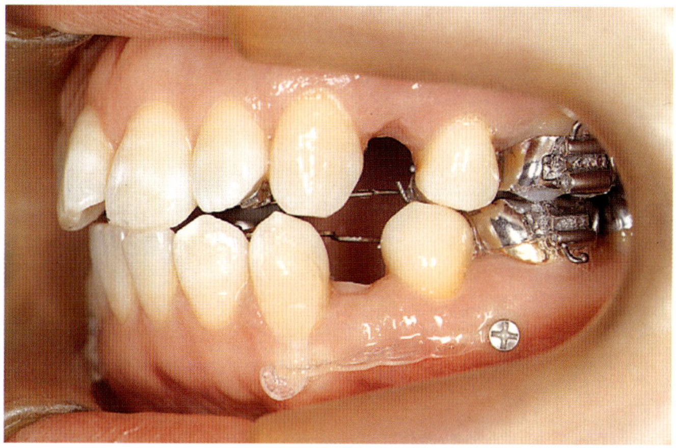

그림 7-6. Implant를 이용한 고정원. 하악 제1대구치와 제2소구치 사이의 치은점막경계부에 교정용 미니스크류를 식립하여 전치부 후방견인 시 고정원으로 사용하였다.

참고문헌

1. Burstone CJ: Modern edgewise mechanics & the segmented arch technique, Ormco, 1995.
2. Burstone CJ: Precision lingual arch: passive application, J Clin Orthod 22:444-452, 1989.
3. Burstone CJ: Precision lingual arch: active application, J Clin Orthod 23:101-109, 1989.
4. Burstone CJ: The segmented arch approach to space closure, Am J Orthod 82:361-378, 1982.
5. Graber TM, Vanasdall RL: Orthodontics Current principles and technique, Mosby, 1994.
6. Proffit WR: Contemporary Orthodontics, Mosby, 1993.

8 공간폐쇄 I (견치의 후방견인)

견치의 후방견인 시기

견치의 후방견인 방법

견치의 후방견인 시 고려할 사항

- 활주 방법
- 루프에 의한 방법
- 고정원의 조절
- 견인력

견치의 후방견인 시기

발치를 통한 교정치료에서 레벨링과 배열의 과정이 완성된 후 다음 단계는 치아이동에 의한 공간폐쇄이다.

바람직한 공간폐쇄를 얻기 위해서는 전치부의 후방이동량과 구치부의 전방이동량에 대한 조절이 이루어져야 한다. 즉 고정원에 대한 조절이 중요한데 고정원의 유지를 위해서는 견치의 단독 후방견인 후 4전치의 견인이 바람직하지만, 고정원의 유지가 절대적인 경우가 아니면, 즉 중등도나 그 이하의 고정원이 필요한 경우에는 6전치의 동시 견인(En masse retraction)이 편리하게 사용될 수 있고 치료 기간도 줄일 수 있다.

견치 단독견인 후에 4전치를 견인하는 공간폐쇄 방법은 고정원에 견치가 포함되어서 고정원의 향상에 도움이 되지만 치료 기간이 증가되는 단점이 있다.

견치의 후방견인 방법

발치 공간폐쇄 방법 중 견치의 후방견인이 선행되는 경우, 이를 위해 두 가지 방법이 사용된다. 레벨링과 배열 과정이 완전히 이루어진 후 주호선(main archwire)을 따라 활주(sliding)되면서 견치를 후방으로 견인하는 방법(friction system)이고, 다른 하나는 4전치의 배열과는 무관하게, 그리고 4전치에는 브라켓을 부착하지 않고서도 견치와 후방 구치 사이에 적절한 루프(loop)를 부여하여 직접 마찰 없이 견치를 후방견인하는 방법(frictionless system)이 있다. 이를 비교해 보면 다음과 같다.

Friction system

1. 치아가 호선을 따라 이동하며 시술이 간편하다.
2. 브라켓 슬롯과 호선 사이에 발생되는 마찰력에 의하여 치아 견인에 필요한 힘을 정확히 전달할 수 없다.
3. M/F ratio의 조절이 어렵다.
4. 고정원 조절에 불리하다.

Frictionless system

1. Loop spring의 힘이 직접 치아에 전달된다.
2. 치아의 견인에 요구되는 힘을 정확히 조절할 수 있다.
3. M/F ratio를 조절할 수 있다.
4. 견인되는 치아에 원하는 형태의 치아이동을 부여할 수 있다 (경사이동, 치체이동, 치근이동).
5. 전치의 레벨링이 필요 없다.

견치의 후방견인 시 고려할 사항

견치의 단독 견인은 두 가지 상황에서 이루어진다. 고정원의 향상을 위하여 4전치의 후방견인 이전에 이루어지는 경우와 전치부 크라우딩 때문에 6전치의 후방견인(En masse retraction)에 앞서 전치부의 완전한 배열을 위해 일시적으로 견치의 후방견인이 사용될 수 있다. 6전치의 후방견인을 위한 일시적인 견치의 후방견인도 사용되는 방법은 동일하다.

사용되는 방법으로는 주호선을 따라 활주(sliding)되면서 견치가 이동되는 방법(friction system)과 루프(loop)에 의한 방법(frictionless system)이 있다.

활주 방법(sliding mechanic, friction system)

브라켓의 크기에 따라 주호선의 굵기가 달라지는데, 18 슬롯의 브라켓에서는 16, 16×16, 16×22mil 등의 강선재(stainless steel wire)를 사용할 수 있으며, 22 슬롯에서는 18, 16×22, 18×22mil 등의 강선재(stainless steel wire)를 사용할 수 있고, 약간의 compensating curve를 호선에 부여하여 고정원의 보강에 기여할 수 있다. 견치의 후방견인에 적용되는 힘의 양은 150gm 정도가 추천된다. 이중의 50gm 정도는 브라켓과 주호선 사이의 마찰력에 저항하는 데 소요된다. 후방견인력은 elastic chain, NiTi coil spring(light, medium, heavy; medium이 추천됨), elastic thread 등이 사용될 수 있다. J hook 헤드기어도 사용될 수 있으나 전적으로 환자의 협조도에 치료가 의존하게 되며, 주호선이 충분한 강도를 가져야 한다는 단점이 있으나 후방 고정원의 보존에는 유리한 방법이다. 활주 방법은 쉽고 간편하고 환자가 약속을 어기는 경우 등에서도 실패에 대한 안정성이 높은 장점이 있다. 그러나 마찰력 때문에 정확한 힘의 조절과 전달이 어렵고 정확한 M/F ratio 조절에 불리한 점도 있다(그림 8-1).

루프에 의한 방법 (loop mechanic, frictionless system)

Dr. Burstone에 의한 T loop, Dr. Ricketts에 의한 loop, 기타 여러 가지 loop가 사용될 수 있다. T loop는 17×25mil TMA로 만들어져 물리적 성질이 우수하고, 견인력과 M/F ratio를 정확히 조절할 수 있어 추천된다.

한편 다른 loop들은 16×22mil stainless steel로 제작되어 물리적 성질이 떨어지고 작용 범위(action range)도 좁은 단점이 있다. Loop에 의한 후방견인 시 견치의 경사이동, 치체이동 및 치근이동 등을 조절하기 위하여, 그리고 구치부 고정원의 보강을 위하여 적절한 bend(anti-tip bend)를 부여해야 하며, 견인력이 치아의 협측면에서 작용되므로 견치와 구치부에서 발생되는 회전력을 상쇄할 bend(anti-rotation bend)의 첨가가 이루어져야 한다.

이 방법은 치아이동에 정확성을 부여한다는 장점이 있는 반면, 메카니즘의 복잡성과 환자가 장기간 내원하지 않는 경우 안정성의 문제 등의 단점도 있어 사용에 주의를 요한다(그림 8-2).

A 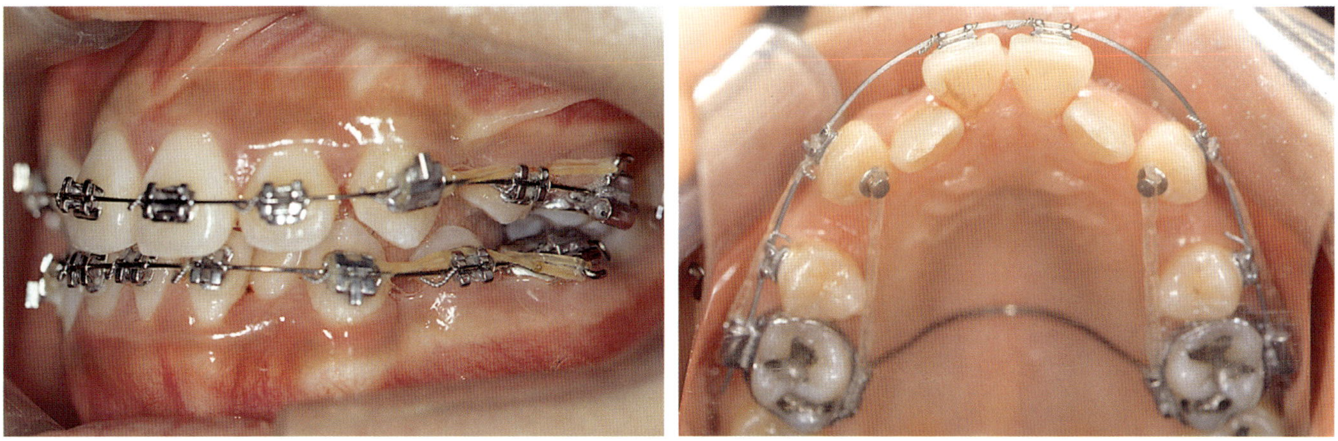 B

그림 8-1. 활주법에 의한 견치의 후방견인. 견치의 설측면에 button을 부착하여 견치의 후방견인 시 불필요한 회전을 방지한다.

A 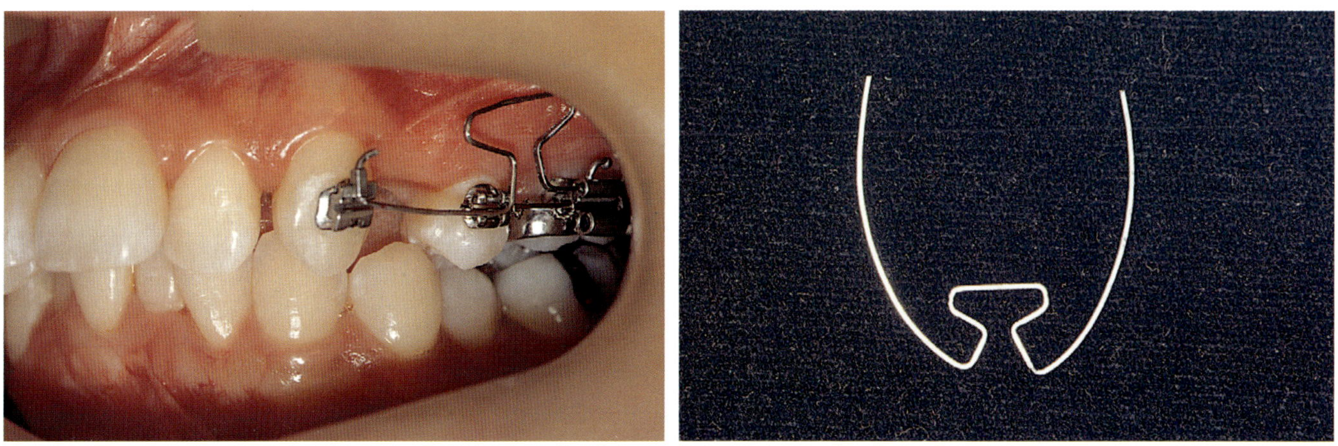 B

그림 8-2. 루프에 의한 견치의 후방견인에 사용된 Burstone의 T 루프(17×25mil TMA).

A

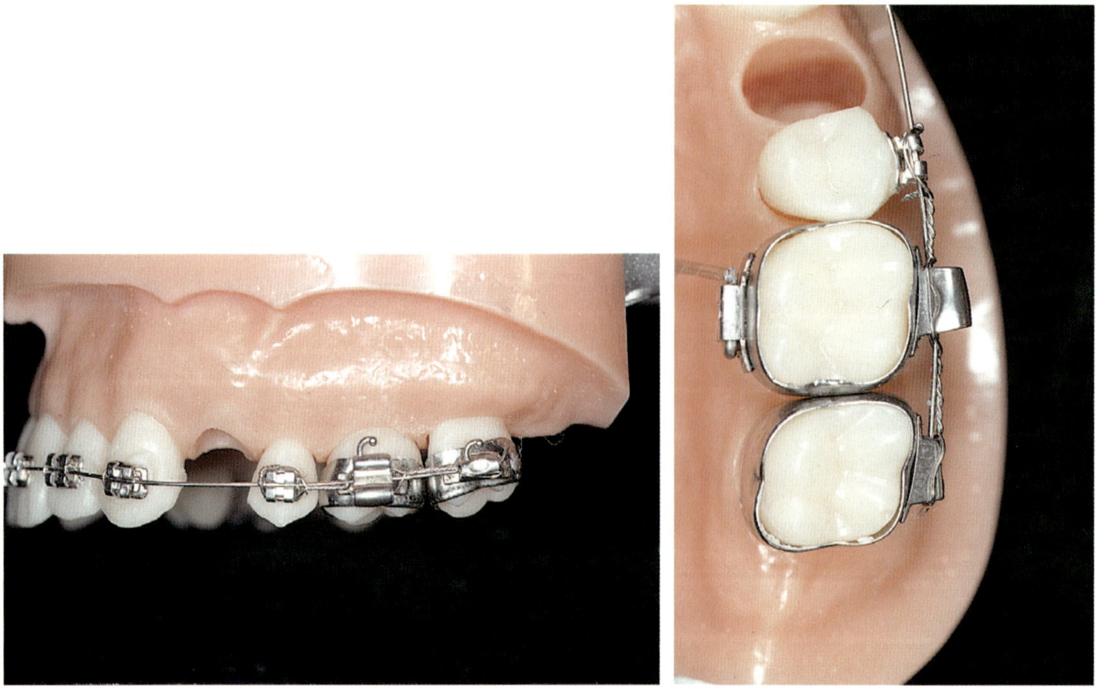

B

그림 8-3. 구치부 브라켓을 ligature wire로 연결한 rope tie.

A

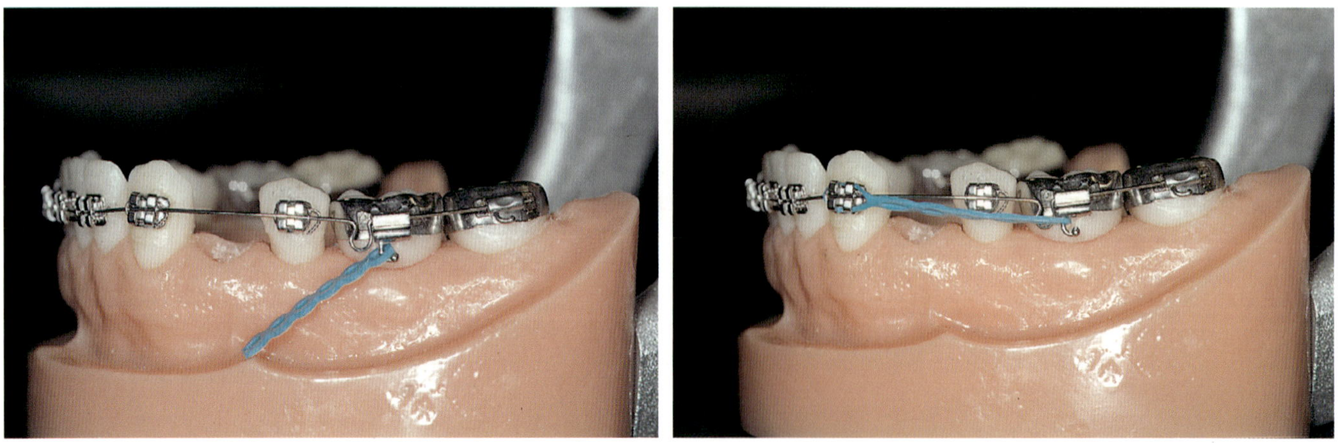

B

그림 8-4. 제1대구치 전방 호선에 omega stop이 부여된 모습.

고정원의 조절

통상적인 교정치료에서 고정원을 증가시키기 위해 사용되는 모든 방법이 적용된다. 제2대구치를 주호선에 포함시킴으로써 고정원의 치주인대 면적을 증가시키고 제2대구치의 조절도 도모할 수 있다. 이때 고정원 치아들 간에 rope tie를 하여 고정원을 더욱 향상시킨다(그림 8-3).

제1대구치 튜브의 전방에 omega stop을 부여하고 이를 제1대구치와 결찰함으로써 견치의 후방견인 시 후방 고정원에 가해지는 스트레스를 4전치에까지 분포시켜 고정원을 증가시킨다(그림 8-4).

상악 구치부에 헤드기어를 적용시키고, 제Ⅲ급 악간 고무줄을 적용시켜 하악의 고정원에 도움이 되게 한다(그림 8-5).

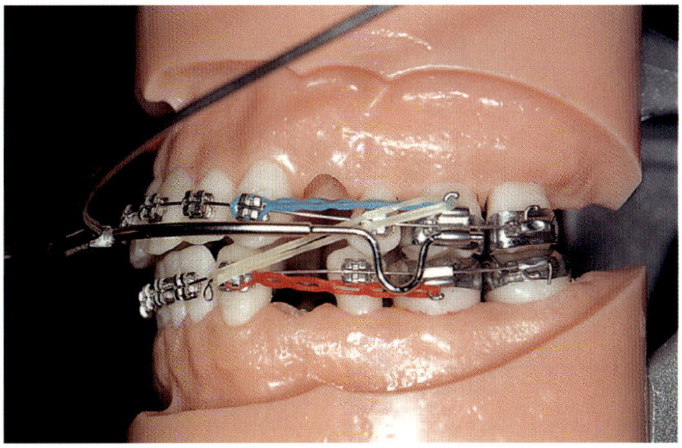

그림 8-5. 헤드기어와 제Ⅲ급 고무줄의 적용.

설측 안정화 호선(lingual arch)을 하악에 장착시키거나 상악에 횡구개 호선(transpalatal arch)을 부여하여 고정원을 증가시킨다. 이런 호선은 단단해야 하므로 36mil(0.9mm)이나 32×32mil 강선재(stainless steel wire)를 사용하여 만들 수 있다. 36mil으로 만든 경우는 설측 쉬스에 삽입해야 하며, 32×32mil 강선재를 사용한 경우는 Burstone lingual bracket을 사용해야 한다(그림 7-2, 7-3 참조).

루프법(loop mechanic)을 사용하는 경우 마찰에 의한 견인력의 소실이 없어 적은 힘으로도 견인이 가능하여 고정원 소실을 최소로 한다.

활주법(sliding mechanic)에 의한 견치의 후방견인 시 주호선에 두 가지의 compensating curve를 부여하여 고정원의 소실을 방지한다(그림 8-6).

One piece intrusion arch와 utility arch wire를 주호선에 보조적으로 사용하여 구치부에 tip back moment를 증가시켜 고정원을 증가시킨다(그림 8-7).

J hook 헤드기어를 직접 견치 브라켓 근심에 적용시켜 후방견

A

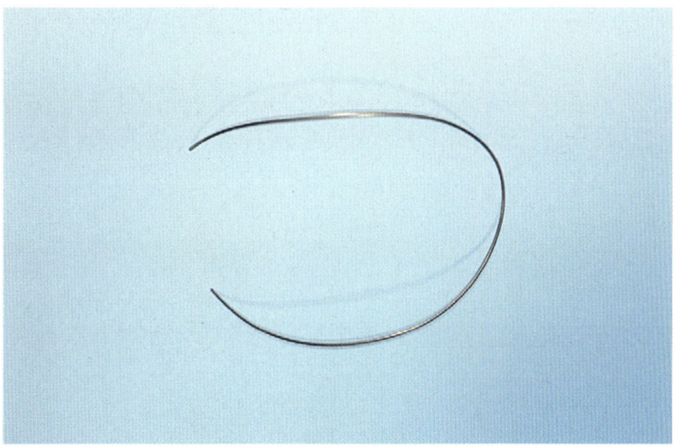

B

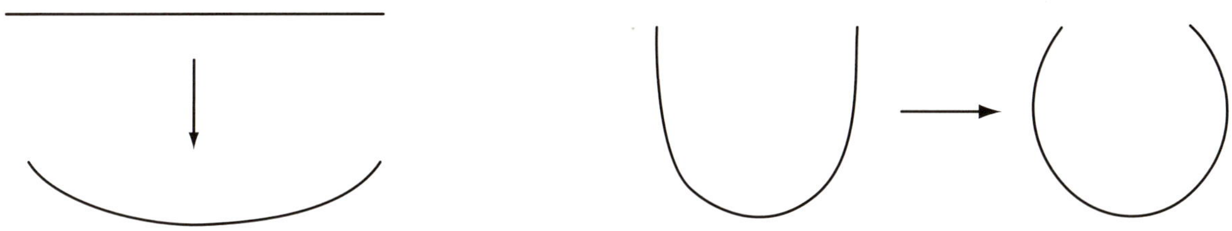

C

그림 8-6. A, 보상성(compensating) curve. B, 견치 후방견인 시 전후방향의 보상성 curve는 견치와 구치가 발치 공간으로 쓰러지면서 공간이 폐쇄되는 것을 방지한다. C, 교합면 방향에서 보았을 때 적용되는 보상성 curve는 견인력 작용 시 견치는 mesial-out 회전을 방지하며 구치에서는 distal-out 회전을 방지한다.

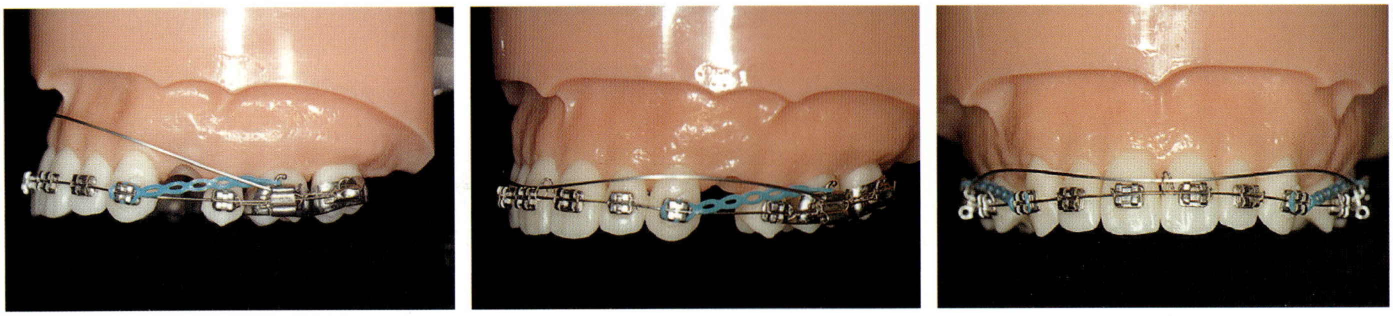

그림 8-7. One piece intrusion 호선의 적용. 고정원의 증가와 함께 견치 후방견인 시 전치부의 교합이 깊어지는 것을 방지한다.

인한다. 이때 주호선은 충분히 굵은 각형 선재를 사용해야 한다(그림 8-8).

M/F ratio를 조절하여 고정원의 증가를 도모하는 방법이다. Mulligan 방법으로 널리 알려진 이 방법은 제1대구치와 견치 사이에 V bend를 부여하고 이 bend의 전·후방 위치에 따라 V bend가 가까운 부분, 즉 moment가 많이 생기는 부분은 치체이동 또는 치근이동이 일어나고 moment가 적게 생기는 부분은 경사이동이 일어나는 원리로 고정원 보강에 도움이 되며 간단한 치료 방법이다. 18 슬롯에서는 16mil 강선재를 사용하면 되고 22 슬롯에서는 18mil 강선재를 사용하여도 좋다. V bend의 양은 후방견인력과 상관관계를 가지는데 후방견인력이 강하면 크게 부여하고, 약하면 약간 줄여서 부여한다. 보통 150gm의 견인력이 견치에 적용되면 30~40도의 bend가 적당하다. 지속적인 후방견인력을 작용시키기보다는 간헐적인 힘(interrupted force)을 적용시켜 bend에 의한 치근이동을 허용할 시간을 부여하는 것이 좋다. 치아가 이동하면서 치아 사이의 공간이 줄어들게 되면 V bend의 위치는 점차 두 치아의 가운데 위치하여 치근 간의 평형성을 유지하게 한다(그림 8-9).

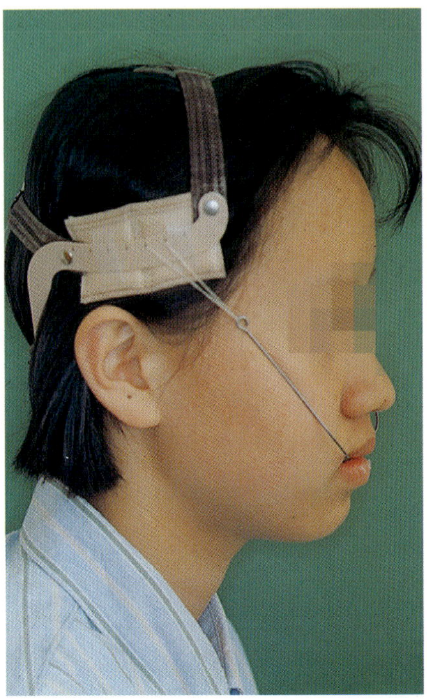

그림 8-8. J hook 헤드기어의 적용.

견인력(source of retraction force)

Elastic chain. 활주법에 의한 치아이동 시 가장 많이 사용된다. 견치의 후방견인을 위하여 150gm 정도의 힘이 발휘되게 사용한다. 그러나 elastic chain에 의한 힘은 적용 후 1주 이내에 급격히 감소하여 절반 이하로 떨어지며 지속적인 힘의 적용보다는 간헐적인 힘(interrupted force)으로 작용된다.

Elastic module. 활주법에 의한 치아이동 시 사용되는 방법으로 elastic chain보다 견인력의 조절이 쉽고 정확하다는 장점이 있다.

NiTi coil spring(light, medium, heavy). 다른 어떤 것보다 약하면서 지속적인 힘을 낼 수 있다는 장점이 있다. 한번 spring을 activation시키면 상당한 치아이동이 일어날 때까지 reactivation

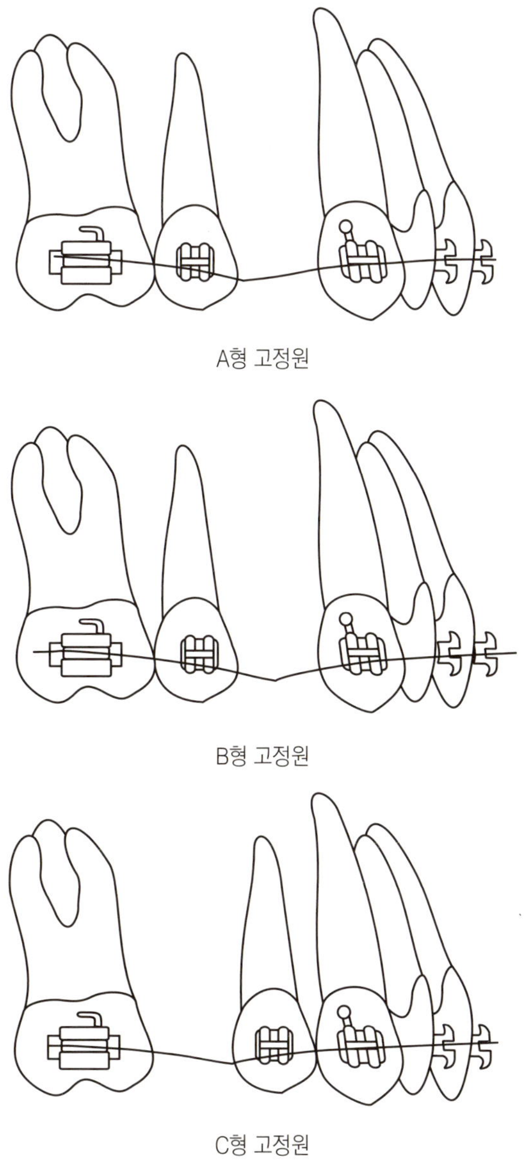

그림 8-9. 견치의 후방견인 시 V bend에 의한 고정원의 조절.

이 필요 없는 장점도 있다. 그러나 재료가 비싸고 spring에 이물질이 부착되어 구강위생에 불리할 수 있다.

Open coil. 선택적인 경우에 사용될 수 있다. 좌 · 우측의 견치 사이에 open coil을 넣어 견치 근심에서 후방으로 미는 힘이 발생하여 견치의 후방견인을 도모한다.

고정원의 소실을 감소시키는 장점이 있으나 이것으로 충분한 견치의 후방견인을 얻기에는 제한점이 있으며 환자의 연조직에

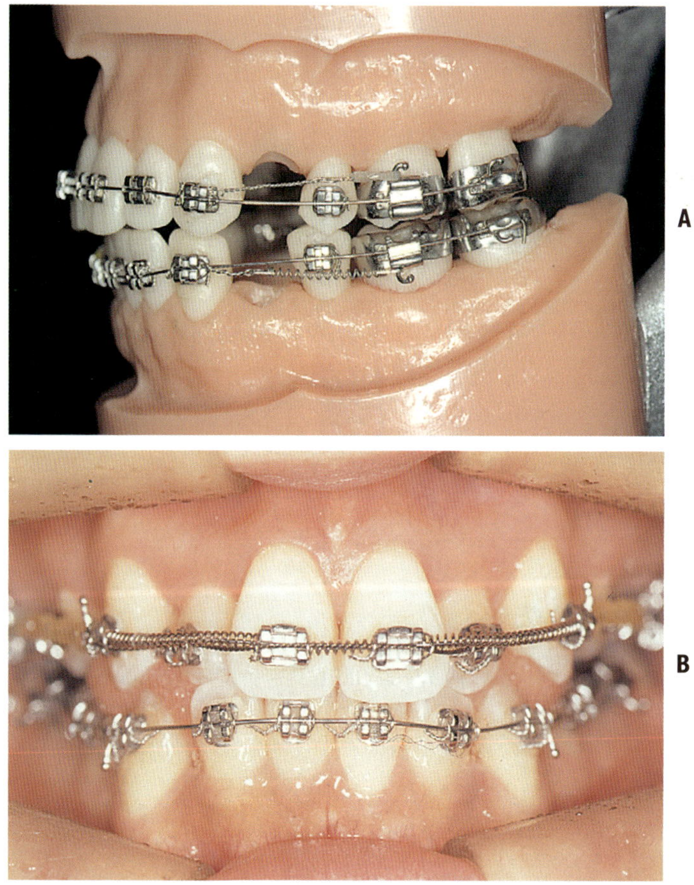

그림 8-10. 다양한 견인력의 적용. A, 상악에서는 elastic module이 적용되고 하악에서는 NiTi coil spring(medium)이 적용된다. B, Open coil이 상악 중절치와 견치 사이에 적용된다.

불편감을 초래할 수 있다(그림 8-10).

T loop. Loop에서 발생하는 견인력이 100% 견치의 원심이동에 사용되므로 마찰이 없이 견치를 이동시킬 수 있으며 moment와 force의 조절이 가능하다.

Loop의 vertical arm을 벌려 줌으로써 힘을 발휘하게 되며 2mm 정도 벌렸을 때에 120gm 정도의 힘이 생긴다.

참고문헌

1. Burstone CJ: Modern edgewise mechanics & the segmented arch technique, Ormco, 1995.
2. Gianelly AA: Japanese Ni-Ti coil used to move molars distally Am J Dentofacial Orthop 99:564-591, 1991.

3. McLaughlin RP, Bennett JC: Orthodontic treatment mechanics and the preadjusted appliance, Wolfe Publishing, 1993.
4. Mulligan TF: Common sense mechanics. J Clinc Orthod, 336-342, 1980.
5. Proffit WR: Contemporary Orthodontics, Mosby, 1993.
6. Ricketts RM et al: Bioprogressive therapy, Denver, Rocky Mountain Orthodontics, 1979.

9 공간폐쇄 II (전치부의 후방견인)

전치부의 후방견인 시기와 종류

전치부의 후방견인 시 고려사항

- 후방견인력
- 후방견인력의 조절
- 치근흡수
- 주호선의 휨
- 수평 및 수직 피개
- 전치의 토오크 조절
- 전치의 후방견인 시 고정원의 조절

활주법에 의한 공간폐쇄

- 주호선의 선택
- 후방견인력
- 작용기전
- 활주법의 적응증

미니스크류를 이용한 활주법 공간폐쇄

루프에 의한 공간폐쇄

- 이상적인 루프의 요구 조건
- 루프의 종류
- 루프의 activation
- 작용기전
- 루프의 위치
- 루프를 이용한 전치의 원심이동 방법의 적응증

전치부의 후방견인 시기와 종류

교정치료가 시작된 후 레벨링과 배열의 과정이 완성되어 상·하악궁 간의 수직적 및 수평적 조화가 이루어지고 악궁 내의 크라우딩이 해소되면 발치된 공간폐쇄가 이루어지는데 이러한 과정을 전치부 후방견인 시기라고 한다. 견치를 포함한 6전치를 한번에 견인하는 방법(En masse anterior teeth retraction)이 있고, 고정원의 향상을 위하여 견치를 단독으로 후방견인한 후 4전치만 견인하는 경우가 있다.

두 경우에 각각의 적응증이 여러 가지가 있지만 가장 큰 차이는 역시 고정원의 차이이다.

최대의 고정원을 필요로 하는 경우에는 견치 후방견인 후 4전치의 견인이 유리하고 중등도나 이것 이하의 고정원이 요구되는 경우에는 한번에 6전치를 후방견인하는 방법이 치료 시간을 단축시키고 편리하다는 장점이 있다(그림 9-1).

전치부의 후방견인 시 고려사항

후방견인력

이상적인 후방견인력으로 편측당 대략 250gm이 적당하다.

견치에는 100gm, 중절치와 측절치는 70~80gm 정도의 힘이 각각 요구된다.

후방견인력의 조절

상악 치아와 하악 치아의 치근의 크기가 다르므로 하악에서는 견인력이 조금 작을 수 있다. 그리고 전치부 견인 시 전치의 치체

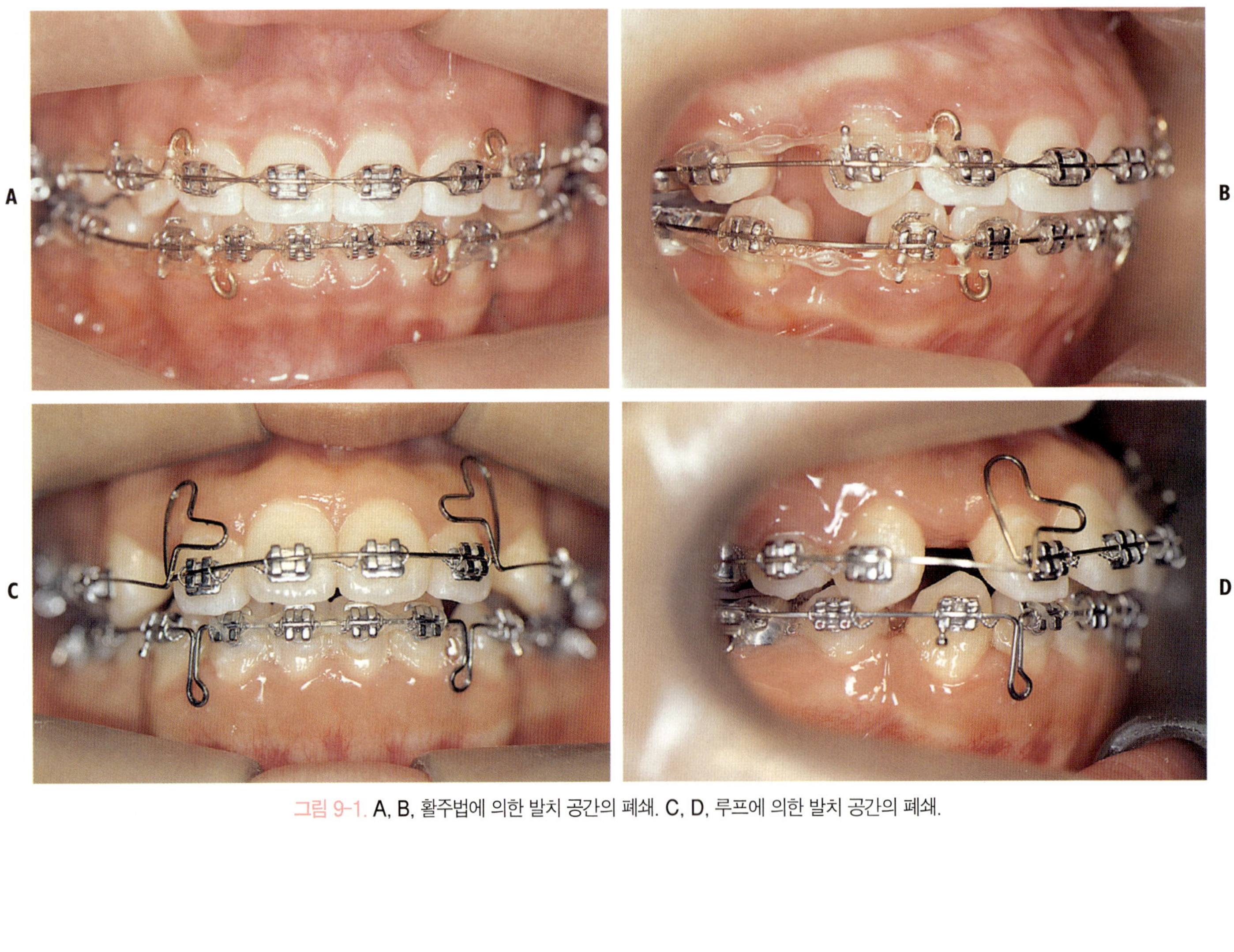

그림 9-1. A, B, 활주법에 의한 발치 공간의 폐쇄. C, D, 루프에 의한 발치 공간의 폐쇄.

이동을 유도할 것인지 경사이동을 시도할 것인지에 따라 힘의 크기를 조절할 수 있다. 경사이동의 경우에는 상대적으로 약한 힘이 필요하나 치체이동이 요구되는 경우에는 많은 양의 모멘트와 상대적으로 강한 힘이 요구된다.

치근흡수

교정치료 시 발생되는 치근흡수의 상당 부분이 전치부 후방견인 시 일어나는데 과도한 견인력이 문제를 야기할 수 있으므로 평균적인 견인력에 의존하기보다는 환자의 상황에 맞는 견인력을 사용해야 한다. 측모두부 방사선사진 등을 이용하여 전치의 견인 시 치근의 위치를 확인하여 후방견인 시 치근이 피질골(cortical bone)에 접촉되어 치근흡수가 일어나는 것을 방지하는 것도 매우 중요하다. 그리고 이러한 피질골과 치근의 접촉을 방지하기 위하여 치아이동 시 적절한 M/F ratio를 조절하는 것이 필요하다(그림 9-2).

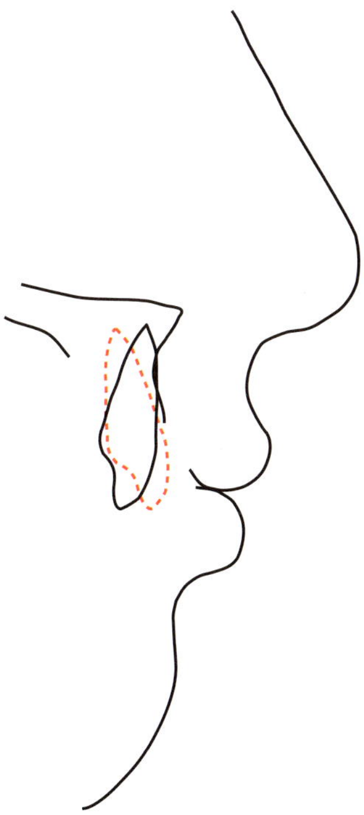

그림 9-2. 비조절성 경사이동에 의해 치근이 피질골에 접촉하면서 치근흡수가 발생한다.

주호선의 휨(bowing of arch wire)

후방견인력이 과도하거나 빈번하게 견인력을 부과할 때 발치 공간을 중심으로 주호선이 휘게 되며 전치부는 설측 경사지고 치근흡수의 위험이 높아진다. 또한 소구치 부위는 개방교합(open bite)을 나타내며, 구치부는 근심 경사지게 되어 고정원의 소실을 초래하게 되는 부작용을 나타낸다.

이때는 전치의 후방견인을 중단하고 주호선의 복원력을 이용하거나, 추가적인 compensating curve를 주호선에 부과하여 교합평면을 편평하게 바로잡은 후 다시 후방견인한다(그림 9-3).

수평 및 수직 피개(overjet and overbite)

전치를 후방견인할 때 상·하악 치아들 간의 수직 및 수평피개의 변화에 주의를 기울여야 한다. 이는 제 I 급 구치 관계와 견치 관계를 확보하고 유지하려는 노력이 전치의 후방견인 시에 매우 중요하다는 것을 의미한다.

이 시기에 제 I 급 구치와 견치 관계를 확보하거나 유지하지 못하고 마무리 단계로 넘어간다면 치료에 어려움은 더할 것이다. 만일 제 I 급 관계를 나타내지 못한다면 상·하악 간에 차등적인 공간폐쇄가 시행되어야 하며 이를 위해서 악간 고무줄의 적용이나 부가적인 고정원의 보강이 필요하다. 견인이 마무리되는 단계에서 구치 관계는 정상이나 수직 및 수평 피개가 과다한 경우가 있

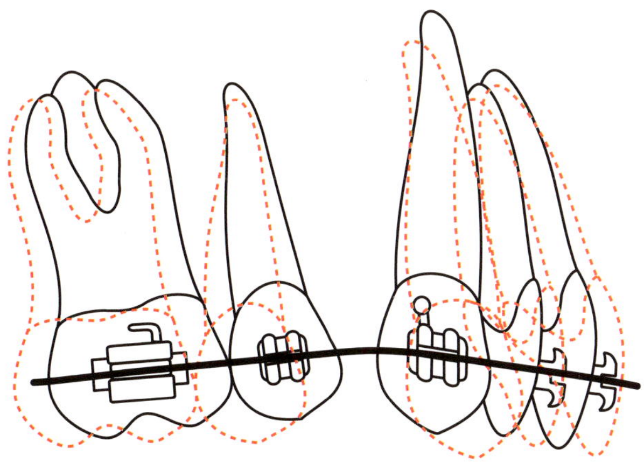

그림 9-3. 발치 공간폐쇄 시 발생할 수 있는 주호선의 휨(점선: 치아이동 전, 실선: 이동된 치아).

는데 이때는 상 · 하악 전치의 함입(intrusion)이 필요한 경우이거나, 견인되는 전치부의 토오크(torque) 조절에 이상이 있는 경우가 많다. 전치부의 경사이동에 의해 공간폐쇄가 된 경우 이러한 현상이 일어날 수 있어 조절을 필요로 한다.

전치의 토오크 조절

한국인에서 정상적인 상악 전치의 전두개저에 대한 각도(upper incisor to SN plane)는 105° 정도이고 하악 전치의 하악골 하연에 대한 경사도(lower incisor to mandibular plane, IMPA)는 95° 정도이다. 물론 골격 형태나 상 · 하악골의 전 · 후방적인 위치에 따라 이런 정상값은 약간씩 다르고 치료 목표를 어떻게 설정하는가에 따라 다를 수 있다.

그러나 골격성 제I급 부정교합 환자에서 상 · 하악 전치의 경사도가 정상 범위를 많이 초과하는 경우에는 경사이동(controlled tipping movement)을 계획하고, 전치부 후방견인 시 상악에서는 +7°, 하악에서는 0~-1°의 정상적인 토오크를 부여하는 것이 유리하다. 그러나 견인 전 전치들의 경사도가 정상에 가까운 경우나 정상 범위 이하인 경우에는 후방견인 시 상실되는 토오크를 고려하여 부가적인 토오크를 주호선에 부여한 후 후방견인해야 한다. 그 결과로 치료가 종료된 후 정상적인 경사도를 얻을 수 있다. 부가적인 토오크를 부여해야 하는 이유는 브라켓 슬롯의 크기와 주호선의 크기 사이에 약간의 차이가 있어 부여한 토오크가 완전히 전달되지 않기 때문이다. 다른 이유로는 치아에 전달되는 힘이 치아의 저항중심에 전달되는 것이 아니라 치관에 가해지므로 토오크 유지에 불리하며, 주호선의 휨(bowing of arch wire)도 불리한 요소로 작용된다.

전치의 후방견인 시 고정원의 조절

일반적인 고정원 보강법과 견치의 단독 후방견인 시 고려되는 보강법들이 대부분이 사용될 수 있다.

상악에 헤드기어, 상악에 헤드기어와 하악에 약간 제3급 고무줄, 안정화 설측 호선, 교정용 미니스크류를 이용한 고정원 등이 사용될 수 있다. 또한 주호선(main arch wire)에 compensating curve를 주거나 루프를 사용할 경우에는 모멘트를 부여함으로써 고정원을 강화시킬 수 있다. 고정원의 적절한 조절에 의하여 제I급 구치 관계를 유지하면서 악궁내 좌 · 우측의 균형 있는 공간폐쇄를 도모하는 것이 매우 중요하다.

활주법(sliding mechanics)에 의한 공간폐쇄

주호선의 선택

사용되는 브라켓의 슬롯의 크기에 따라 적절한 주호선의 굵기가 추천된다. 22 슬롯에서는 19×25mil 강선재(stainless steel wire)가 적당하며, 18 슬롯에서는 16×22mil나 17×25mil 강선재를 사용할 수 있다. 그러나 구치부 브라켓 슬롯으로 빠져나가기에 17×25mil 강선재가 굵어서 마찰력이 과도하다고 생각되면 이 부분(주로 구치부)을 약간 갈아서 사용할 수 있다. 이때 green stone이나 electro-polisher를 사용한다. 이 방법은 중등도 이하의 고정원이 요구되는 경우에 전치부 토오크를 유지하면서 후방견인을 용이하게 하기 위하여 전치부 브라켓 슬롯과 거의 일치하는 주호선을 선택한 후 구치 부위를 갈아 주는 경우에 적용될 수 있다.

또 전치부는 18 슬롯의 브라켓을 사용하고 구치부는 22 슬롯을 사용하여 이런 효과를 대신할 수 있다.

활주법으로 전치 후방견인 시 19×25mil 강선재가 견성과 강도에서 가장 적절하므로 발치된 공간을 폐쇄할 때 활주법을 이용하려면 22 슬롯의 브라켓을 사용하는 것이 유리하다.

후방견인력(source of retraction force)

Elastic chain, elastic module, NiTi coil spring을 사용하여 후방견인 할 수 있다. 견치의 단독 후방견인과 비슷한 견인 방법이 적용되나 견인력에서 차이가 난다. 이상적인 후방견인력을 편측당 250gm(견치에 100gm 중절치와 측절치에 75gm)이라고 생각할 때 마찰력에 의한 소실을 고려하면 약간의 추가적인 힘이 필요하다.

작용기전(action mechanism of sliding mechanics)

원칙적으로 편평한 주호선이 사용되나 과개교합의 양상이 있거나 주호선의 휨(lateral bowing)이 생기면 약간의 compensating curve를 부여할 수도 있다. 작용되는 힘이 치아의 저항중심에서 떨어진 브라켓에서 전달되므로 완전한 치체이동을 달성하기 위해서는 전치부에 토오크의 추가와 주호선의 휨을 방지하는 것이 필요하다. 호선의 휨 방지를 위하여 적절한 힘의 적용과 휴지기가 도움이 된다.

활주법의 적응증(indication of sliding mechanics)

활주법은 고정원의 보강이 충분하지는 않지만 중등도나 이것 이하의 고정원이 요구되는 경우에 22 슬롯 브라켓을 사용하여 간편하게 그리고 안전하게 치료할 수 있는 방법이다. 전치부 견인 시 전치의 토오크 유지가 불리하기 때문에 전치가 정상보다 순측 경사진 경우에 유용하게 사용될 수 있지만 견인 도중 전치의 함입(intrusion)은 어려우므로 과개교합이 개선된 후 사용된다.

미니스크류를 이용한 활주법 공간폐쇄

기존의 활주법과 비슷하나 미니스크류를 이용하여 절대적인 고정원을 확보하여 구치부의 이동을 최소화한다. 미니스크류의 위치에 따라 수평력과 수직력의 방향을 다양하게 적용할 수 있으며 견인과 동시에 전치의 함입을 도모할 수 있다(그림 9-4).

A

B

C

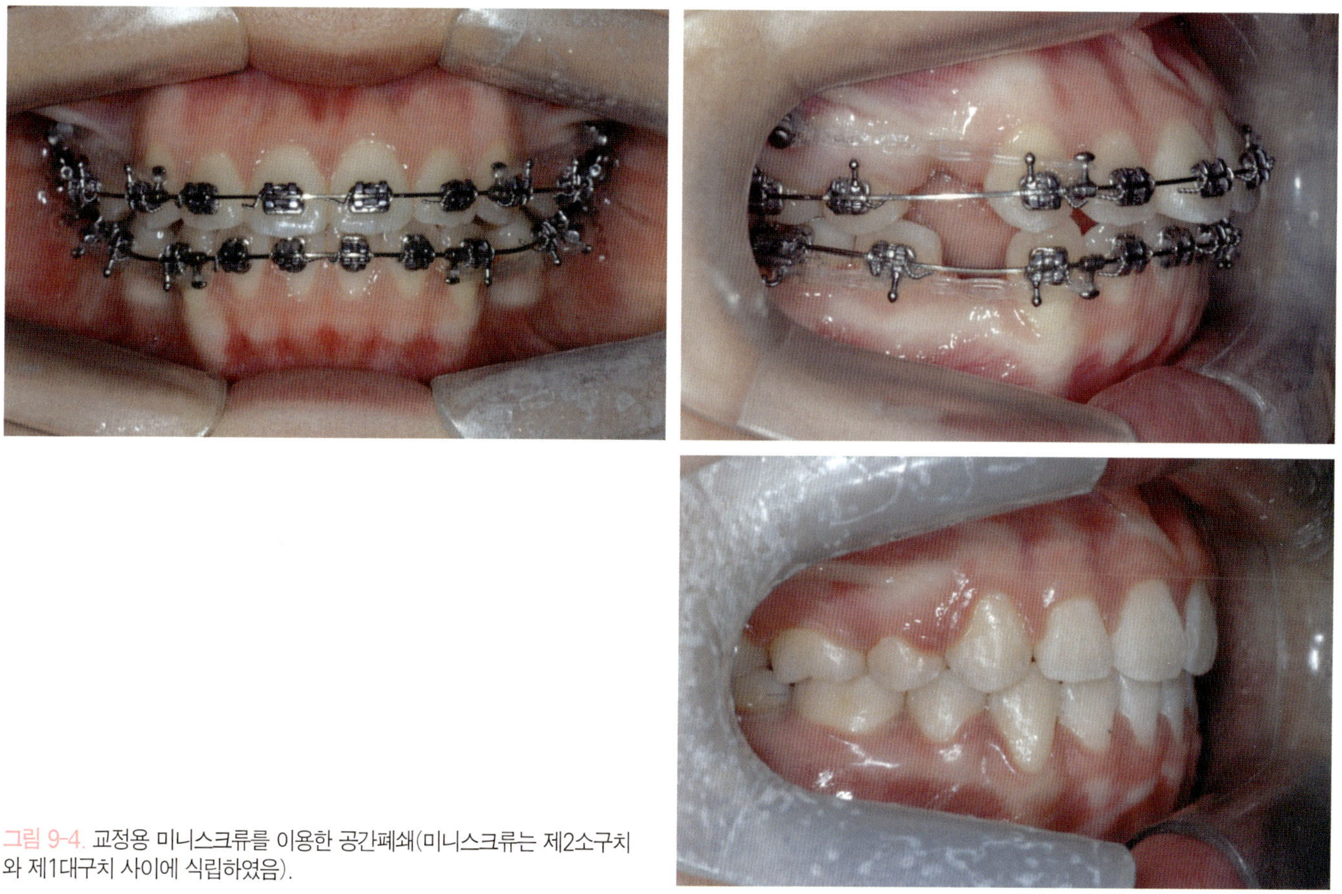

그림 9-4. 교정용 미니스크류를 이용한 공간폐쇄(미니스크류는 제2소구치와 제1대구치 사이에 식립하였음).

루프에 의한 공간폐쇄

이상적인 루프의 요구 조건

루프를 제작할 때 너무 두꺼운 호선(wire)을 이용하면 호선의 구부림(bending)이 어려우며 견성(stiffness)이 높고 작용 범위(action range)가 좁다. 그리고 약간의 activation으로도 과도한 힘이 발생될 수 있으며, 반면 견인력의 소실이 급격히 일어나 일정하면서 지속적인 힘을 발휘하기가 곤란하다. 이런 문제를 해결하기 위하여 루프 내에 많은 양의 호선을 부여하면 되지만 이러면 루프의 부피가 커져서 환자에게 불편감을 줄 수 있다.

각형 선재(rectangular wire)가 아닌 둥근 호선을 사용하게 되면 브라켓 슬롯 내에서 선재가 회전되어 전치부 견인 시 적절한 토오크 부여가 불가능하므로 반드시 각형 선재가 사용되어야 한다. 루프는 activation시킨 후 시간 경과에 대해서 안정성이 있어야 한다. 즉 환자가 약속을 어기고 오지 않더라도 작용 범위(action range)가 너무 길지 않아 한 번의 작동(activation)에 1~2mm의 치아이동 후에는 더 이상 작동하지 않는 것이 유리하다.

요약하면 루프는 작용 범위(action range), 견성(stiffness)이 너무 높거나 낮지 않아야 한다. 1회 activation에 250gm 정도의 힘이 발휘되는 것이 좋고 디자인은 간단하여 제작이 용이하고 환자에게 이물감이 적어야 한다.

그러므로 18 슬롯에 16×22mil 정도의 강선재를 사용하고 높이 10mm 전후의 루프를 부여하는 것이 루프를 이용한 발치 공간의 폐쇄에 적절하게 사용될 수 있다(그림 9-5).

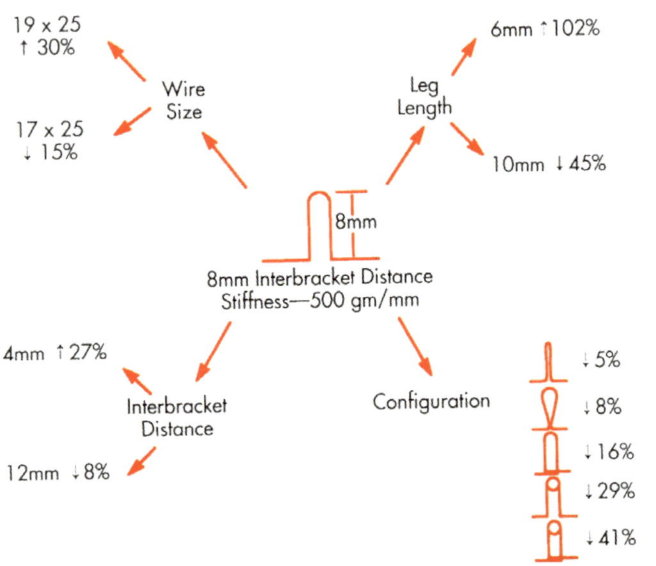

그림 9-5. 폐쇄용 루프의 모양, 길이, 굵기, 브라켓 사이의 거리 등을 다양하게 변화시킴으로써 치아에 적용되는 견인력을 조절할 수 있다.

루프(loop)의 종류

Bull loop. 간단히 제작할 수 있어 많이 사용되나 작용 범위(action range)가 넓지 못하다. 그리고 견인 시 전치의 수직적인 조절이 불가능하다는 단점이 있다.

Combination loop. 루프에 포함되는 호선의 양이 많으므로 작용 범위가 넓고 견인 시 전치의 수직적인 조절이 가능한 장점이 있다. 단점으로는 부피가 커져 환자가 이물감을 느낄 수 있고 전치의 휨(bowing)이 올 수 있다.

T loop. 수평 방향으로 루프의 양이 많이 추가된 형태로 전치 함입 시에 유리하며 작용 범위도 넓은 편이다. 경사를 방지하기 위해서는 폐쇄용 루프 내의 수직 방향으로 많은 양의 선재를 부여하는 것이 moment 조절에 유리하다(그림 9-6).

루프의 activation

한번 activation에 250gm(견치 포함) 정도의 견인력이 발휘되어야 한다. Activation 방법으로는 최후방 치아의 튜브 원심에서 설측 혹은 구개측으로 주호선을 구부리는 방법(cinch)과 제2소구치 원심에 omega loop를 부여하여 이곳과 제1대구치 사이를 결찰하여 activation시키는 방법(tie back)이 있다. 주호선의 cinch에 의한 방법은 호선의 제거와 재삽입이 어려운 단점이 있고 omega loop을 부여하는 방법은 2~3회 activation 후 다시 제작해야 하는 번거로움이 있다. 발치 공간이 폐쇄되면서 최후방 치아의 원심을 검사하여 빠져 나오는 호선을 잘라 주어야 한다(그림 9-7).

A

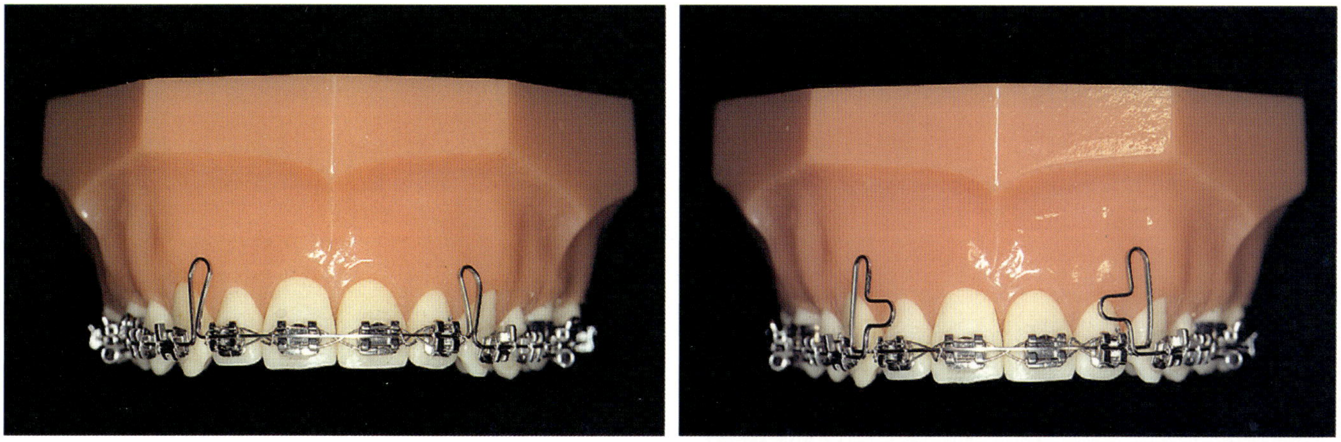

B

C

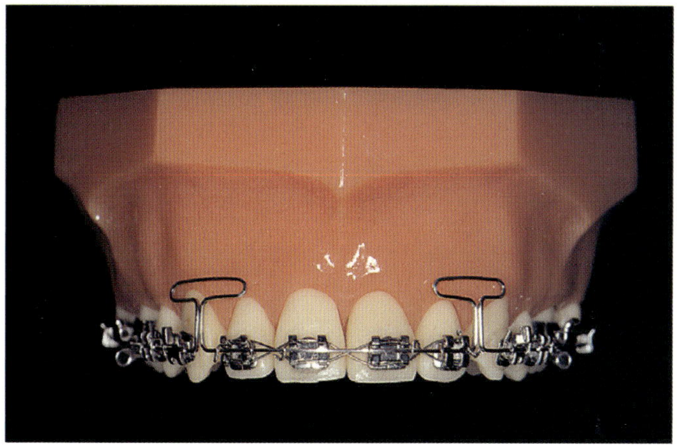

그림 9-6. 발치 공간폐쇄에 사용되는 여러 가지 루프. A, Bull loop. B, Combination loop. C, T loop.

A

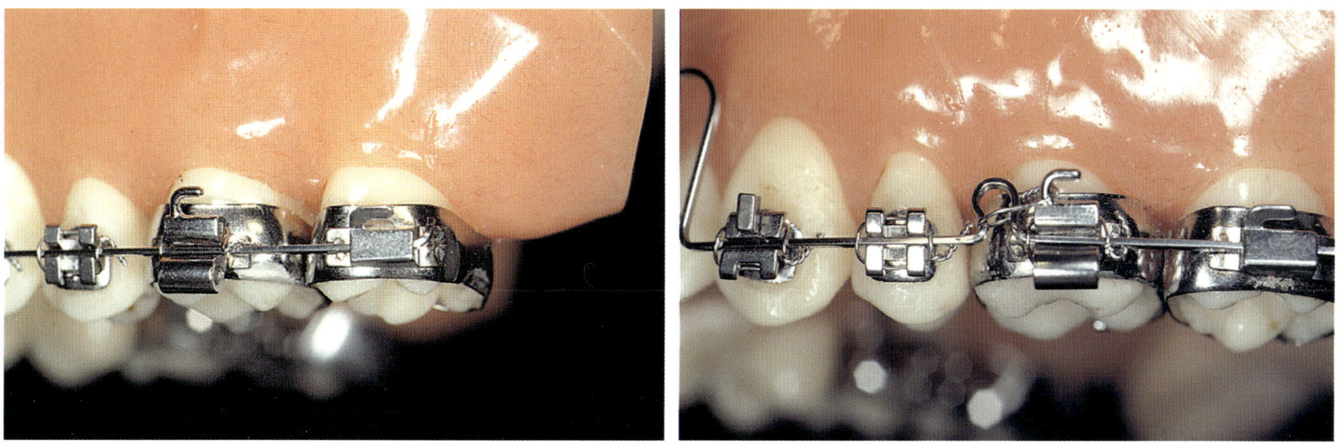

B

그림 9-7. A, 주호선의 끝을 구부리는 법(Cinch method). 최후방 치아의 튜브에 밀착되어서 구부러져야 한다. B, Omega loop를 사용하는 법. 010mil 결찰용 호선으로 결찰하여 activation 한다.

A

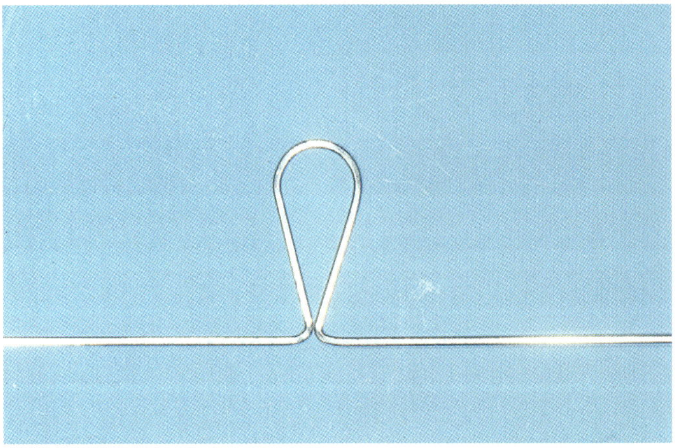

B

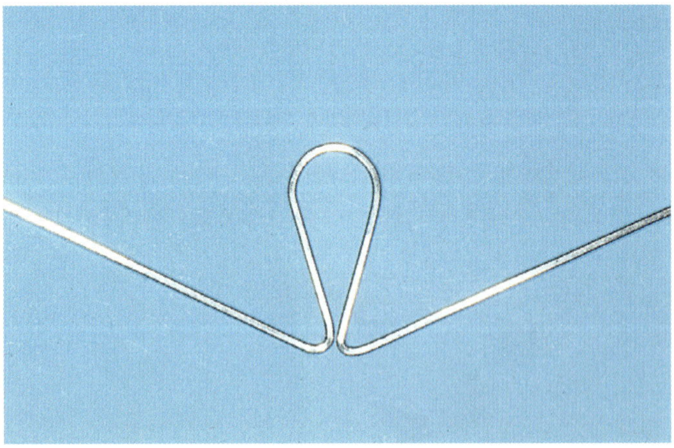

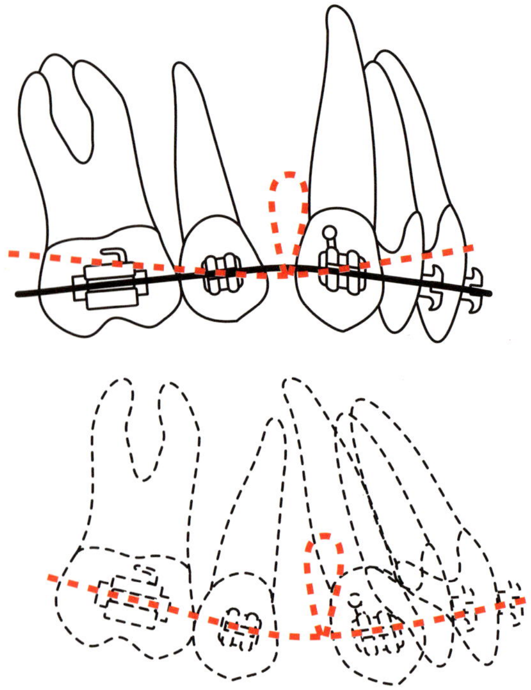

C

그림 9-8. 15~20° 정도의 gable bend를 부여하여 발치 공간으로 치아들의 쓰러짐 없이 폐쇄한다(C: 실선: 견인력만 적용하여 발치 공간이 폐쇄되는 경우, 점선: gable bend에 의해 예상되는 치근이동 양상).

작용기전(action mechanism of loop)

대부분의 교정력은 치아에 부착된 브라켓을 통하여 치아에 전달된다. 브라켓의 위치와 치아의 저항중심과는 상당한 거리가 있어 단순히 브라켓에 후방견인력을 가하면 치체이동보다는 경사이동이 일어나고 이에 따라 발치와를 전후로 치근의 평행도에 문제가 생기며 고정원의 소실이 발생한다. 이를 방지하기 위하여 여러 방법이 있으나 일반적으로 루프를 사용한 전치의 후방견인 시에는 루프의 근원심에 각각 15~20° 정도의 gable bend를 부여한다. 루프의 전후방에 그림 9-8과 같이 gable bend를 부여하여 경사이동되려는 방향과 반대되는 counter moment를 부여하여 견인 시 치체이동이 되게 한다. 그러나 견인력과 gable bend에 의한 counter moment의 양이 정확히 계산된 것은 아니다. Dr. Burstone의 분절호선치료법(segmented arch technique)은 이러한 면에서 확실한 장점을 가지고 있다(그림 9-9).

루프의 위치

발치 공간이 완전히 폐쇄된 후 루프의 위치는 견치와 소구치 사이에 있어야 한다(견치의 단독견인 후 4전치를 견인한 경우는 측절치와 견치 사이에 위치). 루프를 activation시키는 방법이 주로 주호선을 구치부에서 당겨서 이루어지므로 전치부 견인 시 루프의 처음 위치는 측절치 브라켓의 원심면에서 2mm 정도 떨어진 위치가 적당하다. 그래야 견인이 종료된 후 루프의 위치가 측절치 브라켓과 견치 브라켓 사이에 위치하게 된다(그림 9-10).

루프를 이용한 전치의 원심이동 방법의 적응증

루프의 제작과 이상적인 견인력을 발휘하기 위하여 너무 두꺼

A
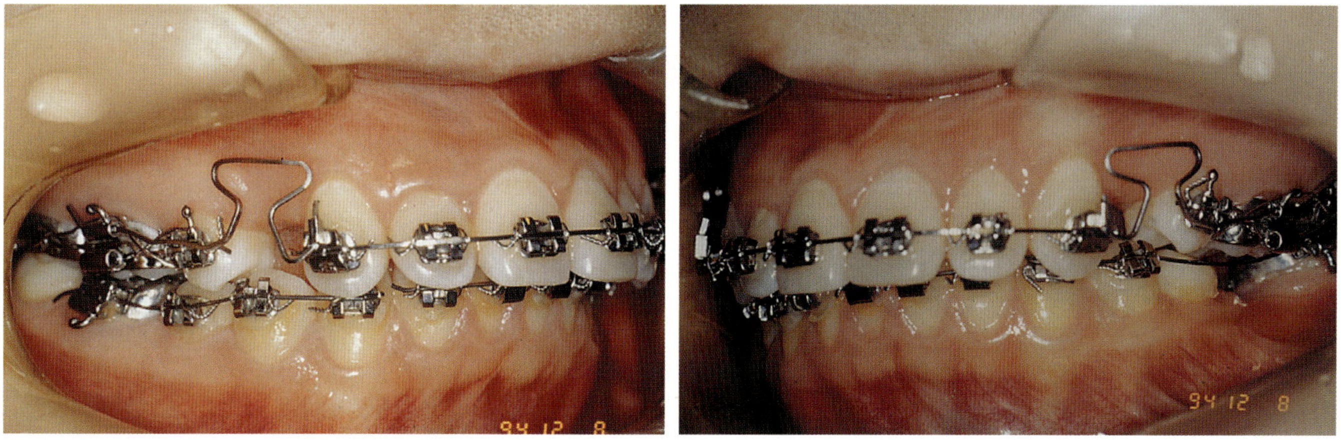
B

그림 9-9. 분절호선법(Segment arch technique)에 의한 발치 공간의 폐쇄.

A
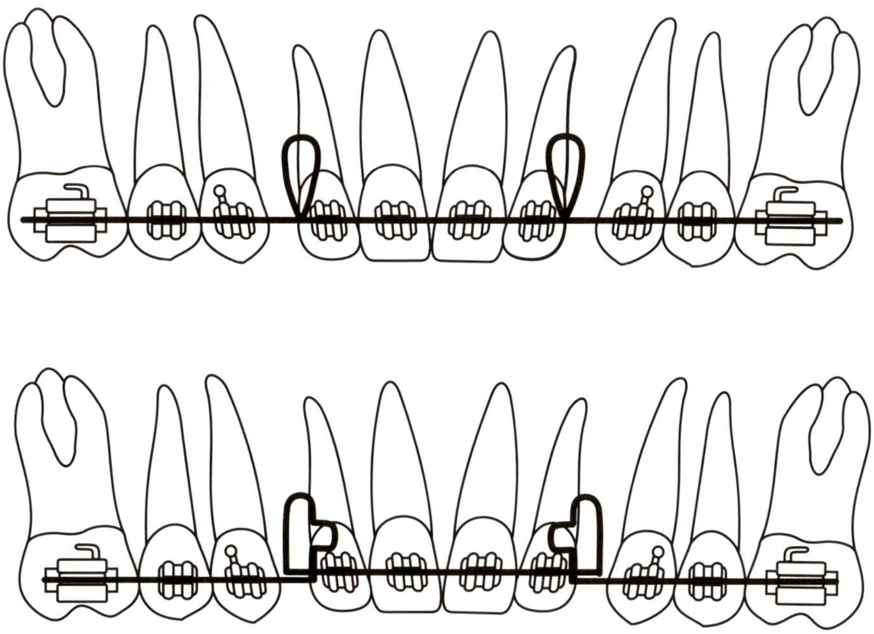
B

그림 9-10. 루프의 위치(견치의 단독견인 후 4전치를 견인하는 경우). A, Bull loop의 위치는 측절치 브라켓 원심에서 1~2mm 정도 떨어진 곳에 부여한다. B, Combination loop의 위치는 측절치 브라켓의 원심에서 3~4mm 정도 떨어진 곳에 부여한다.

운 호선은 피하는 것이 좋다. 그러므로 22 슬롯을 사용하기보다는 18 슬롯을 사용하여서 두꺼운 호선은 피한다. 활주법에서는 견인 시 마찰에 의하여 소실되는 견인력이 상당하지만 루프에 의한 방법은 이러한 힘의 소실이 없으므로 적용되는 전체 견인력은 적은 양이다. 그리고 gable bend를 이용하여 전방과 후방 부위에 moment를 부여할 수 있고 또 경우에 따라 차등적인 moment를 부여할 수 있다. 이러한 이유로 루프 방법은 고정원의 보강과 유지에 활주법보다 유리하다.

활주법에 의하면 후방견인 시 과개교합에 대한 조절이 거의 미미하지만, 루프법에서는 적절한 디자인을 부여하여 전치의 후방견인과 함입을 동시에 시행할 수 있는 장점도 있다(표 9-1).

표 9-1. 공간폐쇄시 사용되는 활주법과 루프법의 비교.

활주법	루프법
고정원 소실이 잘된다	고정원 보존이 유리하다
마찰이 생기므로 견인력을 많이 주어야 한다	마찰이 없으므로 치아이동에 필요한 견인력만 주면 된다
Heavy interrupted force에 의한 치아의 이동	light continuous force에 의한 치아의 이동
Moment의 조절이 불리하다	Moment를 적절히 부여해 줄 수 있다
사용이 간편하며 실패의 위험이 적다(fail-safe)	적절한 조절이 안되면 치아의 위치가 엉뚱하게 변할 수 있다
중등도 이하의 고정원 증례에서 사용하기 적합하다	고정원을 최대로 보존하려는 증례에서 사용하기 적합하다

참고문헌

1. 박영철, Burstone CJ: 최신 교정치료학(Segmented arch techique), 지성출판사, 2판, 1995.
2. Burstone CJ: The segmented arch approach to space closure, Am J Orthod 82:361-378, 1982.
3. McLaughlin RP, Bennett JC: Orthodontic treatment mechanics and the preadjusted appliance, Wolfe Publishing, 1993.
4. Nanda R: Biomechanics in Clinical Orthodontics Saunders, 1997.
5. Proffit WR: Contemporary Orthodontics, Mosby, 1993.
6. Qinn RS, Yoshikawa DK: A reassessment of force magnitude in orthodontics Am J Orthod 88:252-260, 1985.

10 교정치료에서의 생역학

용어 설명

- 질량중심(center of mass)
- 저항중심(center of resistance)
- 회전중심(center of rotation)
- 모멘트(moment)
- 힘(force)

일반적인 생역학의 개념

치아이동의 형태

- 경사이동
- 치체이동
- 치근이동
- 회전이동

모멘트/힘의 비율(M/F ratio)

모멘트/힘 비율의 조절

재료에 대한 고려

- 응력(stress)
- 변형(strain)
- 비례한계(proportional limit), 탄성한계(elastic limit) 및 항복강도(yield strength)
- 최대인장강도(ultimate tensile strength)
- 견성(stiffness)
- 범위(range)
- 강성(resilience)
- 성형성(formability)
- 교정용 호선으로서 이상적인 조건
- 교정용 호선의 재료에 따른 분류

장치 설계 시 고려사항

용어 설명

질량중심(center of mass)

물체의 한 점(single point)에 힘이 작용하여 자유 물체(free body)가 회전 없이 직선운동을 하게 될 때 이 점을 질량중심이라 한다(그림 10-1).

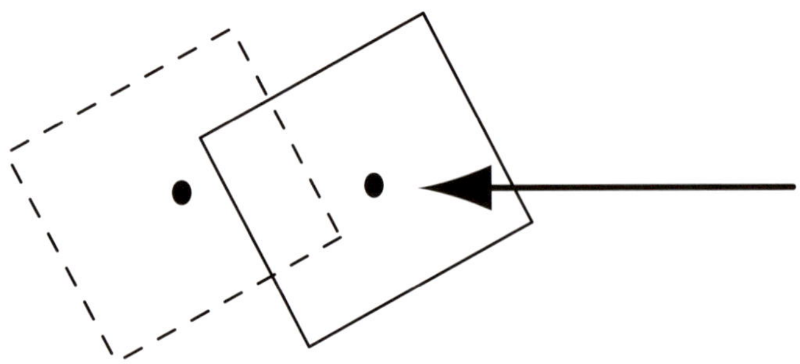

그림 10-1. 질량중심.

저항중심(center of resistance)

치아는 치주조직에 의하여 운동이 제한을 받으므로 질량중심을 그대로 치아에 적용시킬 수는 없다. 치아처럼 운동이 제한된 경우 힘이 적용되어 그 물체가 회전 없이 직선 운동할 때 힘이 작용된 점(single point)을 저항중심이라 한다. 치아의 저항중심은 치근의 길이와 형태, 치근의 수, 치조골의 높이에 의하여 영향을 받기 때문에 모든 치아에서 일정하지는 않다. 일반적으로 정상적인 치조골 높이를 가지는 단근치에서의 저항중심은 백악법랑경계(CEJ)에서 치근첨 쪽으로 1/4~1/3되는 위치에 있다. 구치의 저항중심은 분지부(furcation area)에 있고 상악골의 저항중심은 orbitale의 약간 하방에 있다(그림 10-2, 10-3).

회전중심(center of rotation)

힘이 적용되어 치아가 회전할 때 회전의 중심을 나타내는 용어이다. 한 물체에서 항상 일정한 저항중심과는 달리 물체에 가해지는 힘의 적용점이 어디인지에 따라 회전중심은 변한다. 그리고 이 적용점에 가해지는 모멘트의 양에 의하여 회전중심의 위치는 달라진다(그림 10-4).

모멘트(moment)

물체의 저항중심 이외의 지점에 힘(교정력)이 가해졌을 때 물체가 회전하려는 경향을 말한다. 모멘트의 크기는 힘의 크기와

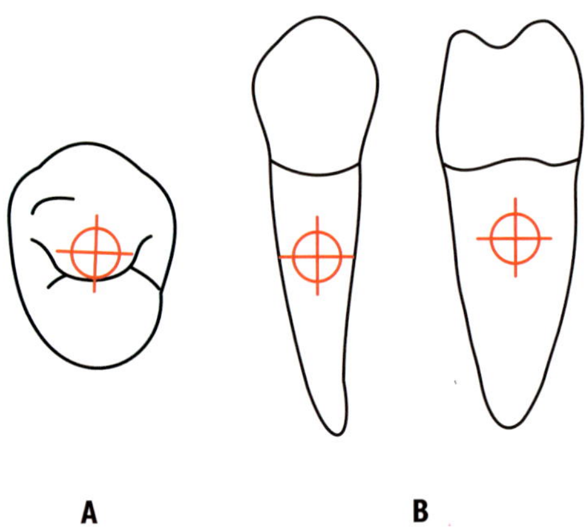

그림 10-2. 소구치의 저항중심. A, 교합면에서의 저항중심. B, 측면에서의 저항중심.

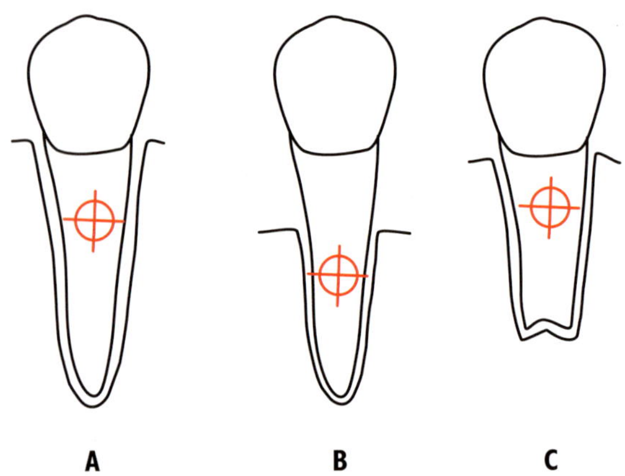

그림 10-3. 치조골의 높이와 치근 길이에 따른 저항중심의 위치 변화. A, 정상인 경우. B, 치조골의 높이가 감소된 경우(낮아진 저항중심). C, 치근이 짧아진 경우.

작용선(line of action)에서 저항중심까지의 수직거리를 곱한 값이다. 즉 모멘트=힘×수직거리이며, 단위는 g.mm이다(그림 10-5, 10-6).

힘(force)

교정영역에 사용되는 힘은 크기와 방향성을 갖고 있는 벡터를 말한다.

벡터는 힘의 크기, 힘의 작용방향, 힘의 작용점에 의하여 결정된다(그림 10-7).

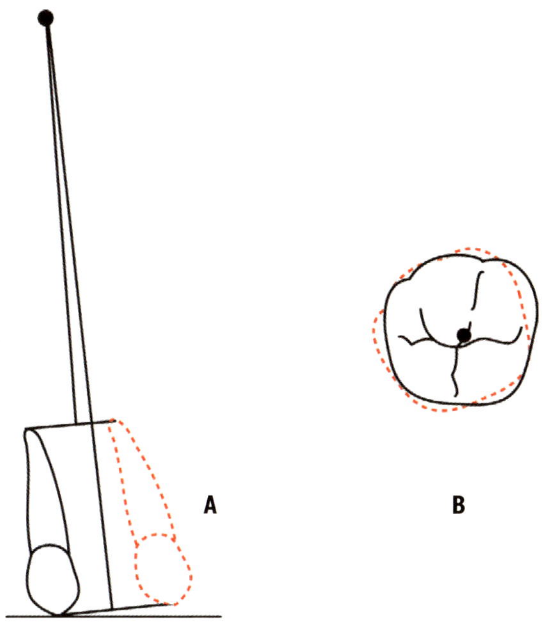

그림 10-4. 회전중심. A, 조절성 경사이동이 일어날 때 회전중심의 위치. B, 교합면에서의 구치의 회전중심.

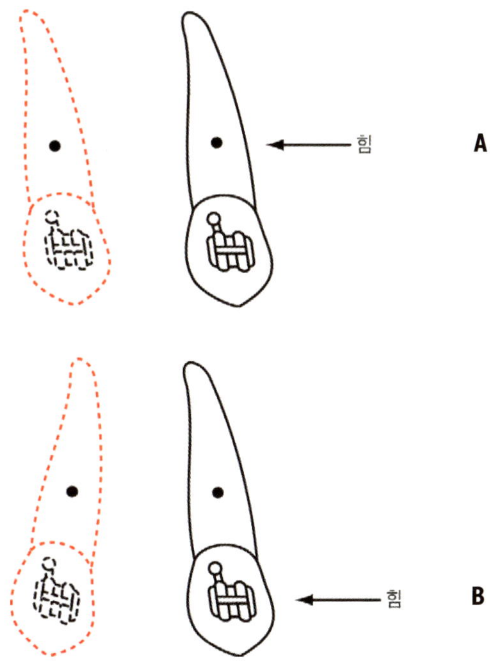

그림 10-5. 저항중심의 위치와 가해지는 힘의 위치. A, 저항중심에 힘이 가해지면 치체이동이 일어난다. B, 브라켓에 힘만 가하면 경사이동이 일어난다.

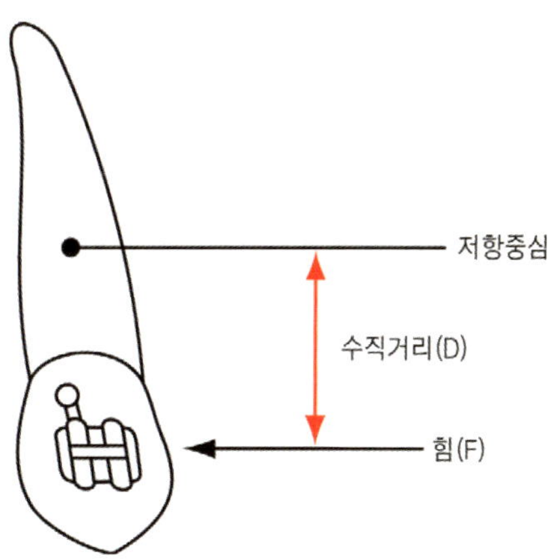

그림 10-6. 모멘트=가해지는 힘(F)×저항중심과 가해지는 힘과의 수직거리(D).

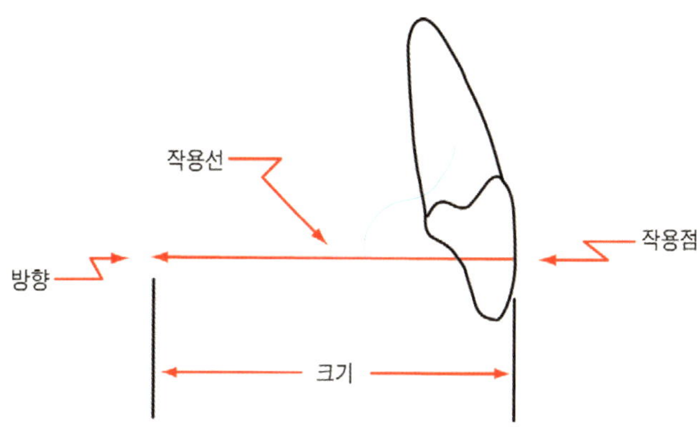

그림 10-7. 벡터는 작용 전에 힘의 크기 및 방향으로 결정되며, 힘은 백터로 표시될 수 있다.

일반적인 생역학의 개념

원하는 치아이동을 얻기 위해서는 적절한 design과 force system을 가진 장치의 사용이 필수적이다. 적절한 치아이동을 위해서는 다음의 세 가지 요소를 함께 적용할 수 있어야 한다.

1. 힘의 크기
2. 모멘트/힘의 비율
3. 힘의 지속성(consistency)

이러한 세 가지 요소가 적절히 조절될 수 있을 때에 가장 바람직한 치아이동이 일어나며 이러한 힘의 체계를 최적의 힘 체계(optimal force system)라 한다.

치아이동의 형태

경사이동(tipping movement)

치근부보다 치관부가 더 많이 이동하는 치아이동 형태이다. 교정치료 시 단순히 수평적 교정력만을 치관부에 가한다면 주로 경사이동이 일어난다.

비조절성 경사이동. 치관부에 수평력을 가함으로써 치관과 치근첨은 반대 방향으로 움직인다. 이는 교정치료에서 대부분 바람직하지 않은 경우이다.

조절성 경사이동. 치관부에 수평력을 가하면서 약간의 모멘트를 부여하여 치아의 회전중심을 치근첨 부위에 위치하게 하는 경우이다.

치체이동(bodily movement)

치근첨과 치관 부위가 동일한 방향과 동일한 거리로 이동할 때 일어난다. 치아에 작용하는 수평력이 저항중심에 가해지면 이러한 형태의 치아이동이 일어나지만 실제로는 교정력을 이 부위에 가하기 어려우므로 브라켓이 부착되는 치관 부위에 교정력을 가하고 이 부위에 상당량의 모멘트를 추가함으로써 이를 얻을 수 있다.

치근이동(toot movement)

주로 치근 부위의 이동만을 원하는 경우에 사용되며 브라켓에 많은 모멘트를 부여함으로써 이를 달성할 수 있다.

회전이동

짝힘을 이용하여 얻을 수 있으며 다른 방향의 치아이동 없이 회전만 일어난다(그림 10-8).

모멘트/힘의 비율(M/F ratio)

치관에 가해지는 모멘트와 힘의 비율을 조절하면 치아의 회전중심이 변하여 여러 가지 형태의 치아이동이 일어난다(표 10-1).

모멘트/힘 비율의 조절

치관에 수평력(F)을 가하면 치아의 저항중심에서 일정한 거리(D)가 떨어진 곳에 힘이 가해져 힘(F)×거리(D)에 해당하는 회전력(모멘트, moment)이 발생한다.

이러한 회전력에 의하여 치아는 치관과 치근이 반대로 움직이는 비조절성 경사이동을 하게 된다. 이러한 회전력에 반대되는 모멘트(counter-moment)를 부여해서 치아이동을 조절할 수 있다. 실질적으로 브라켓에 토오크 부여량을 증가시키거나 루프를 사용하는 경우에 루프 전후방에 벤드(gable bend)를 부여하여 이를 조절할 수 있다(그림 9-8 참조).

재료에 대한 고려

교정치료에서는 힘을 전달하기 위하여 여러 종류의 호선이 다양한 형태로 사용된다. 적절한 호선의 선택과 이의 디자인은 교정치료에서 매우 중요하다고 할 수 있다. 재료의 성질을 나타내는 곡선으로는 응력-변형 곡선(stress strain curve)과 부하 변형량(load deflection curve) 곡선이 있다.

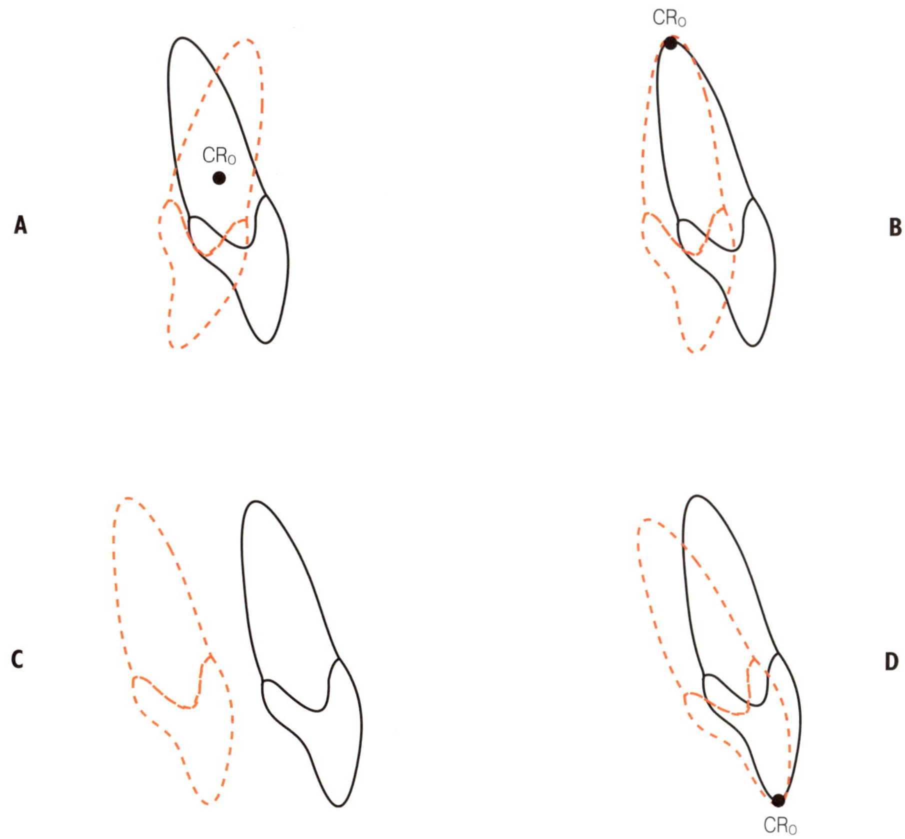

그림 10-8. 치아이동의 형태. A, 비조절성 경사이동. B, 조절성 경사이동. C, 치체이동. D, 치근이동(CR_O: 회전이동).

표 10-1. 치아이동의 형태와 M/F 비율 및 회전중심과의 관계

치아이동의 형태	M/F 비율	회전중심
비조절성 경사이동	0/1	저항중심
조절성 경사이동	5/1~7/1	치근첨
치체이동	10/1	무한대
치근이동	12/1	치관부

거의 동일한 성질을 나타내지만 응력-변형 곡선은 부하에 대한 내적 분배(internal distribution)와 변형량(internal deflection)을 나타내며, 부하 변형량 곡선은 외적인 측정량을 나타낸다(그림 10-9, 10-10).

응력(stress)

물체에 부하(load)가 적용될 때, 적용된 부하의 물체 내에서의 내적 분배를 나타내는 용어로, 단위 면적당 가해지는 힘(force)이다. 즉 가해지는 힘이 동일하더라도 물체의 표면적이 크고 작음에 따라 응력은 변할 수 있다(단위 gm/mm^2).

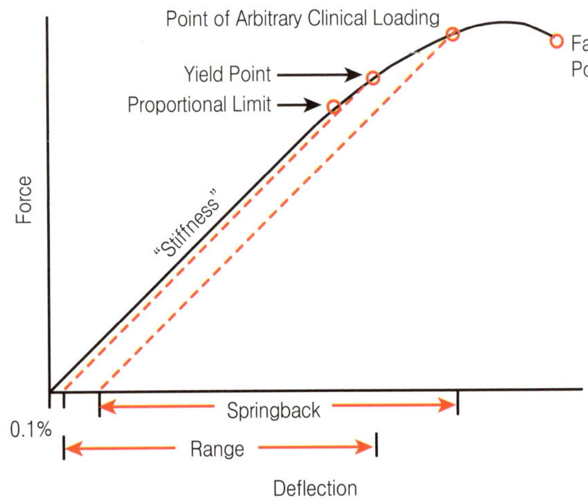

그림 10-9. 교정용 호선 같은 탄성재료의 부하-변형량 곡선(force-deflection curve).

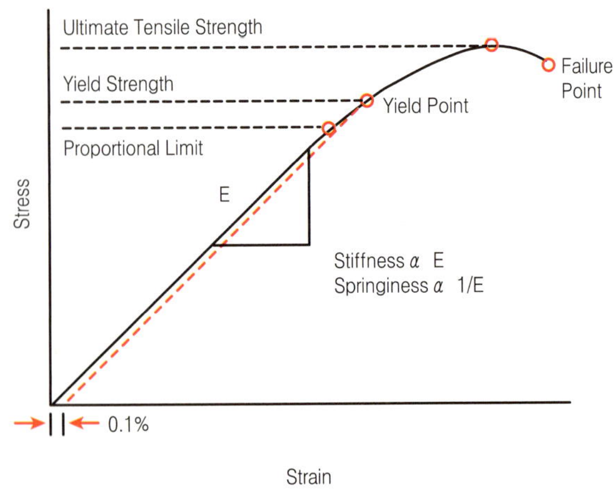

그림 10-10. 응력-변형 곡선(stress-strain curve).

변형(strain)

적용된 부하에 의하여 발생되는 내적인 변형량을 나타내는 말로서 단위길이당 생긴 변형량(deflection)을 말한다.

비례한계(proportional limit), 탄성한계(elastic limit) 및 항복강도(yield strength)

비례한계는 물체에 하중이 가해졌을 때 처음 영구 변형이 일어나는 점이다. 탄성한계는 비례한계와 약간은 다르지만 거의 동일한 의미를 갖는다. 항복강도는 0.1%의 영구 변형이 일어나는 점을 의미한다.

최대인장강도(ultimate tensile strength)

응력 변형곡선에서 최고점을 의미하며, 호선이 발휘할 수 있는 최대의 힘을 말한다.

견성(stiffness)

탄성물체를 변형시키기 위하여 단위길이당 요구되는 힘(force)으로 정의된다. 즉 변형에 저항하는 것으로 탄성(springiness)과 반대되는 의미이다.

탄성 = 1/견성

이는 부하-변형량 곡선(load-deflection curve)의 탄성 부위(elastic limit)의 기울기에 관련된다. 기울기가 수평에 가까울수록 탄성이 증가하며 수직에 가까울수록 견성이 증가한다.

범위(range)

한계를 초과하지 않는 범위에서 탄성체가 얼마나 변형될 수 있는가를 나타내는 것으로 교정용 호선에서 한 번의 조절(activation)로 치아가 얼마나 이동되는지를 알 수 있다.

강성(resilience)

응력-변형 곡선에서 비례한계까지의 아랫부분의 면적으로 호선의 에너지 저장 용량을 말한다.

성형성(formability)

와이어가 부러지기 전까지 견뎌 낼 수 있는 영구 변형의 양이다.

교정용 호선으로서 이상적인 조건

1. 높은 강도. 쉽게 파절되지 않아야 한다.

2. 낮은 견성. 과도한 힘이 발생되지 않아야 한다. 교정용 호선을 activation시킬 때 activation양이 약간 차이가 나더라도 발생되는 힘의 차이가 많지 않아야 하며 deactivation되면서 급격한 힘의 소실 없이 거의 일정한 힘을 발휘하는 것이 유리하다.
3. 큰 범위. 충분한 힘을 가하여도 영구 변형 없이 기능해야 한다.
4. 높은 성형성. 영구 변형이 일어난 후에도 쉽게 파절되지 않아야 한다.
5. 용접(welding)이나 납땜(soldering)이 용이해야 한다.

교정용 호선의 재료에 따른 분류

1) 강철(stainless steel) 호선

보통의 스테인리스강은 강도가 높고 탄성은 낮으며 적절한 stiffness를 갖는다.

2) 엘지로이(elgiloy) 호선

이 호선은 크롬과 코발트가 주성분인 금속으로서 스테인리스강에 비해 강도는 약하나 탄성이 우수하며 구부리기가 쉽다. 또한 열처리에 의해서 강도가 증가되는 장점이 있다. 그러나 stiffness는 스테인리스강과 비교하여 큰 차이가 없다.

3) TMA(Titanium Molybdenum Alloy) 호선

티타늄과 모리브데늄이 주성분인 beta-titanium 계통의 합금으로서 스테인리스강과 니켈티타늄의 중간 정도의 물리적 성질을 갖고 있다. 열처리를 할 필요가 없다.

4) 니켈티타늄(NiTi) 호선

형상기억합금의 대표적인 상품으로서 니켈과 티타늄이 주성분이다. 강도가 약하나 탄성이 우수하여 영구 변형이 거의 일어나지 않는 우수한 성질이 있으며 원래의 형태를 기억하는 특징과 초탄성(super-elasticity)을 가지고 있어서 주로 치료의 초기인 배열(alignment)과 레벨링(leveling) 단계에 많이 사용된다. 단점으로는 구부리기가 어렵다.

장치 설계 시 고려사항

대부분 이상적인 교정력이란 작은 힘이 지속적으로 발휘되는 상태(light and continuous force)를 말한다. 그리고 앞에서 언급한 이상적인 호선의 조건을 만족하기 위하여 여러 가지 종류의 호선이 개발되었고 그 외의 부가적인 노력이 시도되었다.

호선의 단면적 변화

호선의 단면적을 2배 증가시키면 강도는 8배 증가되고, 견성은 16배 증가되고, 탄성은 1/16으로 감소하며, 범위는 1/2로 감소한다.

호선의 길이 변화

호선의 길이가 증가하면 강도는 반비례, 탄성은 세제곱으로 증가, 범위는 제곱으로 증가한다. 이러한 호선의 길이 변화는 호선에서 루프의 첨가와 브라켓 간 거리를 증가시킴으로써 이러한 효과를 얻을 수 있다.

니켈티타늄 호선과 베타 티타늄 호선의 사용

호선의 단면적의 변화나 길이의 증가에 대한 노력 없이도 작고 지속적인 힘의 발휘가 가능한 장점도 있지만 국소적으로 이소맹출(ectopic eruption)된 치아의 배열에 이런 호선을 사용하면 인접치아의 위치 안정성에 문제가 생기므로 강철 호선에 루프나 헬릭스(helix)를 부여하여 이러한 효과를 얻는 것이 유리할 수도 있다(그림 6-1, 6-2 참조).

참고문헌

1. 박영철, Burstone CJ: 최신 교정치료학(Segmented arch techique), 2판, 지성출판사, 1995.
2. 전국 치과대학 교정학 교수협의회: 치과교정학, 지성출판사, 1998.
3. Burstone CJ: Modern edgewise mechanics & the segmented arch

technique, Ormco, 1995.

4. Graber TM, Vanasdall RL: Orthodontics Current principles and technique, Mosby, 1994.

5. Nanda R: Biomechanics in Clinical Orthodontics Saunders, 1997.

6. Tanne K, Sakuda M, Burstone CJ: Three-dimentional finite element analysis for stress in the peirodontal tissue by orthodontic forces Am J Dentofacial Orthop 92:499-505, 1987.

11 교정치료에서의 마무리

마무리 치료의 시기

발치를 통한 교정치료에서 발치 공간이 거의 폐쇄되고 구치와 견치의 관계가 제 I 급 관계를 달성한 후, 혹은 비발치 치료에서 크라우딩을 제거한 후 공간에 대한 문제가 해결되면 치아 간의 긴밀한 교합을 완성하는 동시에 심미적, 안정적, 기능적 결과를 확보하고 유지하려는 시기가 교정치료에서의 마무리 시기이다. 이를 위해서 마무리 단계에서 고려해야 하는 사항으로는 치근의 평행성 확보, 올바른 토오크(torque) 확보, 치관의 올바른 경사도(tip) 확보, 미세한 교합의 증진, 변연융선의 일치 확보, 잔여 성장에 의한 수직적, 수평적 전후방적 회귀 방지, 연조직에 의한 회귀 방지, 치아 크기의 부조화와 치아 형태의 부조화 해결, 정중선 일치 확보, 하악의 기능적 운동 확보 등이 있다.

마무리 치료 시 사용하는 주호선

마무리 호선은 각형 호선과 원형 호선으로 나뉜다. 각형 호선은 전치의 토오크 조절, 치근의 평행 조절, 악궁 형태의 조화, 악궁의 전 · 후방 관계의 과수정(overcorrection), 일부 악간 고무줄의 적용을 위하여 사용한다. 이런 과정이 끝나면 원형 호선을 사용하여 여러 가지 수직 형태의 고무줄과 함께 미세한 교합의 정착(settling)을 시도한다.

18 슬롯에서 적절한 각형 호선은 슬롯 크기와 비슷한 17×22mil 혹은 17×25mil 강선재(stainless steel wire)나 동일한 크기의 TMA 호선이 먼저 사용될 수도 있다. 슬롯의 크기와 유사한 각형 호선을 사용함으로써 치근과 치관의 올바른 경사도 확보, 토오크 확립에 효과적으로 작용한다. 그렇지 않으면 브라켓 슬롯과 호선에 의해 부여된 토오크, 경사도 등이 제대로 표현되지 않는다. 원형 호선은 16 강선재(stainless steel wire)가 적당하다.

22 슬롯에서는 슬롯 크기와 유사한 강선재(stainless steel)는 너무 단단하여 위에서 언급한 목표를 달성하기 곤란하다. 그래서 21×25mil TMA가 가장 이상적인 각형 호선으로 추천된다. 동일한 크기의 NiTi 호선이 한 단계 앞서 사용되어도 좋다. 원형 호선으로는 16 혹은 18 강선재(stainless steel wire)가 사용될 수 있다.

마무리 단계에서 고려할 사항

치근의 평행

이 단계에서 치근 평행이 이루어지지 않았다면 브라켓 부착 시의 실수가 가장 흔한 이유이다. 그 다음으로는 발치 공간폐쇄 시 주호선의 휨(arch wire bowing)과 함께 교합평면의 변형이다. 이때 발치 공간을 사이로 치근 평행의 불일치가 나타난다.

Straight wire appliance를 사용할 때 경우에 따라 상악 견치에 과도한 distal root tip이 나타날 수 있어 마무리 단계에 수정이 요구된다. 이런 치근의 평행은 마무리 단계에서 파노라마 방사선사진을 통해 쉽게 알아볼 수 있다(그림 11-1A, B).

원인에 따라 브라켓을 다시 부착하거나 호선에 compensating curve를 부여하거나 개개 치아를 위한 root uprighting spring이나 주호선에 루프를 부여하여 이를 수정할 수 있다.

대부분의 치근 평행을 이루기 위한 과정은 치아의 치관을 분리시키는 방향으로 작용할 수 있으므로 치관의 이동 없이 치근의 이동만을 도모하기 위해서는 마무리 단계에서 치관 부위를 서로 단단하게 묶어 주어야 한다(그림 11-2).

전치의 토오크

돌출된 전치를 발치를 통해 후방견인하다 보면 전치 치근 위치가 상당히 직립되어 있는 경우 혹은 골격성 제 II 급 2류 부정교합에서 전치의 치축 경사도가 지나치게 직립되어 있어 이를 개선할 필요가 있는 경우가 있다. 이를 위해 마무리 단계에서 설측 치근 토오크(lingual root torque)를 부여해야 한다. 사용되는 방법은 주호선을 이용하는 법과 보조 호선을 사용하는 방법이 있다. 어느 방법을 사용하더라도 치근이동보다는 치관이동이 쉽게 일어나므로 이를 방지하기 위하여 주호선의 구치부를 이용하여 전후방을 견고히 잡아 주어야 한다. 주로 결찰법(tie back)이 이런 목적을

A 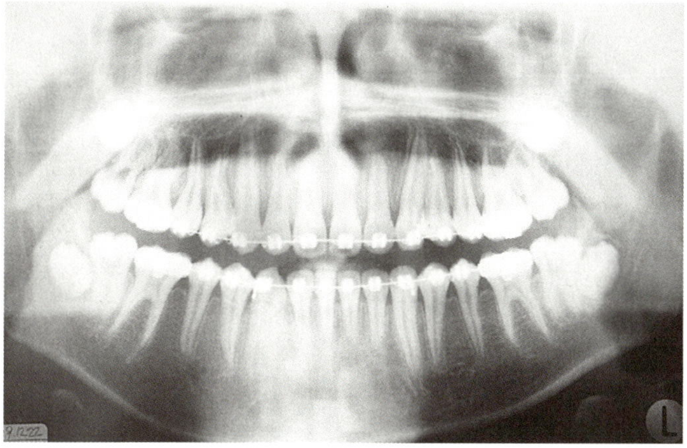 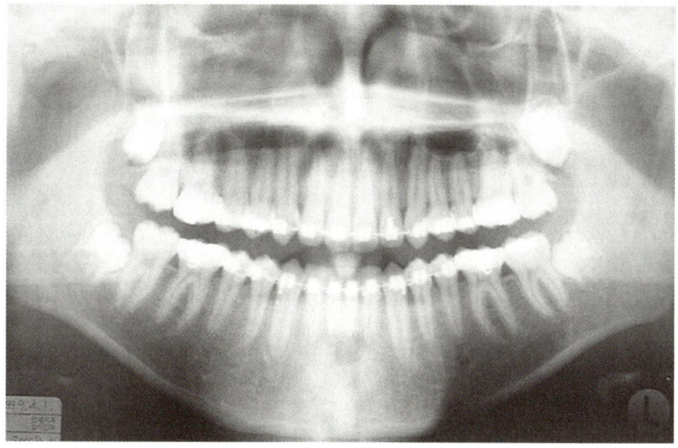 B

그림 11-1. 파노라마 방사선사진을 통한 치근 평행성의 검사. A, 상악 좌측 견치의 치근이 지나치게 원심 경사져 있고, 하악 좌측 제1소구치 치근은 근심 경사를 이루고 있다. B, 상악 우측 측절치가 약간 근심 경사를 보인다.

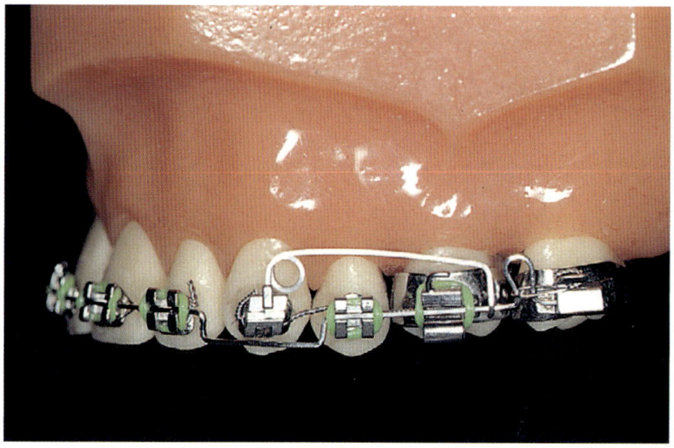

그림 11-2. 견치 직립 스프링(canine uprighting spring). 지나치게 직립된 견치의 치근을 조절하기 위한 17×25mil TMA 치근 직립 스프링.

위하여 사용된다(그림 9-7 참조).

특히 골격성 제Ⅱ급 부정교합의 경우 상악 소구치 발치만을 통한 절충치료를 시행하였다면 마무리 단계에서 상악 전치는 설측 경사지고 하악 전치는 순측 경사져 있는 경우가 있고, 골격성 제Ⅲ급 부정교합의 경우에서는 반대의 경우가 있을 수 있다. 골격성 제Ⅱ급, 제Ⅲ급 부정교합이 항상 이런 것은 아니지만, 마무리 단계에서 이런 양상이 심하다면 제Ⅱ급 부정교합에서는 상악 전치에 설측 치근 토오크를, 하악 전치에 순측 치근 토오크를 추가적으로 부여하는 것이 필요하다. 그러나 토오크를 상실한 다음에는 이를 회복하기가 쉽지 않으므로 치료 초기부터 이를 고려하여 상실을 미연에 방지하는 것이 현명하다(그림 11-3A~C).

주호선을 사용하는 방법은 정상적인 상악 전치의 토오크가 +7° 정도이고, 하악에서는 0° 정도이므로 원하는 방향으로 주호선에 부가적인 토오크를 부여하는 것이다. 이때 브라켓 슬롯과 주호선 간의 크기의 차이가 크면, 이들 사이에 생기는 공간 때문에 호선에 부여된 토오크가 브라켓에 완전히 전달되지는 않으므로 굵은 주호선을 사용하는 것이 유리하다.

그러나 너무 굵은 강선재를 사용하면 브라켓에 호선 삽입이 어렵고 강선재의 특성상 약한 힘을 지속적으로 발휘하기 어려운 단점이 있다. TMA 호선을 사용하면 굵은 호선이 브라켓에 용이하게 삽입되며 지속적인 힘을 발휘하는 장점이 있지만 부가적인 토오크를 추가하기가 쉽지 않다는 단점이 있다.

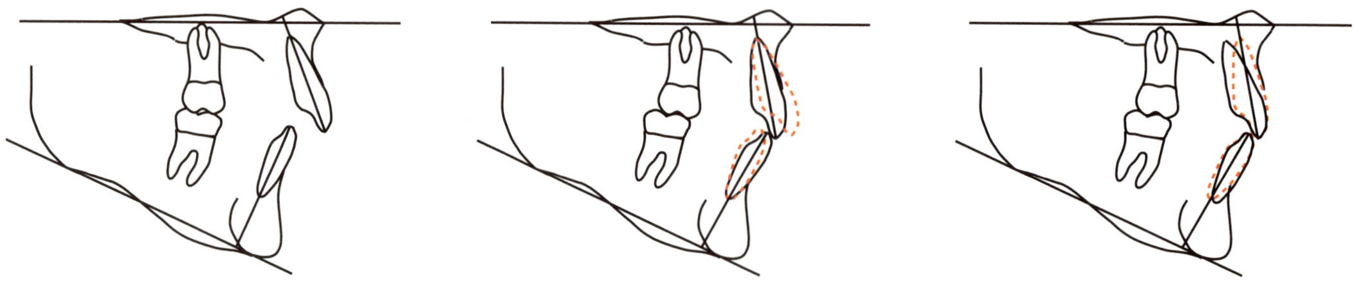

그림 11-3. 상악 소구치 발치를 통한 절충치료로 치료한 골격성 제Ⅱ급 부정교합 환자에서 부가적인 치근 토오크의 부여. A, 치료 전 제Ⅱ급 1류 부정교합 상태. B, 설측 경사진 상악 전치와 순측 경사진 하악 전치(실선: 치아이동 후, 점선: 치아이동 전). C, 부가적인 토오크 부여 후 치아이동(실선: 토오크 부여 후, 점선: 토오크 부여 전).

보조 호선을 사용하여 전치부에 설측 치근 토오크(주로 상악 전치)를 부여하는 방법은 Dr. Burstone 토오크 호선을 사용하는 것이 추천된다. 18, 22 슬롯 브라켓 모두에 사용될 수 있는 방법이다.

기본적 구성은 악궁 내의 치아를 단단히 잡아 줄 수 있는 주호선(18 슬롯에서는 17×25mil 강선재, 22 슬롯에서는 19×25mil 이상의 강선재)이 사용되어야 하며, 사용되는 치근 스프링(root spring)은 18 슬롯에서는 17×25mil TMA를, 22 슬롯에서는 21×25mil TMA 호선을 사용한다. 이 방법은 TMA의 우수한 물리적 성질을 사용하고 브라켓 슬롯과 호선과의 차이가 적은 장점을 이용한다. 또한 TMA를 주호선이 아닌 보조 호선(스프링)으로 사용해서 긴 레버암을 만들어 수직적인 힘은 최소로 하고 모멘트는 크게 함으로써 토오크 부여에 가장 효과적으로 작용시킬 수 있다(그림 11-4A~D).

중심선의 일치

중심선 일치에 앞서 중심선의 설정이 중요하다. 완전히 대칭적인 안모는 없지만 눈동자의 중심선을 수직으로 내린 선과 코, 인중(philtrum) 등을 참고로 안모의 중심선(facial midline)을 설정하고 이와 치열 중심선의 관계를 비교해 보아야 한다. 일반적으로 안모의 심미적 측면에서 상악 치아의 정중선(upper denture midline)은 하악의 그것에 비하여 더욱 중요하다. 그러므로 상악 치아의 정중선은 안모의 중심선과 반드시 일치시키는 방향으로 치료를 해야 한다.

다른 치료와 마찬가지로 치료 초기 단계부터 정중선 일치를 위해 세심한 치료 계획을 세워야 한다. 그렇지 않으면 마무리 단계에서 많은 양(2~3mm)의 불일치는 수정하기 어렵다.

중심선이 마무리 단계에서 일치하지 않는다면 악골의 비대칭, 상하·좌우의 비대칭적인 발치 공간폐쇄, 전치부 치근의 평행성 부족, 치아 크기의 불일치, 하악 전치의 발치 혹은 악궁 내 비대칭적인 발치 등의 원인을 생각할 수 있다. 원인이 악골의 비대칭에 있으면 근본적으로 수술을 통하여 이를 해결해야 하나, 그 정도가 경미한 경우는 절충에 의한 치료를 시행한다. 이때 중심선 형성의 기준은 안모 중심선과 상악의 중심선을 일치시키는 것이 유리하다.

전치의 브라켓 부착에 잘못이 있는 경우는 브라켓의 재부착이 필요하고, 근원심의 한 방향으로 쓰러진 전치부에 의해 생기는 중심선 불일치는 쓰러진 전치를 일으켜 세워야 한다. 그러나 이러한 치료는 공간폐쇄가 거의 완료된 마무리 단계에서는 쉽지 않다.

비대칭적인 발치 공간의 폐쇄는 흔히 악궁 내의 비대칭적인 발치나 비대칭적인 고정원의 소실에 의하여 발생할 수 있다. 이는 치료 중 세심한 관찰을 통해 방지하는 것이 가장 효과적이나 발생된 후 치료를 위해서는 보조 스프링을 이용하는 방법과 비대칭적

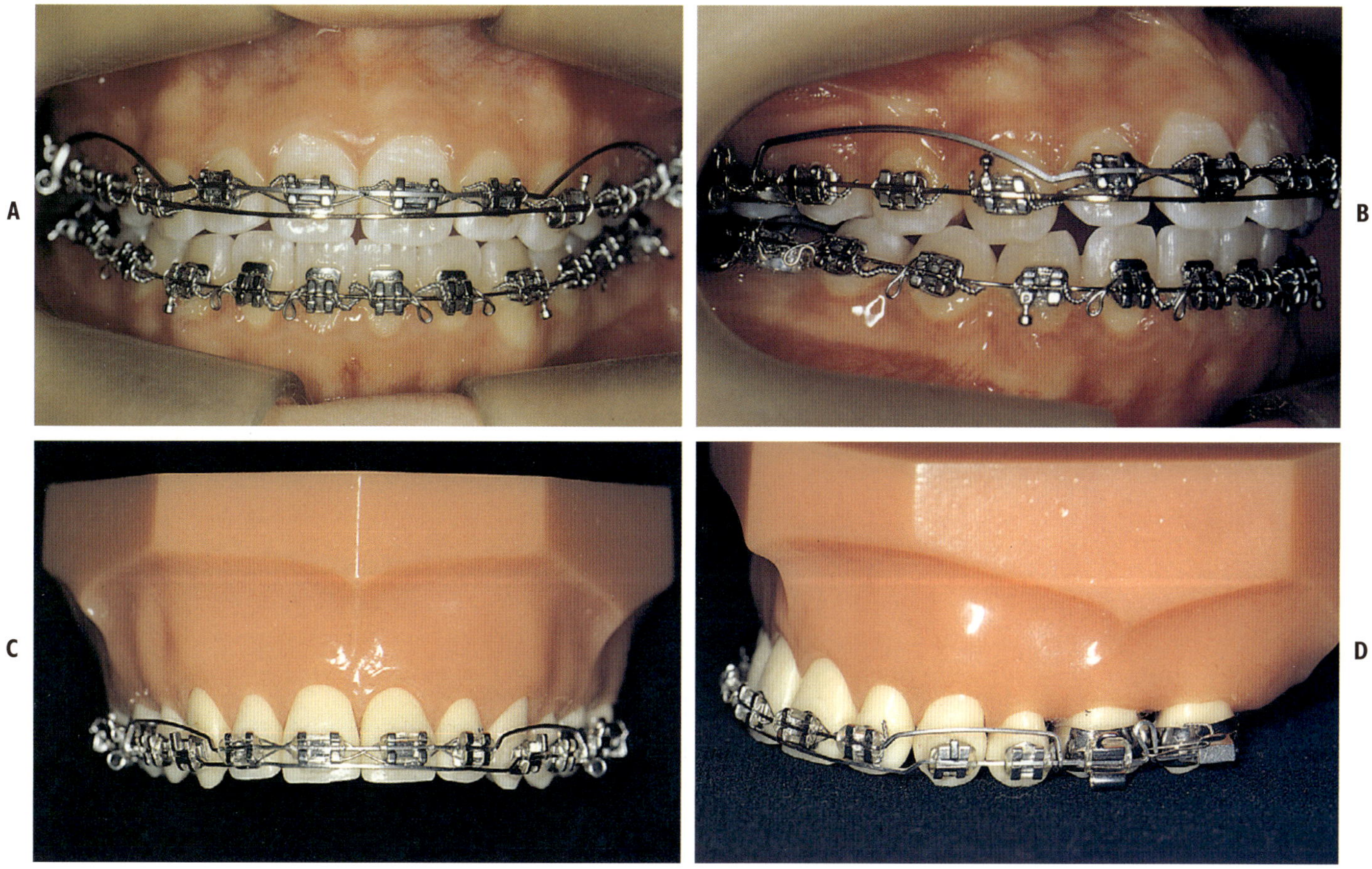

그림 11-4. Burstone의 치근 스프링(root spring, 17×25mil TMA).

인 elastic을 사용하는 방법이 있다(그림 11-5A~D, 11-6A~C).

상악의 고정원 소실 등으로 구치 관계가 제Ⅱ급이면 이곳에 제Ⅱ급 악간 고무줄을 사용하고, 하악 고정원 소실 등으로 구치 관계가 제Ⅲ급이면 제Ⅲ급 악간 고무줄을 사용한다. 제Ⅱ, Ⅲ급 악간 고무줄을 양측에 혼용 혹은 단독으로 사용할 수 있다(그림 11-7).

구치 관계가 Ⅰ급이나 중심선이 불일치한 경우에는 전치부에 cross elastic을 사용할 수도 있다. 이런 elastic을 통한 중심선 수정 시에 주호선은 각형 호선을 사용해야 교합면의 삐뚤어짐 없이 효과를 볼 수 있다. 그러나 발치 공간이 완전히 폐쇄된 이후에 elastic에 의한 중심선 수정은 안정성이 높은 치료가 아니므로 이러한 악간 고무줄의 적용이 효과적이기 위해서는 발치 공간이 완전히 폐쇄되기 전에 적용하는 것이 유리하다(그림 11-7).

치아 크기의 부조화

치료 계획 수립 시에 Bolton ratio를 통해 고려되어야 할 사항이다. 치아 크기가 커서 문제가 되는 경우 법랑질에 한하여 치질의 삭제(stripping, reproximation)를 할 수 있다. 주로 하악 전치에 시행하는데 법랑질 두께의 절반 정도를 근원심면에서 실시할 수 있다.

Sand paper나 high speed bur를 이용하여 시행한 후 그 표면을 매끄럽게 하여 치태침착이나 치아우식을 방지한다. 그런 다음 반드시 불소를 국소도포하고 불소함유 치약의 사용을 권장해야 한다(그림 11-8).

이런 법랑질 삭제는 약간의 크라우딩(crowding)이 악궁에 존재하거나 point contact를 surface contact로 바꾸어 줄 때에도 사용된다. 상악 측절치에서 자주 발견되는 peg lateralis처럼 치아

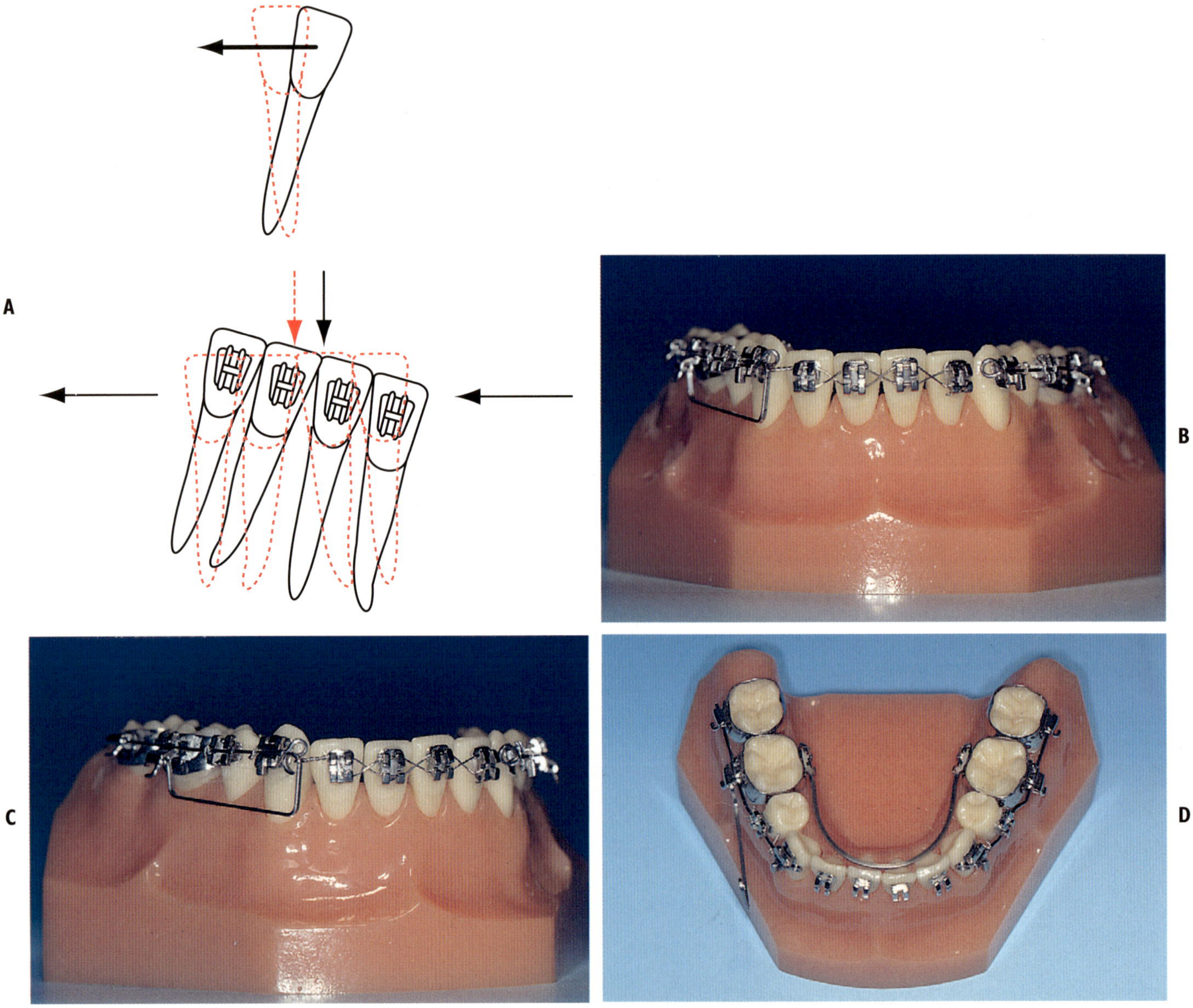

그림 11-5. 중심선 수정을 위한 스프링 1. A, 쓰러진 치아에 측방력을 가하면 올바른 치축을 이루면서 중심선 수정이 가능하다(실선: 이동 전 치아와 중심선, 점선: 이동 후 치아와 중심선). B와 C, 스프링은 탄성이 높은 17×25mil TMA 호선을 사용한다. 쓰러진 전치부에는 010mil 결찰용 호선을 이용하여 연결한다. 비조절성 경사이동이 필요하므로 측방력은 크지 않아야 한다. D, 구치부는 단단한 분절 강철 호선을 적용하고 좌우측을 설측 안정화 호선으로 연결한다.

A

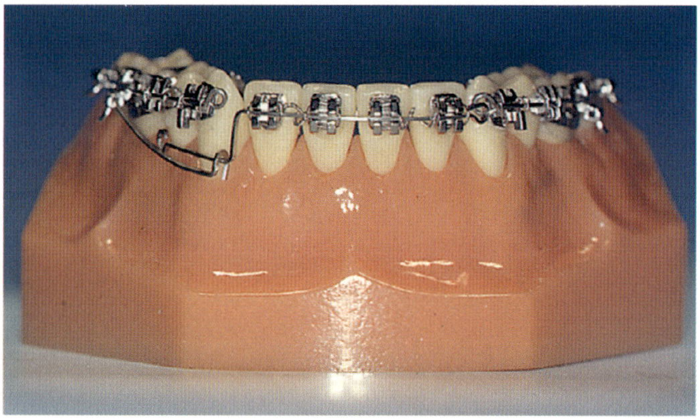

B

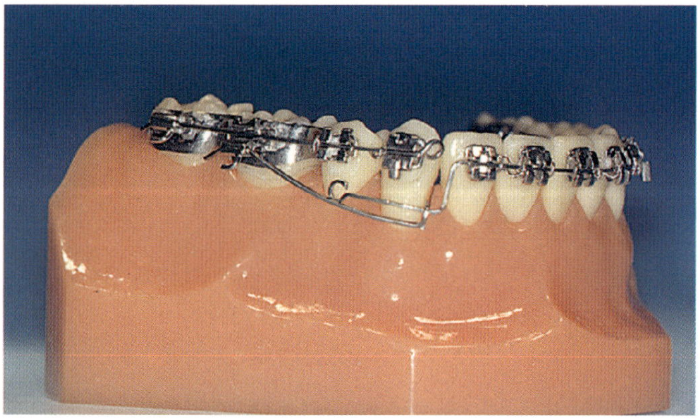

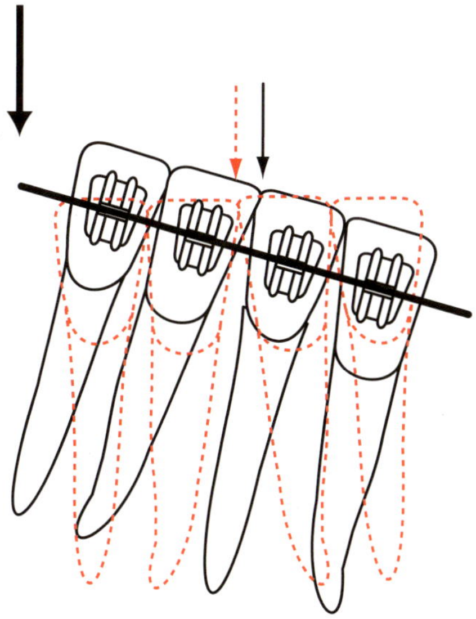

C

그림 11-6. 중심선 수정을 위한 스프링 2. A, B, 스프링은 탄성이 높은 17×25mil TMA 호선을 사용하며, 구치부와 전치부에는 각각 단단한 분절 강선재를 적용하여 가해지는 힘이 해당 치아에 균일하게 전달되도록 해야 한다. 함입에 필요한 힘은 치아당 10~15gm 정도이다. 구치부는 설측 안정화 호선으로 연결한다. C, 쓰러진 치아에 연결된 강선재에 수직력을 가하면 올바른 치축을 이루면서 중심선 수정이 가능하다(실선: 이동 전 치아와 중심선, 점선: 이동 후 치아와 중심선).

A

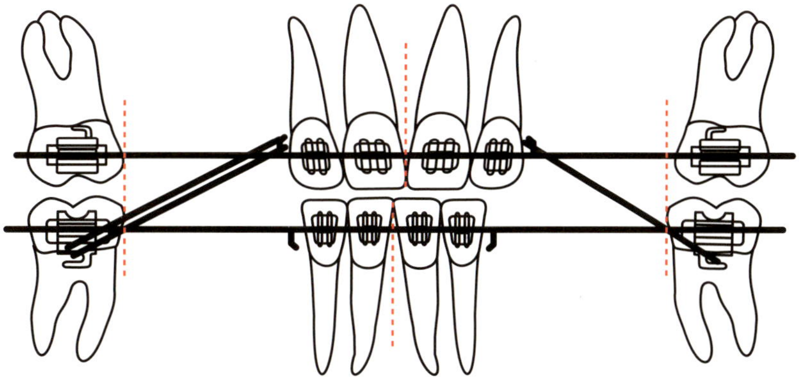

B

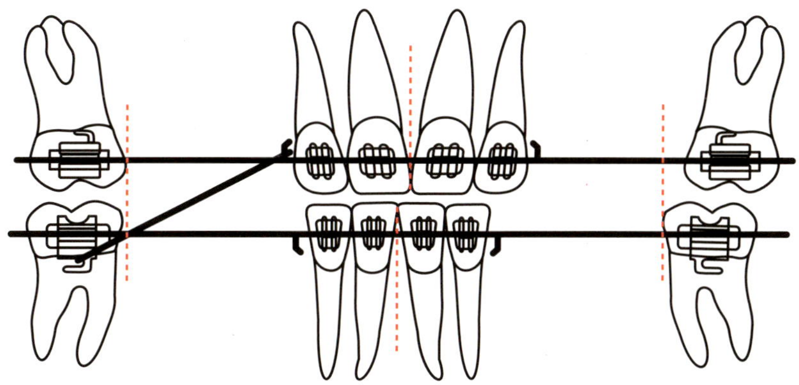

그림 11-7. 중심선 수정을 위한 고무줄의 적용. A, 좌우측 구치 관계가 제 Ⅱ 급 관계를 나타내면서 그림처럼 그 양이 다를 때 우측에는 두 개의 고무줄을 적용시키고 우측에는 한 개의 고무줄을 걸어 준다. B, 우측만 구치 관계가 제 Ⅱ 급 관계를 나타내면 우측에 제 Ⅱ 급 고무줄을 적용한다.

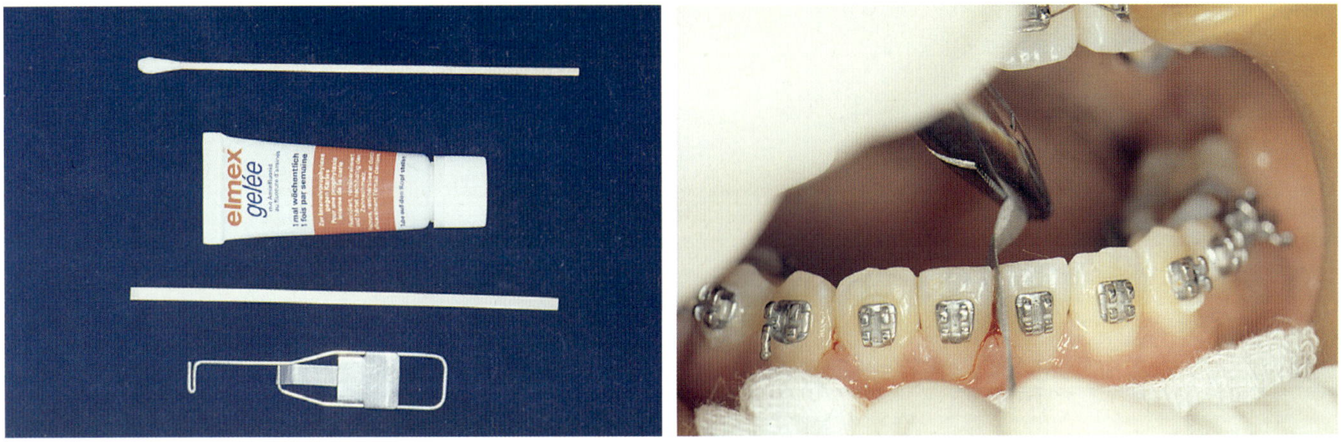

그림 11-8. 치간 치질의 삭제(reproximation, interproximal stripping). A, 사용되는 기구. B, 임상 적용.

크기가 작은 경우에는 치료 종료 시 적절한 간격을 유지한 후, 근원심면에 복합레진을 사용하거나 라미네이트 등을 이용하여 이를 해결하여 준다(그림 11-9A~E).

치관 형태의 이상

파절이나 부적절한 교합에 의하여 치관의 형태가 비정상적인 경우 치료 마무리 단계에서 이를 적극적으로 수정해 줄 필요가 있다. 한편 치료 전 절단면의 마모가 전혀 이루어지지 않아 전치부에서 비정상적인 치관 형태를 보이는 경우도 교정치료가 끝나기 전에 이를 수정해 주어야 한다. 치료 결과로서 가지런한 치아의 배열과 만족스러운 기능을 가지더라도 치관 형태가 적절하지 않다면 결코 이를 아름다운 치열이라 할 수 없기 때문이다. 치관파절 등 수정의 양이 큰 경우에는 보철적인 수복을 고려해야 하나, 미세한 양이면 교정의사가 high speed bur를 이용하여 절단면이나 line angle 부위의 형태를 수정할 수 있다(그림 11-10).

잔여 성장에 대한 고려

골격성 제Ⅱ급 또는 제Ⅲ급 부정교합 환자의 교정치료가 성장기에 종료된 경우 잔여 성장을 고려하여 약간의 과수정(overcorrection)이 이루어져야 한다. 골격성 제Ⅱ급 부정교합 환자에서 edge to edge bite까지 하악이 전방 위치되도록 치료하는 것도 하나의 방법이다.

헤드기어나 악간 고무줄을 사용한 경우 치아에서 단기간 내에 일어나는 1~2mm의 회귀현상을 고려하여 과수정(overcorrection)을 시행해야 한다.

치주 상태의 고려

치료 시작 시에 회전되었던 치아는 회귀 경향이 유난히 강하므로 치료 초기부터 이를 수정해 주어야 한다. 회귀(relapse)의 방지를 위하여 과수정(over-correction)하거나 부가적인 치주수술이 요구된다. 회귀의 주요 원인이 될 수 있는 상치조치은섬유(supracrestal gingival fibers)를 잘라 주어 이 탄성섬유의 재배열을 도모한다(그림 11-11).

Settling 과정

Settling이란?

마무리 치료과정 중에서 최종적으로 교정치료 종료 시 완전한 교합으로 이행되기 위해 치아 간의 긴밀한 교합을 달성하고 하악의 기능적 운동 시 적절한 상태를 형성하는, 즉 교합을 정착시키는 단계이다.

A B C D

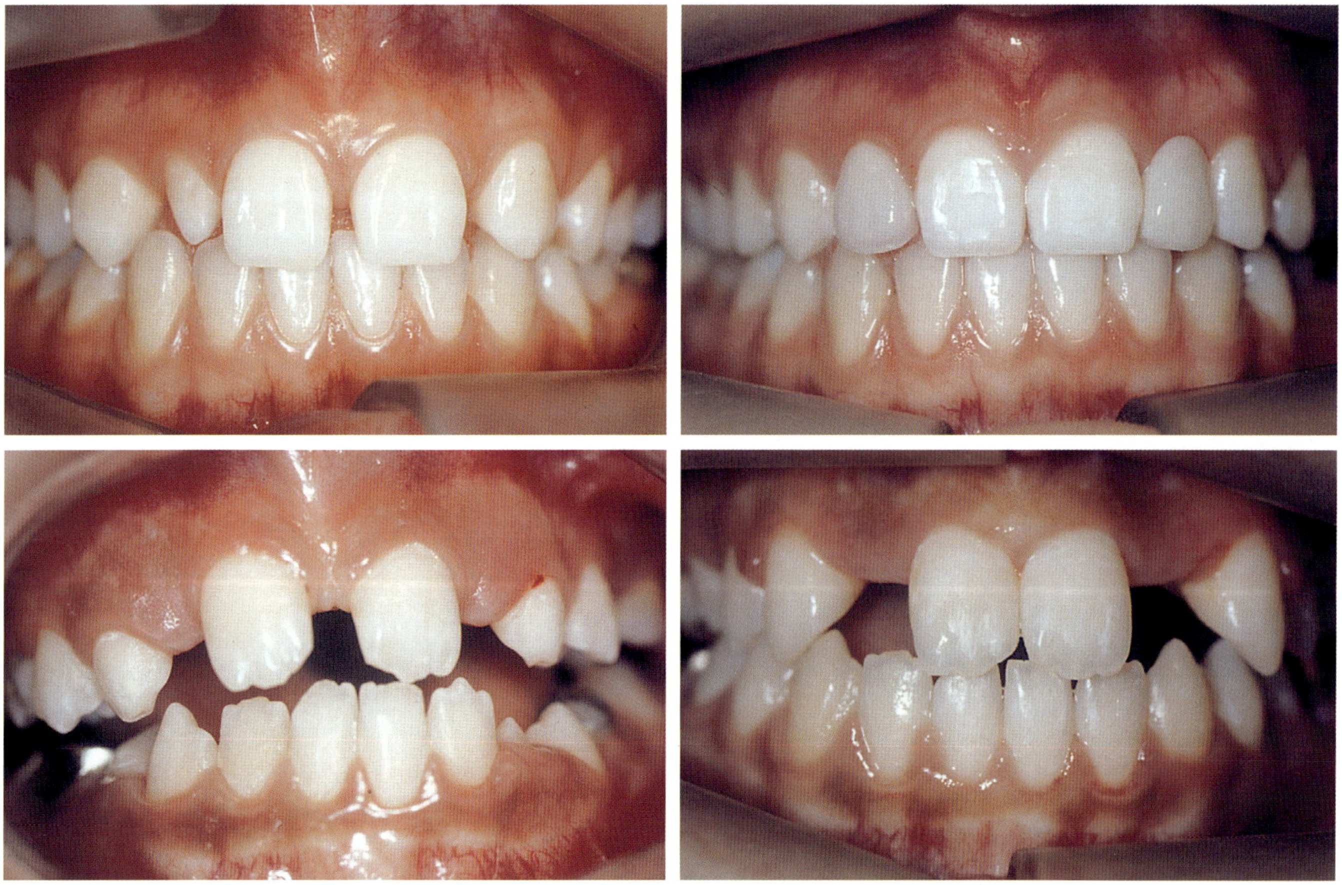

E

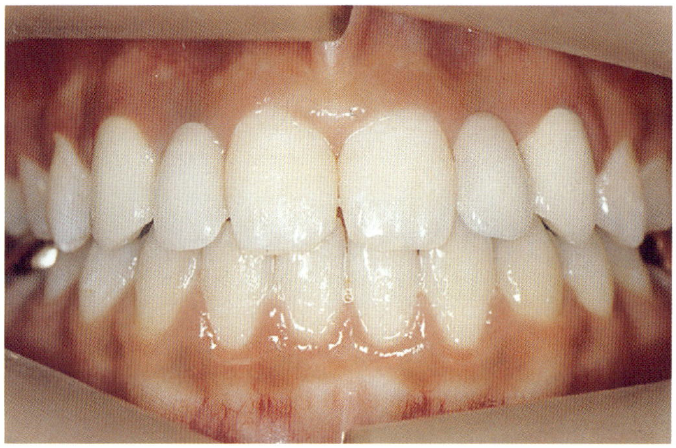

그림 11-9. 왜소한 측절치나 결손된 측절치 공간을 치료 후 수복한다. A, B, 상악 우측 측절치는 왜소하고 좌측 측절치는 결손된 경우로서 치료를 통하여 적절한 공간 배치를 한 후 이를 보철치료로 마무리하였다. C~E, 상악의 양측 측절치가 결손된 경우로서 측절치 공간을 교정치료로 확보하고 이를 보철치료로 마무리하였다.

Settling 방법

이 단계에서는 원형 호선을 사용한다. 18 슬롯에서는 16mil 강선이, 22 슬롯에서는 16, 18mil 강선이 사용될 수 있다. 필요에 따라 약간의 구부림을 부여하거나 여러 형태의 고무줄을 사용하여 긴밀하고 기능적인 교합을 달성할 수 있다.

Settling 시 목표

1. 상 · 하악 전치의 절단면과 순면이 튀어나오거나 들어감 없이 한 면에 놓여야 한다.

   상악 전치의 설면과 하악 전치의 순면이 잘 조화되어 균일한 incisal stop을 형성해야 한다.

A

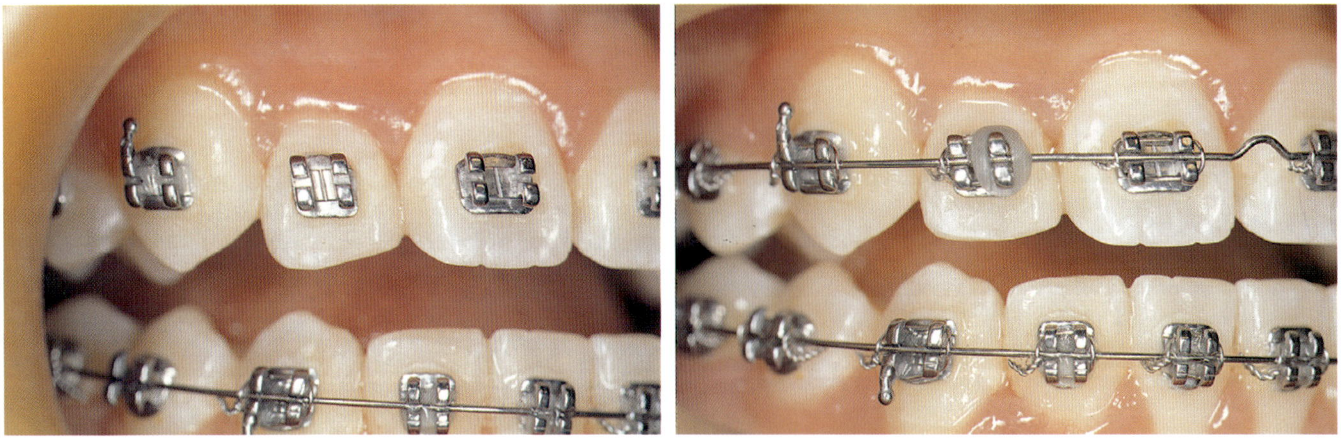

B

그림 11-10. 비정상적인 치관 형태를 보이는 상악 우측 측절치를 치관 삭제(esthetic grinding)를 통하여 정상적인 형태로 만들어 준다.

A

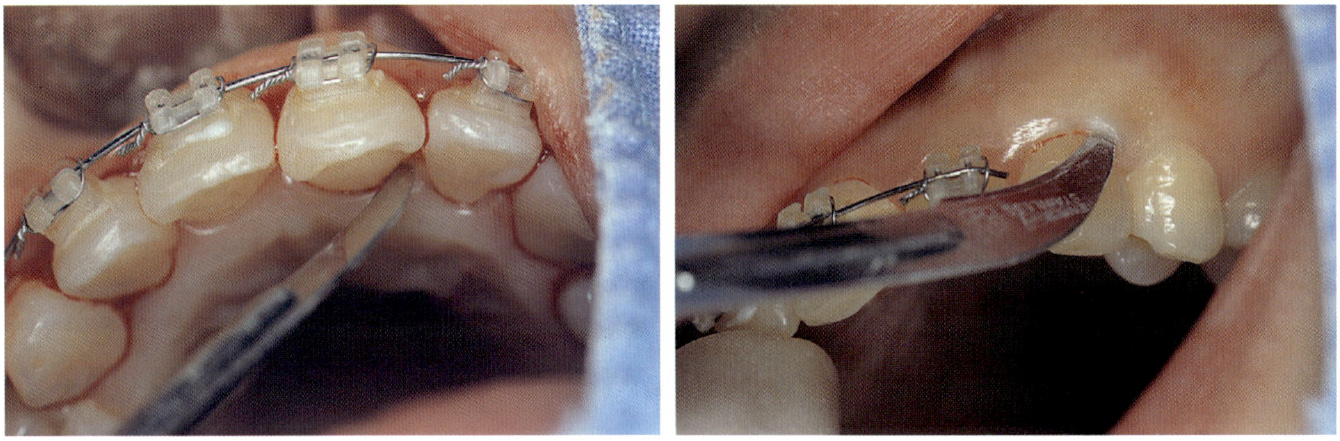

B

그림 11-11. 상치조치은섬유절제술(circumferential supracrestal fiberotomy).

2. 상악 구치의 중심와(central groove)가 한 평면상에 위치해야 한다.
3. 소구치부와 대구치 부위의 변연융선이 동일한 높이에 위치해야 한다.
4. 상악 소구치와 대구치의 협측 교두가 하악 소구치와 대구치의 interproximal embrassure에 위치해야 한다.
5. 상악 제1대구치의 근심협측 교두가 하악 제1대구치의 협측구에 위치해야 한다.
6. 기능적 하악 운동 시 상악과 조화를 이루어야 한다. 즉 측방운동 시 견치에 의해 유도되고 전방 운동 시 전치에 의하여 유도되는 기능성 교합을 달성해야 한다.

Settling 시 고려사항

1) 변연융선의 일치

소구치와 대구치의 변연융선이 동일한 높이에서 유지되어야 하는데 마무리 단계에서 그렇지 못하면 적극적인 수정이 필요하다. 이를 위하여 주호선에 약간의 구부림을 부여하거나 브라켓을 다시 부착하거나 수직 형태의 고무줄을 사용할 수 있다.

2) 수평피개와 수직피개

전치부에서의 수평 · 수직 피개는 2mm 정도가 적당하며 구치부에서의 수평피개는 약간 더 클 수 있다.

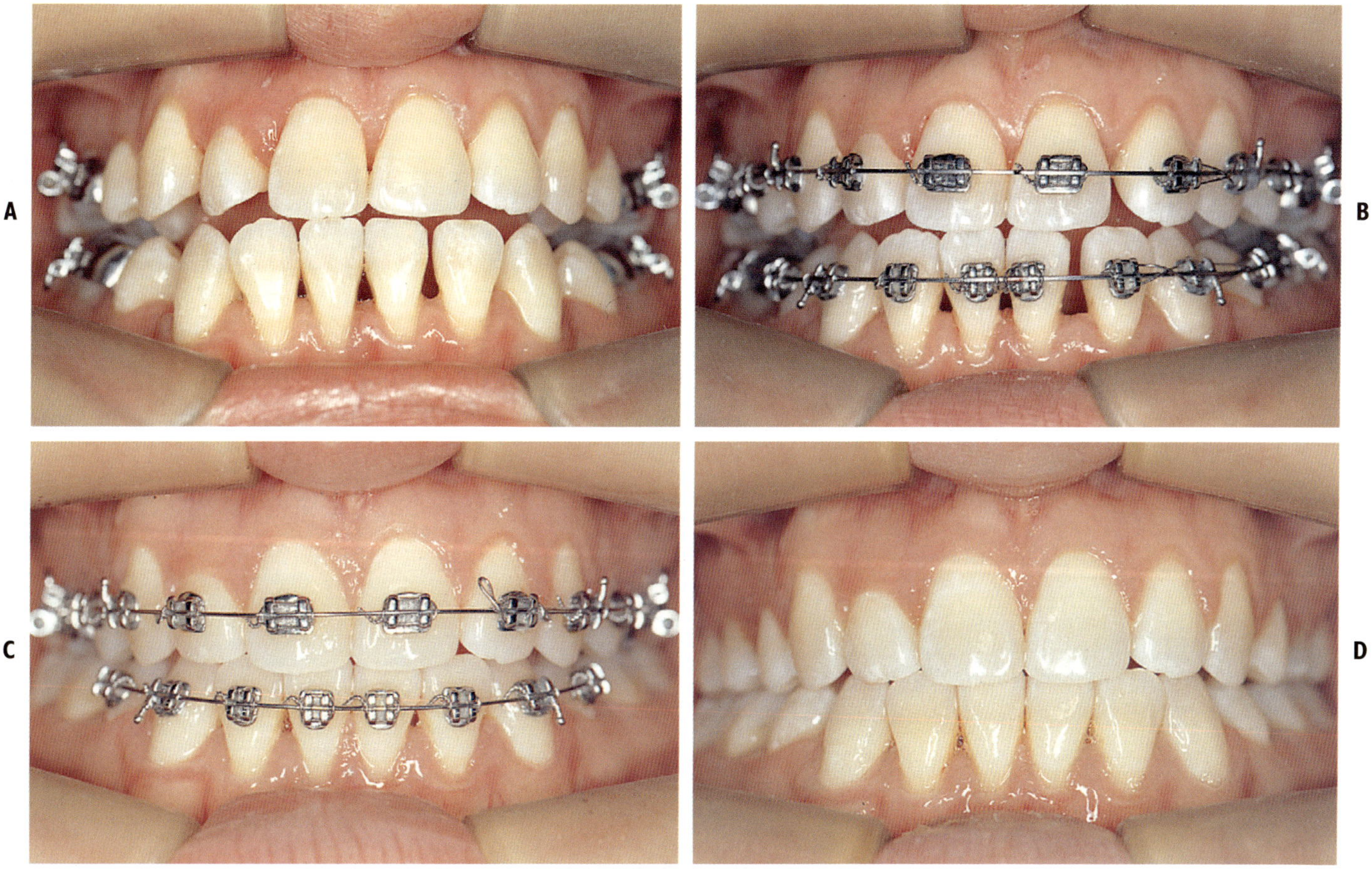

그림 11-12. 치간유두의 상실에 의해 발생된 공간을 치간 치질 삭제로 해소한 경우.

3) 제2대구치에 대한 고려사항

제1대구치의 변연융선과 제2대구치의 변연융선이 일직선상에 위치해야 하며 수직적인 높이의 차이가 없어야 된다. 그러나 약간의 Spee 만곡이 이곳에 존재할 수 있다. 그리고 하악의 측방 운동 시에 이곳에서 교합장애가 없어야 한다.

4) 비정상적인 발치 시 고려사항

상악 소구치만 발치한 경우에 상 · 하악 제1대구치의 교합 관계는 제Ⅱ급 구치 관계를 이루어야 한다. 이러기 위해서는 상악 제1대구치는 근심 회전된 형태로 상악의 중심와가 하악의 중심교두(central cusp)와 교합되어야 한다.

5) 하악 전치를 발치한 경우

상악 전치와 Bolton ratio가 잘 맞지 않고 발치된 공간을 인접치의 치체이동을 통하여 폐쇄하기 어렵다는 단점이 있다. 또 이 부위에 치간골(interproximal bone) 상실로 치은퇴축이 일어날 수 있어 black triangle이 생길 수 있다. 개선 방법으로는 먼저 적절한 브라켓의 재부착과 함께 하악 전치부의 치근 평행도를 향상시키는 것이 필요하다. 상악 전치부의 Bolton ratio가 하악에 비해 크므로 적절한 수직 · 수평 피개교합을 위하여 상악 전치부의 인접면 삭제가 필요한 경우도 있다. 하악 전치부 사이에 발생한 black triangle은 이들 치아의 인접면 삭제(stripping, reproximation)를 통하여 point contact에서 surface contact로 만들어 주면 조금은 개선될 수도 있다(그림 11-12A~D).

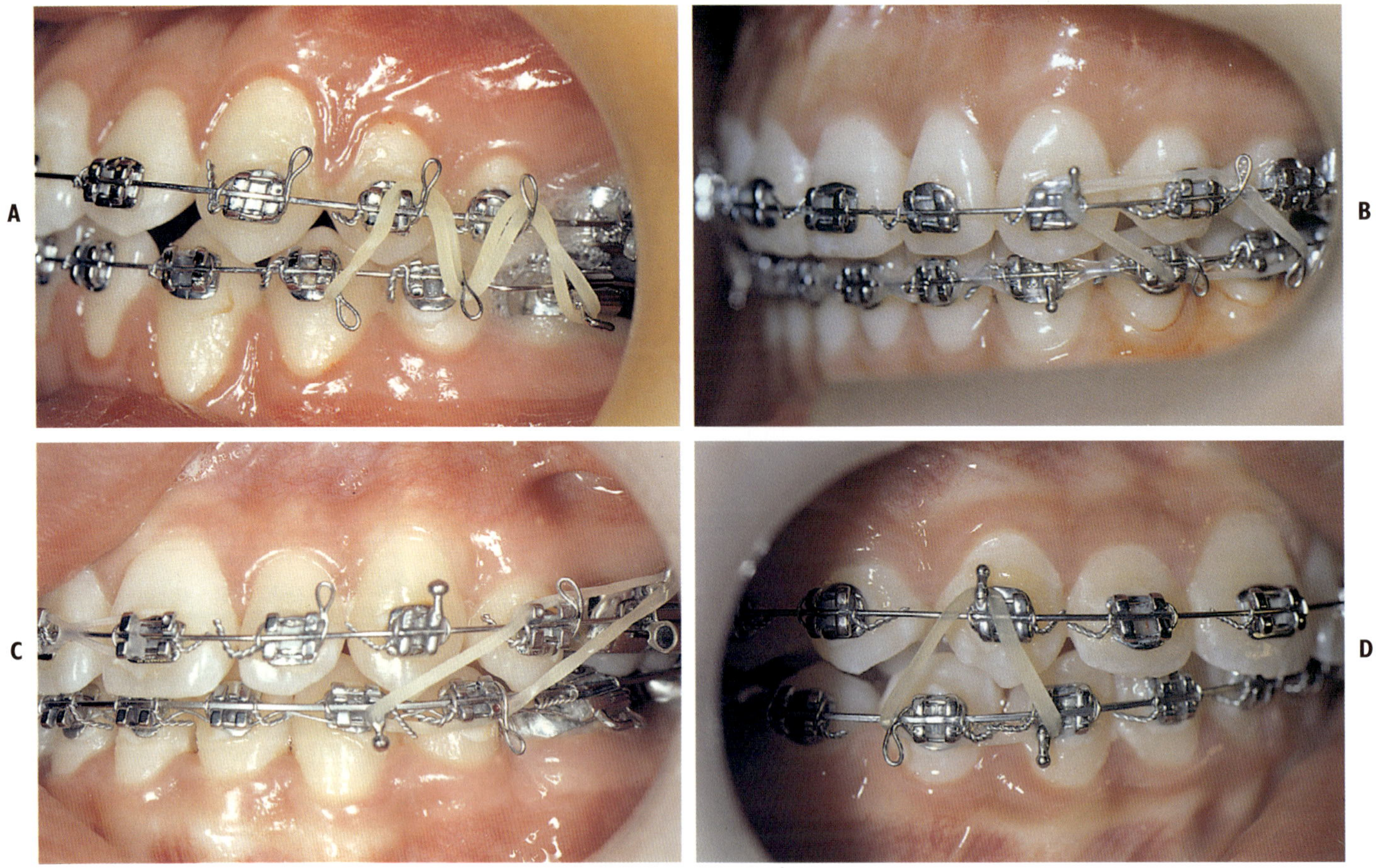

그림 11-13. 마무리 단계에서 긴밀한 교합 형성을 위해 사용되는 다양한 고무줄.

Settling 시 사용되는 고무줄

Settling 시 다양한 형태의 고무줄을 사용하여 긴밀한 교합을 얻을 수 있다. 많은 양의 이동이 일어나야 하는 악궁에는 가늘고 둥근 호선이 유리하고, 이동이 일어나지 않아도 되는 악궁은 각형 호선을 사용하는 것이 유리하다.

가늘고 둥근 호선에 직접 고무줄을 사용할 수도 있고, 견치에서 견치까지는 가는 둥근 호선을 삽입하고 구치부에서 주호선이 제거된 상태로 브라켓에 직접 고무줄을 걸어 사용하기도 한다. 장기간 사용하기보다는 2주 정도 사용하여 settling을 완성한다.

1) Up and down elastic

주로 마무리 치료의 settling 단계에 많이 사용된다. 견치 후방에 주호선을 자른 후 zig-zag 형태로 elastic을 사용한다. Class Ⅱ인 경우에는 W 형태로 사용하고 Class Ⅲ인 경우에는 M의 형태로 사용하는 것이 유리하다. 이 elastic은 소구치부의 교합을 긴밀히 하기 위하여 사용한다.

2) Box elastic

이 elastic 역시 마무리 단계에서 교합을 긴밀히 하기 위하여 전치부, 견치부, 소구치부에 사용되는 elastic이다. 전치부 box elastic은 전치부의 수직피개를 깊게 하기 위하여 사용한다. 견치부와 소구치 부위에 사용되는 lateral box elastic의 경우는 Class Ⅱ, Ⅲ 방향의 vector를 부여할 수 있어 이를 응용한다.

3) Triangular elastic

Box elastic과 비슷하나 교합의 긴밀하지 못한 이유가 상 · 하악 중 한 곳에 있을 때 해당 악궁의 한 치아에 elastic을 걸고 반대 악궁의 두 치아에 elastic을 적용하여 settling시키는 elastic이다 (그림 11-13A~D).

참고문헌

1. Alexander: The Alexander discipline, Ormco, 1986.
2. Casko et al: Objective grading system for dental casts and panoramic radiographs, Am J Dentofacial Orthop 114:589-599, 1998.
3. Edwards RG: A long-term prospective evaluation of the circumferential supracrestal fiberotomy in alleviating orthodontic relapse Am J Dentofacial Orthop 93: 380-387, 1988.
4. Fields HW: Orthodontic-restorative treatment for relative mandibular anterior excess tooth size problem, Am J Orthod 79:176-183, 1981.
5. Proffit WR: Contemporary Orthodontics, Mosby, 1993.
6. Tuverson DL: Anterior interocclusal relations Part I & II, Am J Orthod 78:361-393, 1980.
7. Zachrisson BU: On excellence in finishing (interview) J Clin Orthod 20:99-120, 1986.

12 교정치료에서의 보정

보정이란?

보정이 필요한 이유

보정 기간에 고려할 사항
- 골격적인 문제가 있었던 환자
- 심하게 회전된 치아를 가졌던 환자
- 하악골의 회전 성장 양상
- 비정상적인 습관을 가졌던 환자

보정치료의 원칙

보정장치의 종류
- 가철식 보정장치
- 고정식 보정장치

보정장치의 장착 기간

보정이란?

보정(retention)이란 교정치료가 완료된 후 교정치료에 의해서 정상적인 위치로 이동된 치아 또는 악골 관계를 그 상태로 일정 기간 유지시키는 것을 말한다. 보정치료는 교정치료의 한 과정으로서 보정이 잘된 경우를 안정(stability)이라 하고, 그렇지 못한 경우를 재발(relapse)이라고 한다.

교정치료 후 장기적인 안정은 모든 교정치과의사의 바람이며, 장기적인 안정을 위해서는 부정교합의 상태에 따라 보정 방법이 달라져야 하며 이런 보정에 대한 계획은 교정치료 초기 치료 계획 수립 시에 포함되어야 한다.

보정이 필요한 이유

1. 교정치료에 의한 치아이동 시 치은조직과 치주조직이 영향을 받는데 이러한 조직들의 재형성을 위하여 시간이 필요하다.
2. 치료 후의 치아가 불안정한 위치에 있다면 연조직의 지속적인 압력에 의하여 회귀현상(rebound)이 일어난다.
3. 교정치료 후의 잔여 성장은 교정치료의 결과를 변화시킬 수 있으므로 골격적인 문제가 있는 환자는 성장이 완전히 종료될 때까지 관찰하고 필요하다면 보정장치가 지속되어야 한다.

보정 기간에 고려할 사항

골격적인 문제가 있었던 환자

안면의 성장 중 횡적 성장이 가장 먼저 종료되나 전후방 성장과 수직적 성장은 상당 기간 지속되며 때로는 성인이 되어서도 수년간 멈추지 않을 수도 있다. 이런 이유로 제Ⅱ급, 제Ⅲ급, 과개교합, 개방교합의 환자에서는 치료가 종료되어도 세심한 주의가 요구된다.

골격성 제Ⅱ급 환자에서 헤드기어 등의 악정형력이 상악에 가해진 경우 치료 후 회귀현상이 일어날 수 있다. 이를 방지하기 위하여 밤에만 헤드기어를 사용하는 경우와 액티베이터(activator) 등의 악정형장치를 사용하는 경우가 있다. 액티베이터 등의 악기능장치를 이용할 때 하악골을 전방 위치시키지는 않고 단지 제Ⅱ급 부정교합이 재발되는 것을 예방하는 것이 목적이다. 이런 유형의 보정장치는 초기 부정교합의 양상이 심하거나 조기에 치료가 종료된 경우에는 그 착용 기간이 길어진다. 골격성 제Ⅱ급 환자에서 이러한 회귀현상은 제Ⅱ급 고무줄을 사용한 경우에 쉽게 일어난다. 제Ⅱ급 고무줄을 사용하여 하악 전치 치관이 과도하게 순측 경사진 경우 더욱 심하며, 2mm 이상 전방 위치된 경우는 크라우딩과 수직 · 수평 피개의 회귀현상을 방지하기 위해 영구적인 보정이 필요하다.

골격성 제Ⅲ급 환자에서는 하악골의 성장이 상악골의 성장보다 장기간 일어나므로 치료된 결과의 안정성이 더욱 불안하다. 특히 이모장치(chin cap)에 의한 하악골의 성장 억제는 착용 시에만 효과가 있고 제거 시 다시 성장이 일어나는 catch up 성장을 주의해야 한다. 남녀의 차이에서는 남자의 성장극대기(growth peak)가 여자보다 2년 정도 늦고 성장극대기(growth peak) 이후의 성장양도 많아 20대 초반까지 관찰해야 한다.

이러한 성장기의 골격성 부정교합 환자를 치료할 때는 교정치료 종료 후 장기간의 보정치료 계획과 악골의 성장에 의한 치료 결과의 회귀 가능성을 환자와 보호자에게 설명해야 한다.

심하게 회전된 치아를 가졌던 환자

교정치료 후 치주조직의 재형성은 3~4개월 정도의 기간을 필요로 한다. 이 기간 동안에 장치 제거 직후에 존재하던 약간의 동요도가 사라진다.

치은 섬유조직도 교정치료 기간에 파괴되는데 이는 치은의 교원섬유(collagenous fiber)와 탄성섬유(elastic fiber)의 파괴이다. 교원섬유조직의 재형성은 4~6개월 내에 종결되나 상치조 탄성섬유(supra-elastic fiber)는 재형성이 매우 느리게 진행되어 교정장치 제거 후 1년이 지나도 치아를 변위시킬 수 있다. 이를 방지하기 위하여 장치 제거 직전에 상치조섬유의 절개와 최소 1년의 보정이 필요하다.

하악골의 회전 성장 양상

하악골의 성장 양상을 회전의 개념으로 볼 때 시계 방향과 반시계 방향의 두 가지로 구분된다. 이는 Björk의 회전 성장 개념으로, 치료 전에 과개교합이었고, 반시계 방향으로 회전(counter-clockwise) 성향을 갖는 환자는 보정 기간 동안 수직피개가 더 깊어질 수 있으며, 이를 방지하기 위하여 상악의 보정장치에 하악 전치가 접촉하도록 해야 한다(그림 12-1).

치료 전에 개교의 양상을 보이면서 하악이 시계 방향으로 회전 성장(clockwise)하는 경향을 가지는 환자에서는 치료 종료 후 하악이 후하방 회전 성장 하면서 하순이 하악 전치를 설측으로 미는 힘이 발생하여 이곳에 크라우딩이 재발하는 경향이 있다. 이를 방지하기 위해서는 하악 전치의 설측에 고정식 보정장치가 필요하다(그림 12-2A, B).

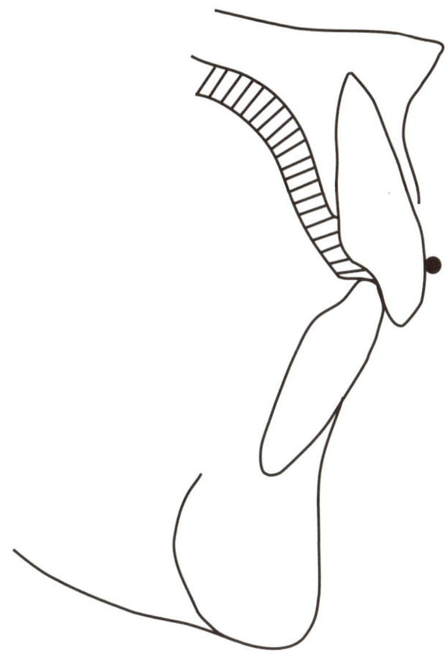

그림 12-1. 전치부 수직피개가 깊어지는 것을 방지하기 위해 상악에 적용된 전치부 교합거상장치.

비정상적인 습관을 가졌던 환자

부정교합의 원인 요소 중 비정상적인 악습관이 있었던 환자는 교정치료 동안 습관을 제거해 주어야 한다. 예를 들어 손가락 빨기나 혀의 위치가 전방에 위치하는 전방개교 환자가 대표적인 경우이다. 보정 기간에 악습관이 사라지지 않으면 재발되고 치료 결과는 안정적일 수 없다.

보정치료의 원칙

Dr. Riedel에 의한 보정과 재발에 관한 아홉 가지 원칙과 이에 고려할 사항이 있다.

1. 이동된 치아는 원래 자기 위치로 돌아가려는 성질을 가지고 있다.

A

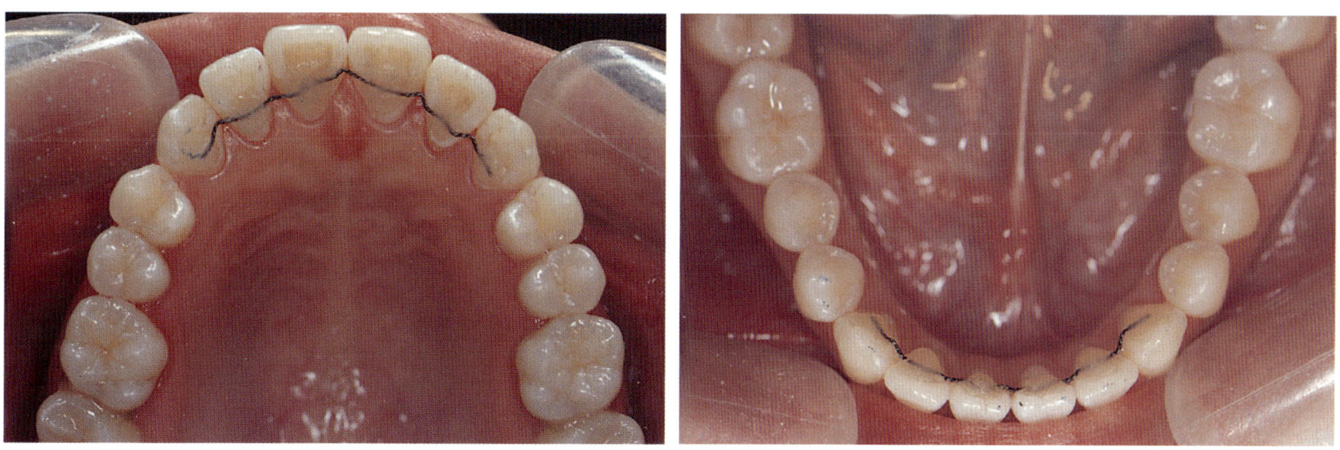

B

그림 12-2. 17.5mil의 multistranded wire로 만들어진 고정식 보정장치.

2. 부정교합의 원인 제거는 재발을 방지한다.
3. 안정을 위하여 부정교합을 약간 과도하게 치료한다.
4. 정확한 교합 관계는 이동된 치아를 그 자리에 유지할 수 있는 유용한 조건이 된다.
5. 새로운 위치에서 치조골이나 인접조직이 재형성될 충분한 시간적 여유가 주어져야 한다.
6. 만약 하악 전치가 하악기저골에 직립된 관계를 보이면 대체로 좋은 배열을 유지한다.
7. 성장 기간 동안 시행된 교정치료는 재발되는 경향이 적다.
8. 먼 거리로 이동된 치아는 재발의 가능성이 적다.
9. 교정장치로 치열궁 형태, 특히 하악 견치 간 폭경은 영구적으로 변화시킬 수 없다.

보정장치의 종류

가철식 보정장치

1) Hawley 보정장치

가장 흔히 사용하는 보정장치이다. 전치부에 약간의 공간을 폐쇄시킬 수 있고 간단하다는 장점이 있으나, 견치 원심면으로 지나는 호선이 쐐기 효과를 나타낼 수 있고 대구치의 아담스 클래스프(Adams clasp)로 인하여 공간이 생길 수 있어 주의해야 한다. 재발(relapse)에 의하여 전치부에 발생된 공간을 약한 고무줄을 이용하여 효과적으로 폐쇄할 수 있다(그림 12-3A~D).

2) 렙어라운드 보정장치(wrap-around retainer)

개개의 치아를 단단히 고정시켜 주는 장점이 있으나 이는 장점

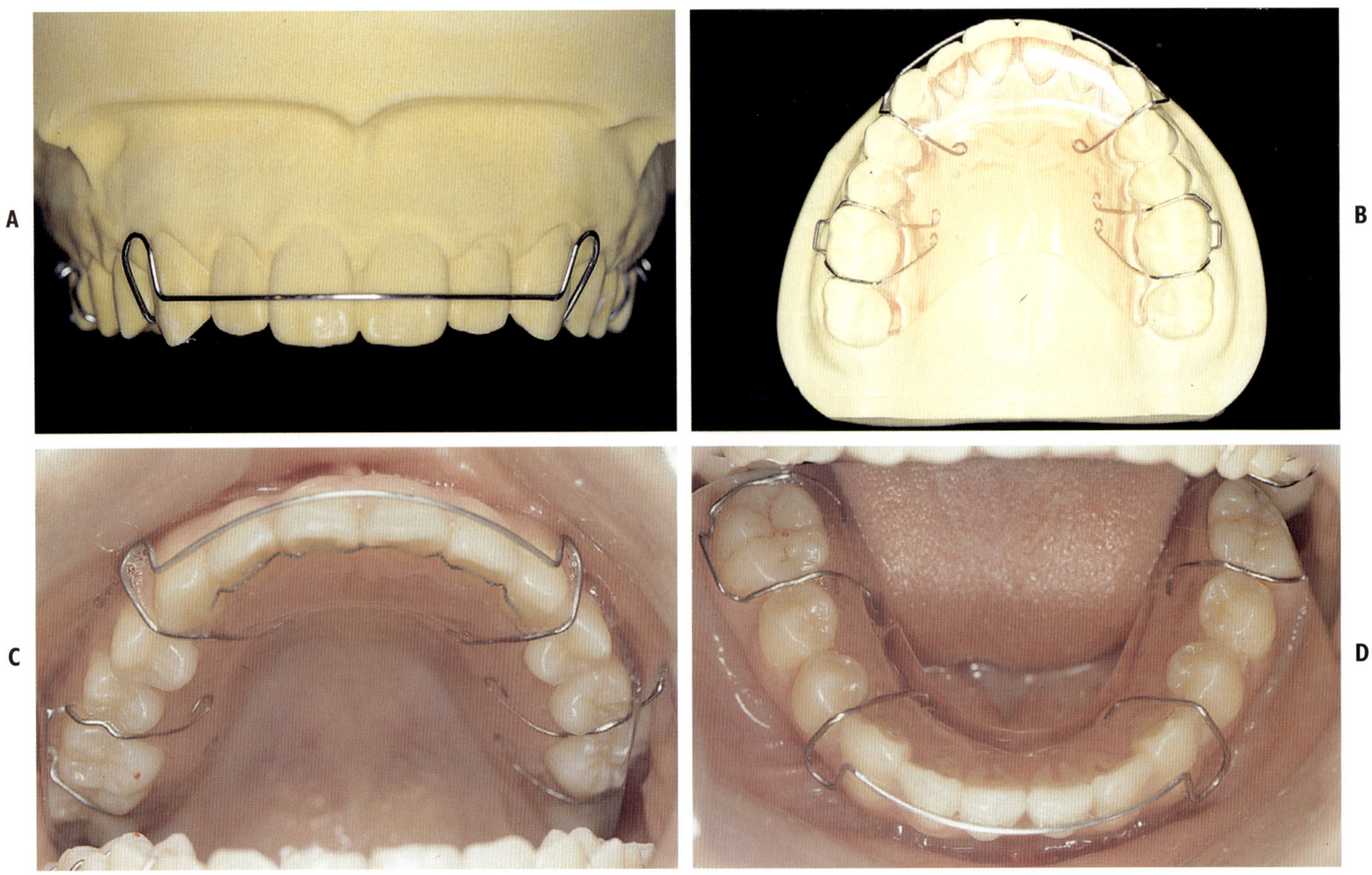

그림 12-3. Hawley 보정장치.

인 동시에 단점이 될 수 있다. 왜냐하면 안정성을 위하여 개개 치아의 약간의 움직임도 허용되지 않기 때문이다. 그러나 치주조직의 파괴가 심한 경우에 효과적일 수 있다(그림 12-4A~C).

3) Tooth positioner

마무리 단계에서 사용될 수 있는 장치로 약간의 치아이동이 가능하나 장기간의 보정장치로는 곤란하다. 단점으로는 큰 부피로 환자가 불편하며 회전된 치아의 유지에 불리하고 장착 시 치아의 수직피개가 깊어진다는 것이다(그림 12-5A~C).

4) 스프링 보정장치(spring retainer)

장치를 제거한 후 남아 있는 약간의 크라우딩이나 재발에 의하여 발생된 크라우딩을 제거할 목적으로 사용한다. 하악 전치에서 주로 사용하며 하악 전치의 접촉면을 약간 삭제(stripping)하는 것이 필요하다. 한 치아에서 편측당 0.25mm의 삭제가 가능하다. 삭제 후 이곳을 매끄럽게 다듬는 과정과 불소를 도포하는 과정이 필수적이다(그림 12-6A~C).

고정식 보정장치

고정식 설측 견치 간 보정장치. 하악의 보정장치로 널리 사용되나 상악에도 사용될 수 있다. 그림 12-2에서 보이는 것처럼 주로 17.5mil twist wire로 제작되어 하악 전치의 설측면에 레진을 이용하여 부착된다. 영구적으로 사용할 수 있는 장치이나 환자의 치주 관리가 불안하면 치석 침착에 따른 치주조직의 파괴가 일어날 수 있어 주의해야 한다. 제1소구치가 발치된 경우에는 전치와 견치를 포함한 제2소구치부터 반대측 제2소구치까지 연결하는 것이 좋고 비발치의 경우에는 견치에서 견치까지 부착한다. 정중이개(diastema)나 공간을 폐쇄한 환자에서 유용하다. 보철치료 등

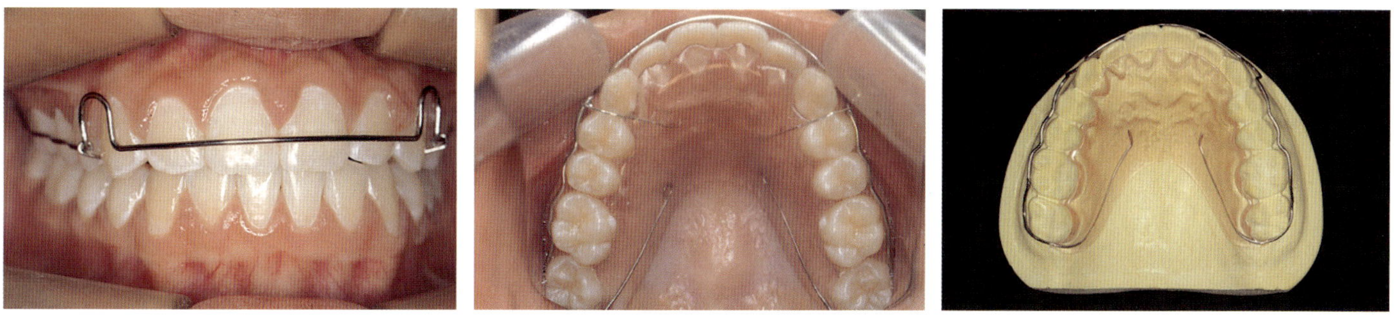

A B C

그림 12-4. 랩어라운드 보정장치(wrap-around retainer).

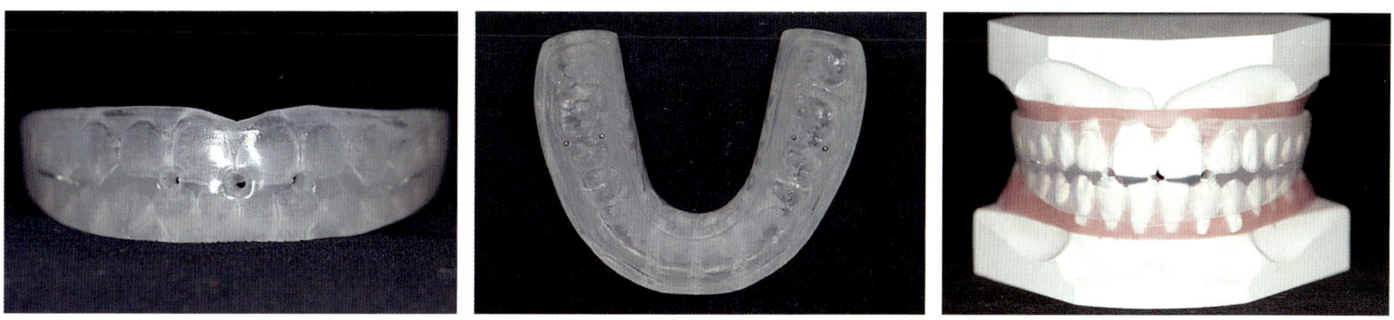

A B C

그림 12-5. Tooth positioner.

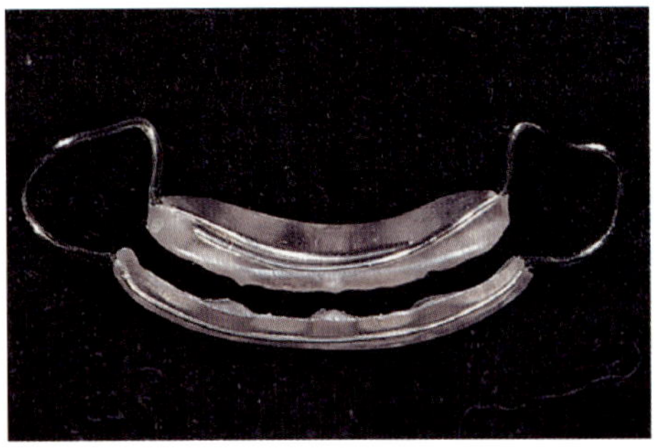

A

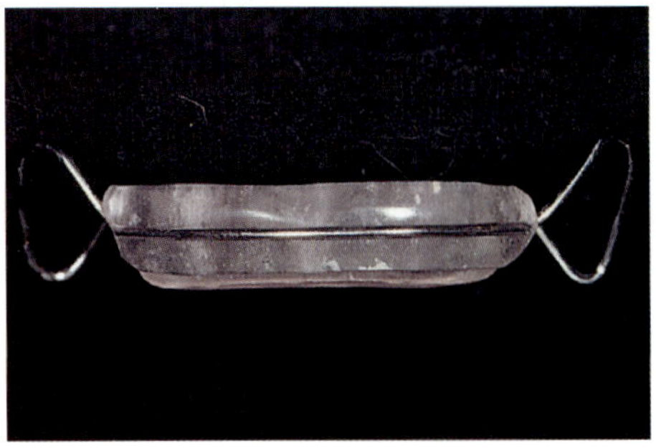

B

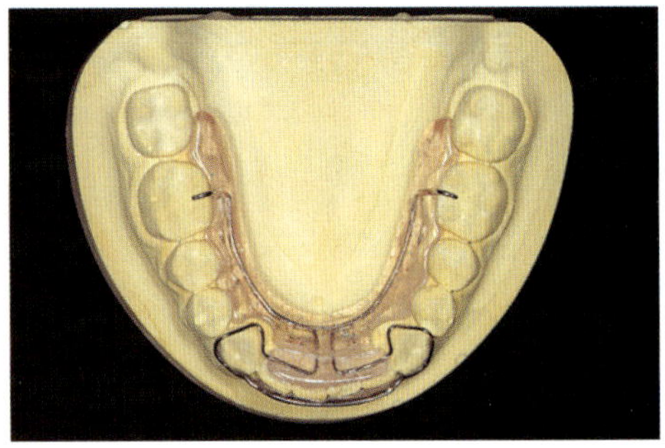

C

그림 12-6. 스프링 보정장치(spring retainer).

의 목적으로 공간을 보존해야 하는 경우에는 굵은 강선재를 이용하여 공간을 유지할 수도 있다.

보정장치의 장착 기간

고정식 교정장치에 의하여 치열의 배열이 완성되고 마무리 치료 과정이 끝나면 장치를 제거하고 보정치료 단계로 이행된다. 이 보정치료 단계는 고정식 교정장치로 치료받은 모든 환자에게 반드시 필요한 중요한 단계이다. 고정식장치 제거 후 3~4개월간은 식사 때를 제외하고 항상 보정장치를 장착해야 한다. 특히 상치조 섬유에 의한 재발을 방지할 필요가 있는 경우는 최소 12개월 이상의 보정이 필요하다. 성장기 환자에서 교정치료가 종료된 경우는 완전히 성장이 종료될 때까지 보정장치가 필요하다. 성장이 종료된 성인에서는 1년 이상 보정장치를 착용하고 이후에는 낮에는 보정장치를 착용하지 않고 밤에만 착용하도록 지시한다. 만일 밤에 보정장치 착용 시 불편감을 호소하지 않으면 6개월 정도 밤에만 착용하게 하고 환자가 불편함을 느끼면 낮에도 장치를 장착하게 한다. 6개월 정도 밤에만 착용하여 문제가 없으면 2일에 한번 밤에만 착용하게 하면서 점차 장착 시간을 줄여 나간다. 그러나 보정장치 장착 시 불편감이 발생하면 장치를 장기간 착용하는 것이 좋다.

교정치료 후 하악 전치에서 재발하는 크라우딩에 대한 Dr. Little의 연구에 의하면 교정치료를 받지 않은 일반인에서도 크라우딩은 연령 증가와 함께 나타나므로 미세한 크라우딩의 재발은 생리적인 현상으로 간주된다. 이러한 변화까지도 방지하려면 일생 동안 보정이 필요하므로 life time retention이란 용어도 있다.

참고문헌

1. 백형선: 교정치료 후의 재발, 대한치과의사 협회지, 34:550-554, 1996.
2. Alexander: The Alexander discipline, Ormco, 1986.
3. Edwards RG: A long-term prospective evaluation of the circumferential supracrestal fiberotomy in alleviating orthodontic relapse Am J Orthod Dentofacial Orthop 93:380-387, 1988.
4. Graber TM, Vanasdall RL: Orthodontics Current principles and technique, Mosby, 1994.
5. Little RM, Wallen TR, Riedel RA: Stability and relapse of mandibular incisor alignment-first premolar extraction cases treated by traditional edgewise orthodontics, Am J Orthod 80:349-365, 1981.
6. Nanda R, Burstone CJ: Retention and stability in orthodontics, Saunders, 1993.
7. Proffit WR: Contemporary Orthodontics, Mosby, 1993.
8. Zachrisson BU: Clinical experience with direct-bonded orthodontic retainer, Am J Orthod 77:440-448, 1977.

13 제 II 급 부정교합의 진단과 치료

제II급 부정교합의 유형

치료 전략

- 성장조절치료
- 치아이동을 통한 절충치료(camouflage treatment)
- 심한 골격적 부조화의 개선을 위한 악교정 수술

제Ⅱ급 부정교합의 유형

골격성 제Ⅱ급 부정교합은 크게 세 가지 유형으로 분류한다. 첫째는 상악의 과성장에 의한 경우이고, 둘째는 하악의 열성장에 의한 경우이며, 셋째는 첫째와 둘째의 경우가 혼합된 경우이다. 이러한 분류는 전후방적인 측면에서의 분류이고 여기에 상·하악 치열의 경사도가 첨가되면 나타나는 양상은 더욱 복잡하게 된다.

연조직 특징은 대부분 돌출된 상악이나 전방경사진 상악 전치에 의하여 비순각(nasolabial angle)이 작고 입술을 다물기가 부자연스러운 모습이다. 그리고 입술을 다물기 위해서는 하악 이부에 mentalis muscle의 과활성(hyperactivity)이 두드러지는 안모를 갖게 된다(그림 13-1A, B).

이러한 골격 양상, 치열의 배열 상태, 연조직의 특징은 치료 계획 수립 시에 고려되어야 한다.

치료 전략

골격성 제Ⅱ급 부정교합의 치료는 성장조절치료, 절충치료, 악교정수술에 의한 치료 같은 세 가지 방법이 있다. 치료 방법은 환자의 나이, 성장의 잠재력, 악골 관계 부조화의 정도와 그 양상, 사회 경제적 요건들을 고려해야 한다. 잔여 성장이 충분한 어린이에서는 우선 성장조절치료가 추천된다. 절충치료 방법은 심하지 않은 골격 부조화에서 사용되고 골격적인 부조화가 심한 성인 환자에서는 수술적 방법이 병행되어야 한다.

성장조절치료(growth modification treatment)

골격성 부정교합 환자에 성장조절치료법(growth modification treatment)을 적용시키기 위해서는 환자가 사춘기 성장을 지나지 않은 경우에 치료가 시작되어야 한다. 사춘기 성장(pubertal growth period) 시기에는 많은 양의 성장이 일어나므로 이를 효과적으로 성장조절치료에 이용하기 위해서는 사춘기 최대 성장

A 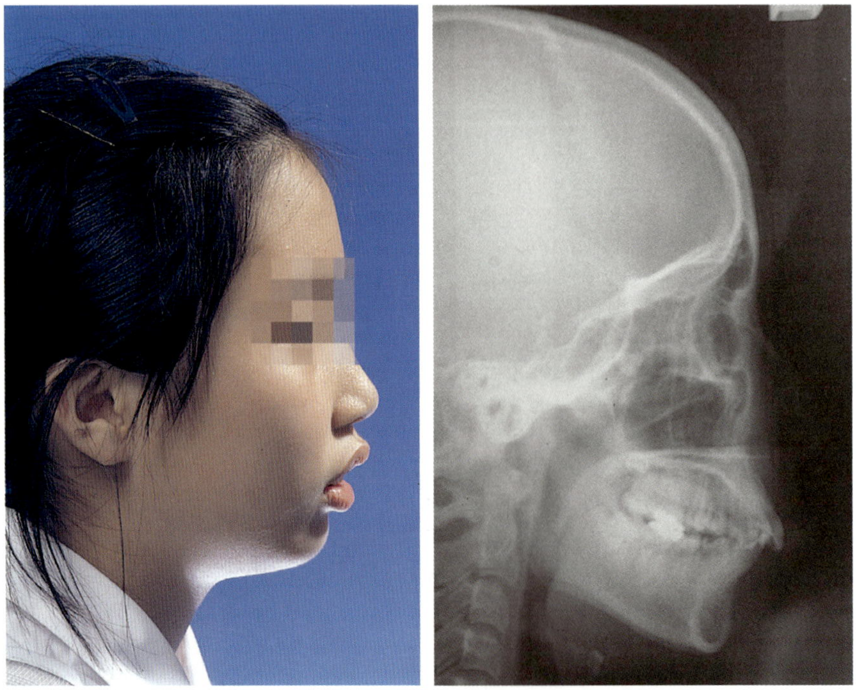 B

그림 13-1. 골격성 제Ⅱ급 부정교합을 보이는 환자. 측모 구외 사진에서 비순각(nasolabial angle)이 작으며 이부(chin)와 하악의 발육이 충분하지 못함을 알 수 있다.

(pubertal growth peak)이 일어나기 전에 치료가 시작되어야 한다. 사춘기 최대 성장이 일어나는 시기를 단순히 나이(chronologic age)로 평가하기는 힘들지만 대략 여자에서는 12세, 남자에서는 14세 전후이다. 정확한 평가를 위해서는 수완부 방사선사진(handwrist radiography)이나 이차성징의 출현 등에 의한 평가가 이루어져야 한다. 치료가 종료된 후에도 성장 여부는 치료 결과의 안정성에 중요하므로 성장이 종료될 때까지 주의를 기울여야 한다. 일반적으로 골격적 문제가 심한 환자에서는 일차적으로 성장조절치료를 시행하여 골격 관계가 안정된 후에 치아이동을 위한 이차적 교정치료가 필요하게 된다. 그러나 이러한 성장조절치료가 모든 환자에서 양호한 결과를 얻을 수 있는 것은 아니다. 성공적인 치료 결과를 얻기 위해서는 환자의 협조, 가족력이나 유전적 요인이 없는 경우, 골격성 부정교합 양상이 심하지 않은 경우, 적절한 치료 시기의 선택과 올바른 치료 계획 등이 요구된다.

1) 하악골이 열성장인 경우

사춘기 이전에 하악의 열성장으로 골격성 제 II 급 부정교합 양상을 나타낸 경우, 하악골의 성장을 촉진시키기 위하여 Activator, Bionator, Fränkel appliance, Herbst appliance 등의 다양한 악기능장치(functional appliance)가 사용된다(그림 13-2A~D).

일반적으로 이들 장치의 효과는 (1) 하악골 성장 촉진, (2) 상악골 성장 억제, (3) 상악 전치의 설측 경사와 하악 전치의 순측 경사로 유도 등이다.

이론적으로는 하악 과두가 하악와로부터 전방으로 위치하게 되면 과두조직 내에 압력이 감소되고 과두주위의 근육긴장에 의해 하악골의 부가적인 성장이 일어난다는 것이다. 장치에 의해 전방

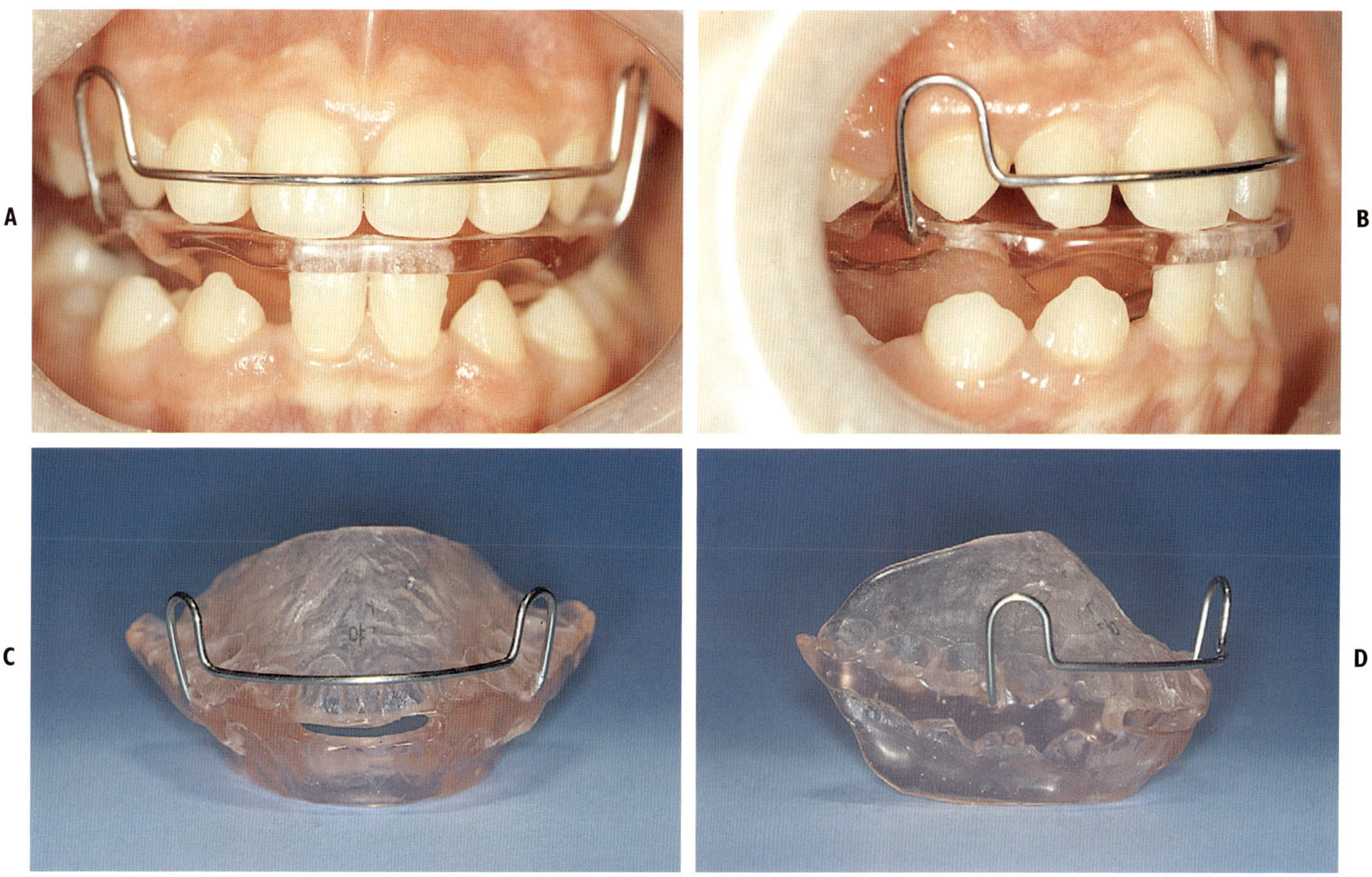

그림 13-2. Class II Activator.

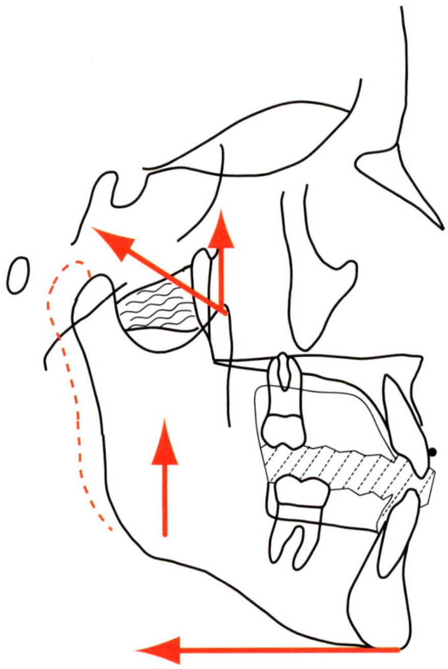

그림 13-3. Class Ⅱ Activator의 작용 원리. 장치에 의해 전방 위치된 하악골에 의해 근육은 신장되고 이에 의해 화살표 방향의 힘이 상악에 전달된다.

위치된 하악 과두에서의 성장 촉진 효과는 동물실험과 조직학적 소견에서는 어느 정도 인정이 되나 임상적 효과에 대해서는 의견 일치가 이루어지지 않고 있다.

악기능장치는 하악골을 전방 위치시킴으로써 주변 연조직의 탄성에 의해 상악골에 후방으로 당기는 반작용력이 발생되어 상악골의 전방 성장을 억제하는 효과를 나타낸다. 이러한 주변 연조직의 탄성력은 상악과 하악의 치열에도 영향을 미치는데, 상악골의 성장 억제력은 장치에 의해 상악 전치를 설측으로 이동시키며 하악골의 전방이동 양상은 하악 전치의 치관이 순측 경사지게 한다(그림 13-3).

또한 치열에서는 치아 맹출의 정도와 방향을 조절할 수 있어 상악 구치의 원심 맹출을 유도하고 하악 구치에서는 근심 맹출을 유도할 수 있다. 이러한 구치부의 맹출 방향 조절은 골격성 제Ⅱ급 부정교합에서 흔히 나타나는 심한 Spee 만곡을 해소하는 데 유용하게 작용한다.

그러나 이러한 악기능장치는 악궁 내에 크라우딩이 많고 안면고경이 길며, 하악이 후하방으로 회전 성장하는 환자에서는 효과적이지 못하다.

적극적인 치료 기간 동안에는 하루 종일 장치를 장착해야 하며 원하는 치료 성과가 얻어진 후에는 장착 시간을 줄여 준다. 그러나 대부분의 경우에서 1년 이상의 장착 기간을 필요로 한다. 장치의 제작을 위해서 상·하악의 모형이 필요하며, 구성교합(construction bite) 채득은 장치의 제작에 매우 중요하다. Base plate wax를 여러 겹으로 접어서 두께가 1cm 정도 되게 한 후 이를 하악 치열에 위치시킨다. 하악골의 전방이동량은 구치부의 관계가 제Ⅰ급 관계가 되도록 유도하여 구성교합을 채득한다. 이때 하악골의 수직적인 관계는 구치부에서 3~4mm, 전치부에서는 5~6mm가 벌어지게 한다(그림 13-4).

2) 상악골 과성장의 경우

상악골 과성장에 대한 성장조절은 봉합 부위에 정형력을 가하여 골침착 양상을 변화시킴으로써 전하방 성장량을 감소시키는 것이다. 상악골의 전하방 성장을 억제하는 방법은 주로 헤드기어를 사용한다. 헤드기어는 힘의 작용 방향에 따라 high pull, straight pull, cervical pull로 분류하고 이것은 악골의 형태에 따라서 그리고 사용 목적에 따라서 달라진다. Hyperdivergent facial pattern의 환자에서는 high pull 헤드기어를 사용하여 전하방 성장을 억제하고 normal pattern의 환자에서는 straight pull 헤드기어를 사용하여 전방 성장 억제를, hypodivergent pattern의 환자에서는 전방 성장 억제와 함께 수직 성장은 허용하는 cervical pull 헤드기어를 사용한다. 헤드기어에 의하여 가해지는 힘은 치아를 통하여 상악골에 전달되므로 상악 구치의 후방이동도 함께 일어난다. 성장조절을 위하여서는 편측당 350~450gm의 힘을 하루에 12~14시간 가량 적용하며 사용 기간은 과수정(overcorrection)의 개념으로 충분한 골격적 효과가 나타날 때까지 사용한다. 치아이동이 주목적인 경우에는 이보다 약한 힘을 적용시킨다. 원하는 골격적 효과를 얻었더라도 사춘기 성장이 끝날 때까지는 치료 결과의 유지를 위해서 수면 시에만 헤드기어

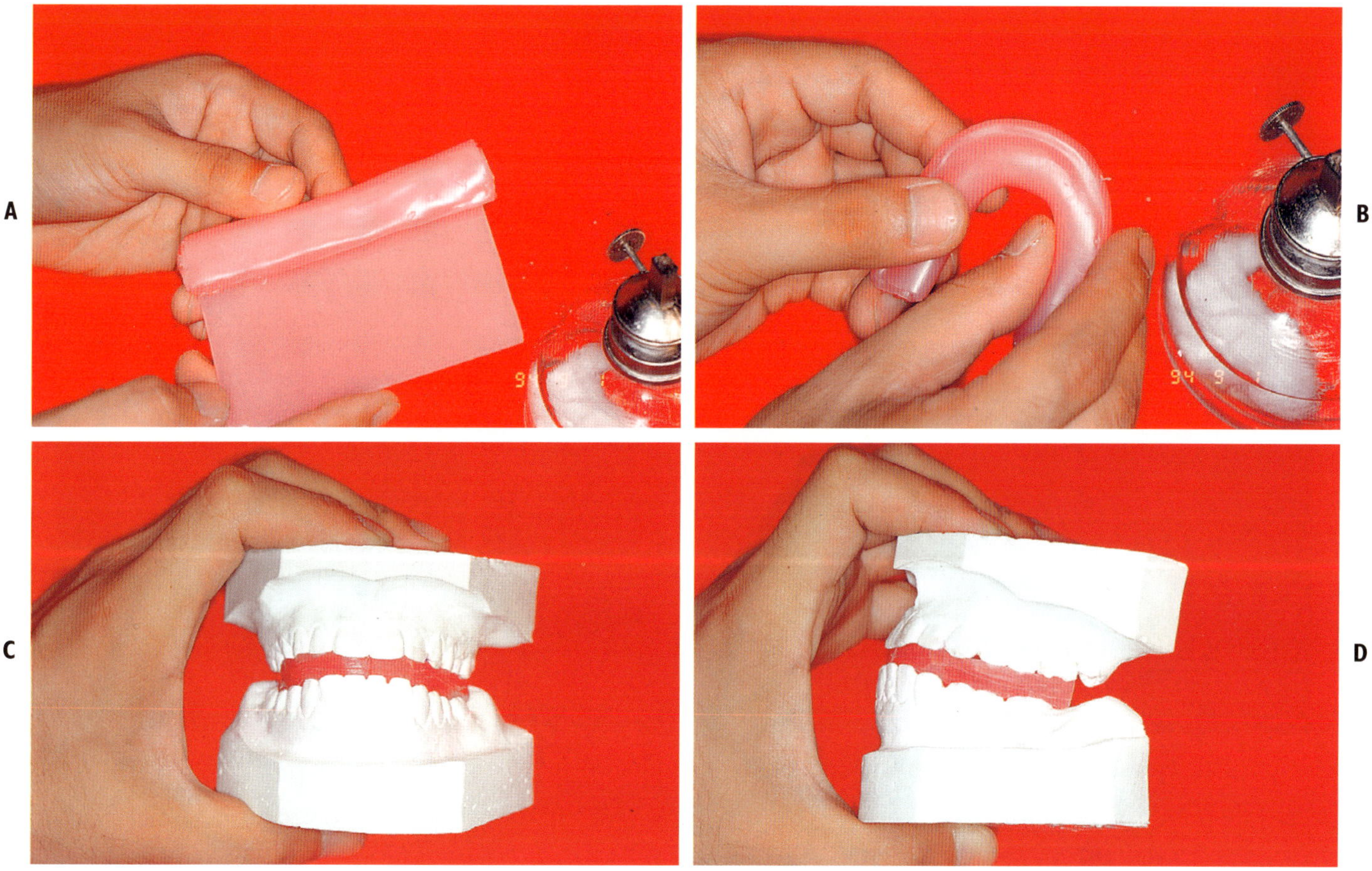

그림 13-4. 구성교합(construction bite)제작. A, B, Base plate wax를 연화시켜 roll 형태로 만든다. C, D, 환자의 모형에서 상 · 하악의 적절한 관계로 미리 만들어 본다.

를 착용하게 한다(그림 13-5A~C, 13-6).

치아이동을 통한 절충치료(camouflage treatment)

잔여 성장량이 많지 않은 사춘기 후반의 환자나 성인 환자에서 골격적 부조화가 심하지 않은 경우는 절충치료를 한다.

절충치료는 크게 발치 치료와 비발치 치료로 구분할 수 있다. 골격성 제Ⅱ급 부정교합 환자는 대부분 하악골에 비해 상악골이 상대적으로 돌출되어 있기 때문에 상순 부위가 돌출된 양상의 안모를 가지고 있는 경우가 많다. 이러한 연조직 안모 개선을 위해서는 많은 경우에서 발치 치료를 필요로 한다.

1) 비발치 치료

양호한 안모를 가지면서 악궁 내 크라우딩양이 미미하고 구치관계가 제Ⅱ급 관계를 가지는 경우에는 비발치 치료가 적용될 수 있다. 이때는 주로 제Ⅱ급 악간 고무줄, 헤드기어, 가철식 장치에 의하여 구치 관계를 개선하는데 악간 고무줄은 장기간 장착하면 상악 전치와 하악 구치의 정출을 유발할 수 있다. 이러한 정출은 치열 관계는 개선시키더라도 교합평면을 변화시켜 하악을 후하방 회전시킴으로써 안모는 오히려 더 나빠질 수 있으므로 3~4개월 이상의 악간 고무줄 적용은 피해야 한다(그림 13-7A~H).

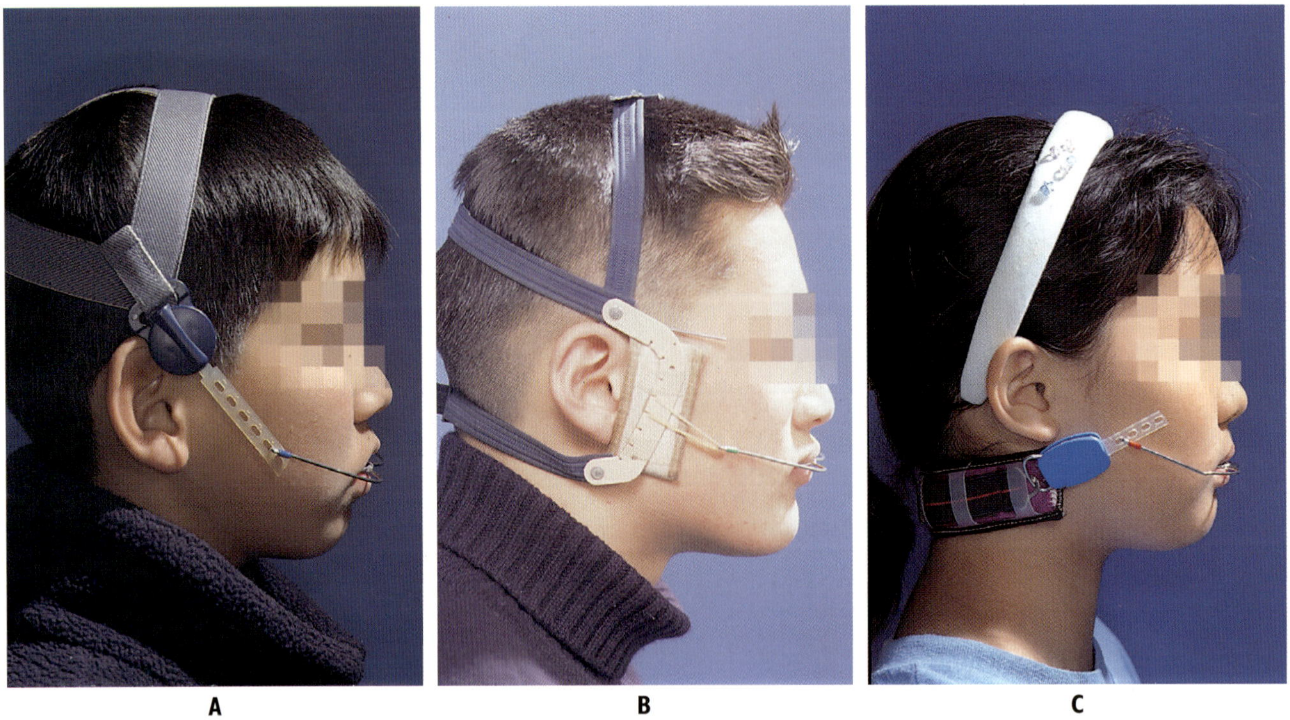

그림 13-5. 세 종류의 헤드기어. A, High pull 헤드기어. B, Straight pull 헤드기어. C, Cervical pull 헤드기어.

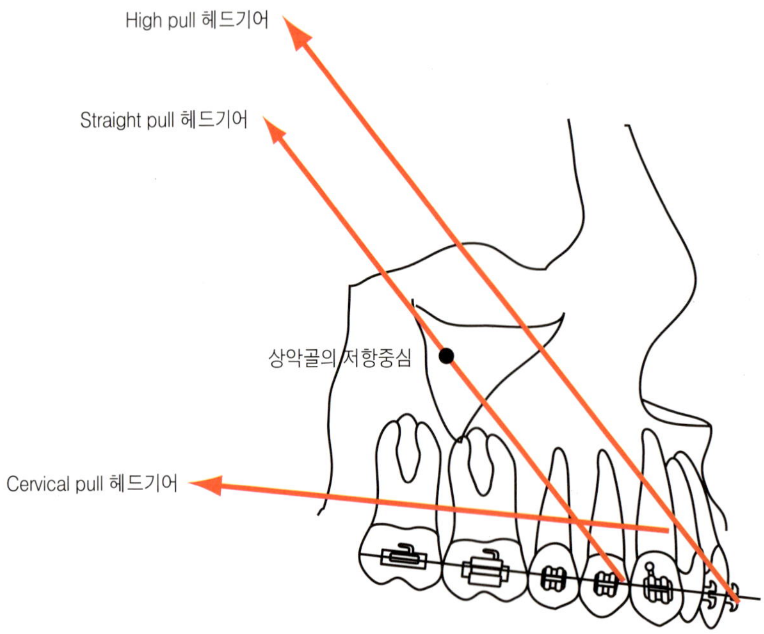

그림 13-6. 상악골의 저항중심과 헤드기어의 후방견인력의 위치 관계에 따라 헤드기어의 종류가 결정된다. 저항중심 상방으로 견인력이 통과하면 high pull, 저항중심을 통과하면 straight pull, 저항중심 하방으로 견인력이 적용되면 cervical pull 헤드기어가 된다.

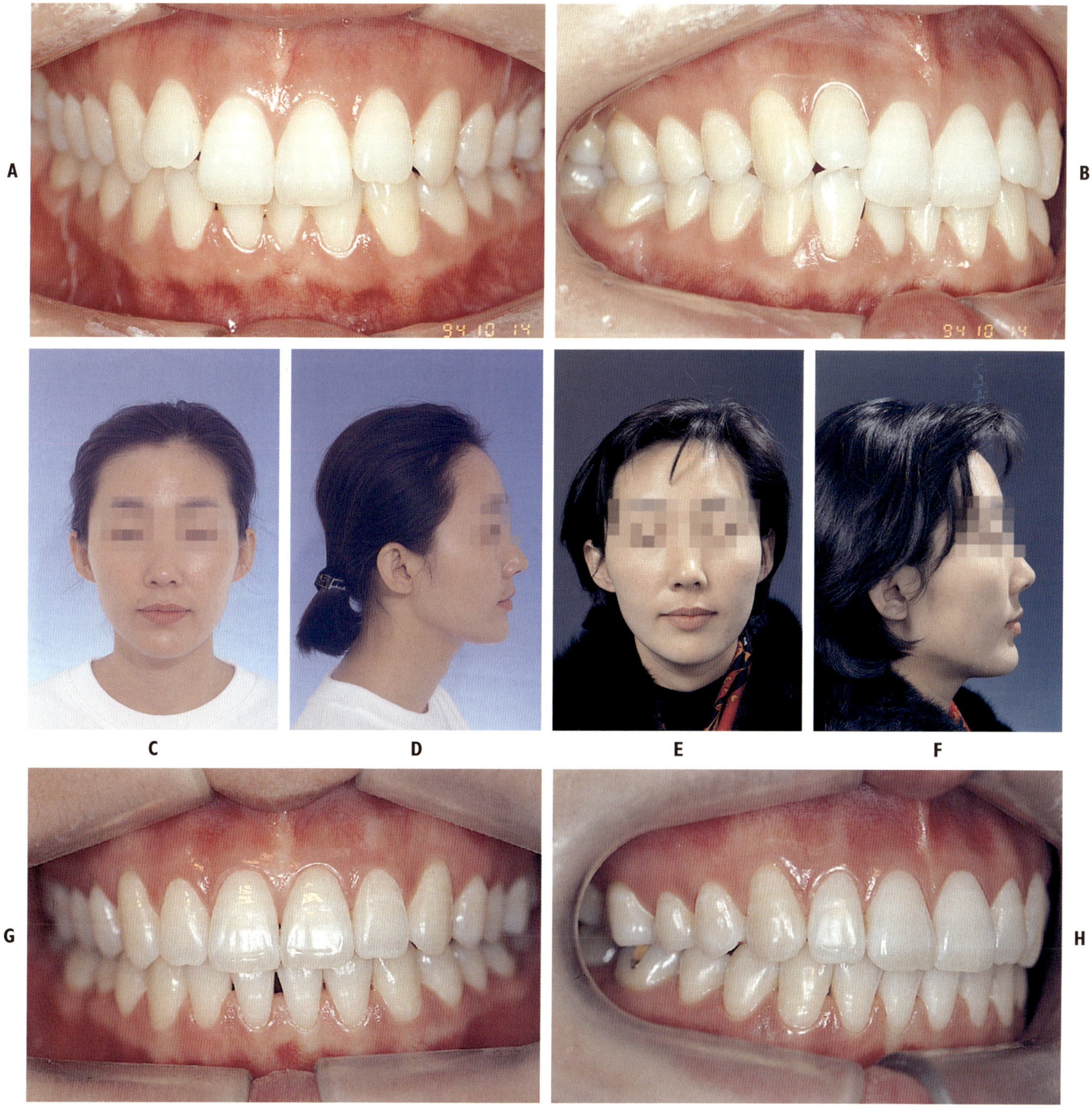

그림 13-7. 골격성 제 Ⅱ 급 2류 부정교합을 비발치 치료(구치부 후방이동)를 통하여 치료한 경우. A~D, 치료 전. E~H, 치료 후.

2) 소구치 발치를 통한 치료

절충치료 시 소구치 발치 치료는 많이 사용되지만 골격적 부조화가 심하지 않아야 한다. 돌출된 상순 부위의 안모와 과도한 수직 · 수평 피개 교합을 개선하기 위해서는 상악에서 제1소구치를 발치한다. 상악에 크라우딩양이 많으면 상악 전치의 후방이동량이 작아 안모 개선 효과가 미약하므로 이때는 상악 구치부의 고정원을 최대한으로 확보해야 한다. 이를 위하여 상악 구치부에 헤드기어와 횡구개 호선을 적용하고 제2대구치를 고정원에 포함시켜야 한다. 과개교합의 양상이 있는 상악에서 견치를 단독 견인하는 경우에는 고정원의 증가와 전치 부위의 함입을 위하여 one piece intrusion arch wire(17×25mil TMA 혹은 16×22mil stainless steel wire with helix) 혹은 utility arch wire를 사용할 수도 있다.

상악에 소구치 발치 치료를 시행할 때 하악은 하악의 크라우딩양에 따라 발치와 비발치 치료가 결정되는데 크라우딩양이 미미하면 비발치 치료로 계획하여 상악과 구치 관계는 제Ⅱ급 관계를 이루게 한다(그림 13-8A~J).

크라우딩이 중등도인 경우에는 하악의 제2소구치 발치를 시행하여 하악 구치의 전방이동에 의해 대구치 관계의 개선과 하악에서의 크라우딩 해소에 기여한다. 이때의 구치 관계는 제Ⅰ급 관계가 된다.

3) 상악 제2대구치 발치를 통한 치료

골격성 제Ⅱ급 환자이지만 상순 부위의 돌출 정도가 미미한 제Ⅱ급 2류 부정교합 환자에게 적용될 수 있는 치료이다. 물론 발치하지 않고 헤드기어를 통하여 상악 구치들을 모두 후방이동시키면 되지만 제2대구치가 완전히 맹출된 상태에서는 쉽지 않다.

이런 상황에서 아직 맹출하지 않은 상악 제3대구치의 크기, 형태 및 맹출 방향이 양호하여 제2대구치를 대신할 수 있을 때 시행한다.

제2대구치의 발치 후 헤드기어, 가철식 장치, Nance 유지 호선 등의 여러 가지 장치로 제1대구치를 후방이동시킨다. 이때도 후방이동된 제1대구치의 회귀(relapse)를 고려하여 과수정(overcorrection)한다. 소구치와 견치를 후방이동시키기 위해서는 제Ⅱ급 악간 고무줄을 사용하기도 하며 제1대구치의 전방이동을 방지하기 위하여 제1대구치 전방에 omega stop을 호선에 부여할 수 있다.

심한 골격적 부조화의 개선을 위한 악교정 수술

악교정 수술의 급속한 발전으로 심한 골격적 부조화를 가진 환자에서도 수술과 교정치료의 병행에 의하여 양호한 결과를 가지게 되었다. 성장이 종료된 성인 환자에서 골격적 부조화가 큰 경우에 수술 전에 치열에서 일어난 보상성 치아이동(dental compensation)을 교정치료로 해소한 후 수술하고, 수술 후 안모와 골격 양상에 맞는 치열 관계의 형성을 위해 교정치료를 한다.

골격성 제Ⅱ급 환자에서 하악 전치의 심한 순측 경사를 해소하기 위하여 하악에서 제1소구치를 발치할 수 있으며 크라우딩 해소를 위해 상악에서도 발치를 필요로 하는 경우라면 하악에서 제1소구치, 상악에서는 제2소구치를 발치한다. 이때의 치아이동(dental decompensation)은 절충치료에서의 치아이동 방향과는 반대방향으로 된다는 것을 기억해야 한다.

수술 방법으로는 하악골의 열성장을 해소하기 위하여 양측성 시상골 절단술로 하악골을 전방으로 이동시키고, 하악골의 열성장과 함께 상악골의 과성장이 원인인 경우에는 LeFort Ⅰ 골절단술에 의한 상악골의 후방이동이 바람직하나 해부학적 구조의 제한으로 인하여 많은 양의 상악골의 후방이동이 제한되므로 상악 제1소구치의 발치를 이용한 전치부 치근단골절단술(anterior subapical osteotomy)로 전방 부위를 후방이동시킬 수도 있다. 하악골의 전방이동이 더 요구되는 경우에는 턱성형술(genioplasty)을 추가로 시행한다(그림 13-9A~F).

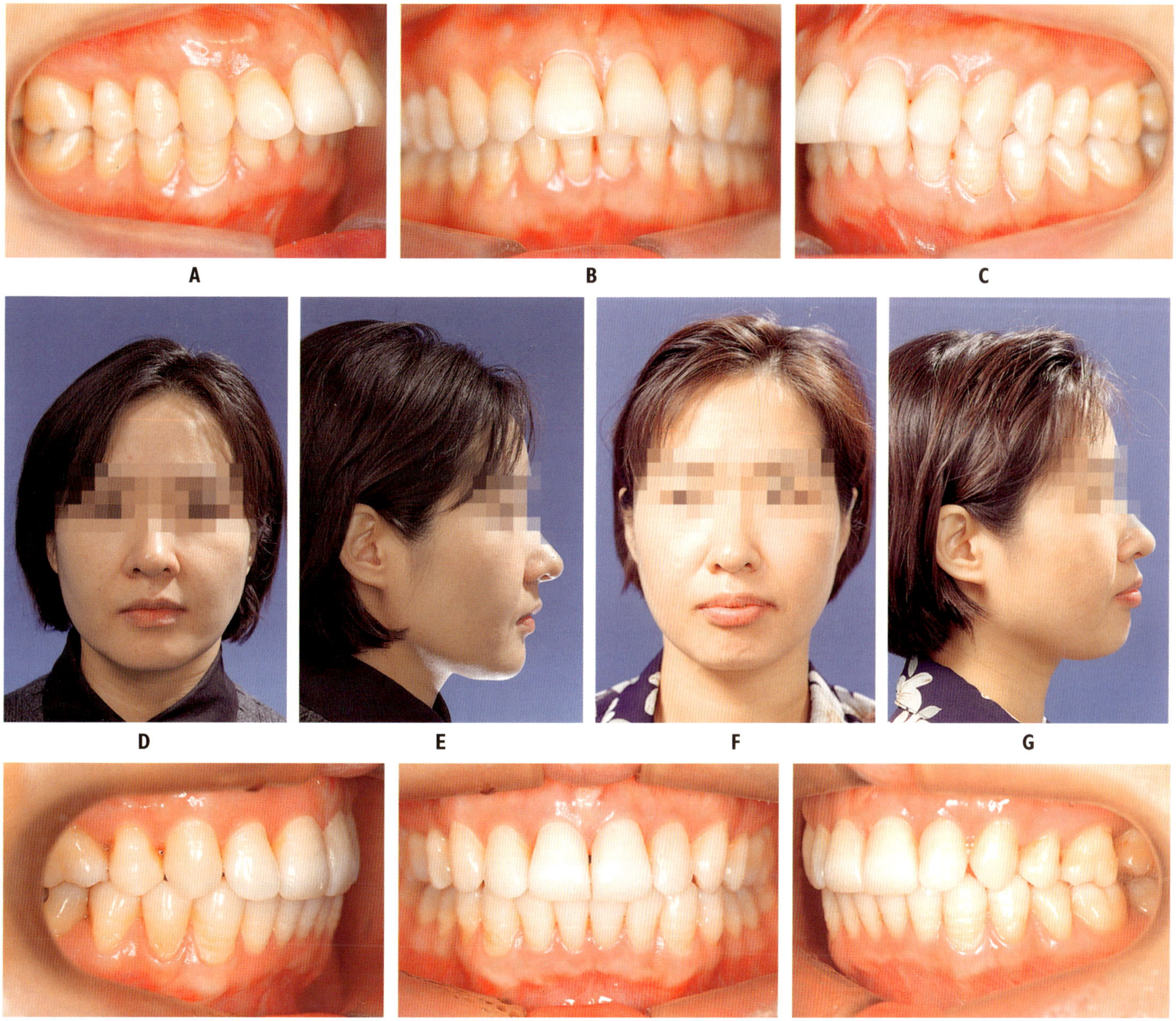

그림 13-8. 골격성 제Ⅱ급 부정교합을 절충치료(상악 제1소구치 발치 치료)를 통하여 치료한 경우(A~E, 치료 전. F~J, 치료 후).

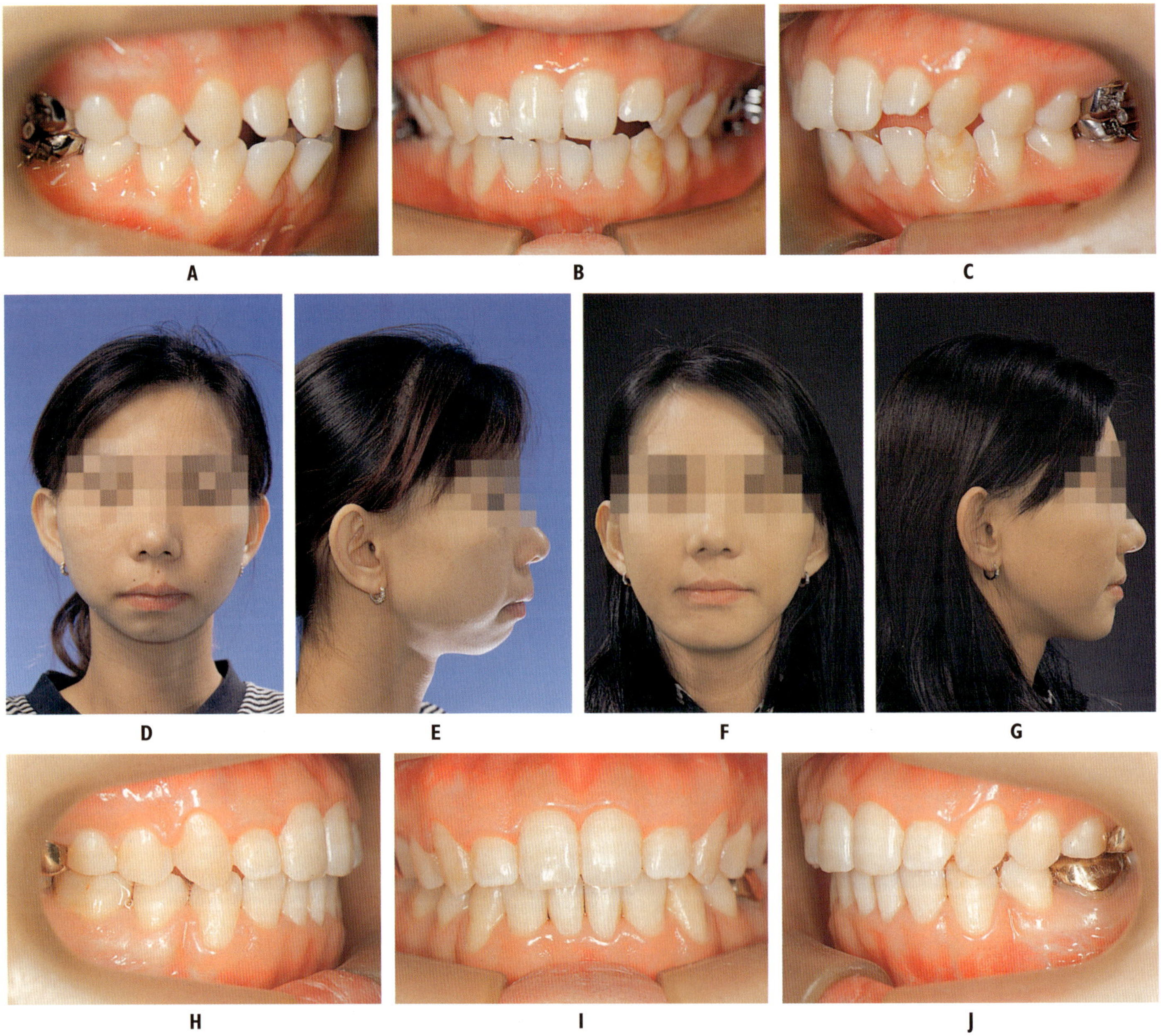

그림 13-9. 골격성 제Ⅱ급 부정교합을 악교정 수술을 통하여 치료한 경우(A~E, 치료 전. F~J, 치료 후).

참고문헌

1. Armstrong MM: Controlling the magnitude, direction and duration of extraoral force, Am J Orthod 59:217-243, 1971.
2. Fränkel R: The treatment of Class Ⅱ, division 1 malocclusion with functional correctors, Am J Orthod 55:265-275, 1969.
3. Nanda R: Biomechanics in Clinical Orthodontics, Saunders, 1997.
4. Proffit WR, White RP: Surgical-orthodontic treatment, Mosby, 1991.
5. Proffit WR: Contemporary Orthodontics, Mosby, 1993.
6. Teuscher U, Stockli P: Combined activartor-headgear orthopedics, In Orthodontics Current principles and technique, Mosby, 437-506, 1994.
7. Wieslander L, Lagerstron L: The effect of activator treatment on Class Ⅱ malocclusions, Am J Orthod 75:20-26, 1979.
8. Wieslander L: The effect of force on craniofacial development. Am J Orthod 65:531-538, 1974.

14 제Ⅲ급 부정교합의 진단과 치료

제Ⅲ급 부정교합의 유형

- 치성 전치부 반대교합
- 기능성(가성) 제Ⅲ급 부정교합
- 골격성(진성) 제Ⅲ급 부정교합
- 골격성과 가성 제Ⅲ급 부정교합의 감별진단

치료 전략

- 전치부 반대교합의 치료
  교합 사면판
  A–P screw
- 성장조절치료
  제Ⅲ급 악기능장치
  상악골 전방 견인장치
  하악골 후상방 견인장치(이모장치)
- 치아이동을 통한 절충치료(camouflage treatment)
- 심한 골격적 부조화의 개선을 위한 악교정 수술

제Ⅲ급 부정교합의 유형

제Ⅲ급 부정교합의 가장 대표적인 특징은 전치부 반대교합이며, 치성 전치부 반대교합과 기능성 제Ⅲ급 부정교합인 가성(pseudo) 제Ⅲ급 부정교합, 골격성 제Ⅲ급 부정교합으로 분류된다.

치성 전치부 반대교합

상·하악골 관계와 구치 관계는 정상이고, 단순한 전치의 맹출 이상으로 상악 전치의 설측경사와 하악 전치의 순측경사에 의한 전치부 반대교합이다. 가철식 장치나 고정식 장치로 조기에 치료하는 것이 유리하다(그림 14-1A~C).

기능성(가성) 제Ⅲ급 부정교합

국소적인 조기 접촉이나 교합장애로 인하여 하악골의 전방전위가 기능적으로 초래된 것으로 상·하악골 관계가 안정위(centric relation) 상태와 교합위(centric occlusion) 상태에 따라 차이가 있다. 유치열기나 혼합치열기에 상·하악 유견치에 의하여 초래되는 경우가 흔한데 이런 경우 조기 접촉되는 치아를 교합조정하고, 악기능장치를 이용하여 조기 치료하면 쉽게 치료될 수 있다(그림 14-2A~F).

골격성(진성) 제Ⅲ급 부정교합

골격성 제Ⅲ급 부정교합은 크게 세 가지 유형으로 구분되는데 상악골의 열성장인 경우와 하악골의 과성장인 경우와 이들의 두 가지 양상이 복합된 경우이다.

상·하악골에서의 열성장과 과성장은 전후방적인 문제뿐 아니라 횡적인 면에서의 골격 부조화도 평가하고 치료 계획에 반영해야 한다.

두부 방사선학적인 특징으로는 전두개저(anterior cranial base)의 길이가 대체로 작고, saddle angle도 작으며 과두와(glenoid fossa)가 전방으로 위치한다.

상악골은 전후방으로 짧고, 두개저에 대하여 후방에 위치한다. 하악골은 하악골체가 길며 gonial angle은 큰 값을 나타낸다. 두개저에 대하여 하악은 전방에 위치하여 교합면과 하악 하연이 이루는 각은 정상보다 크다.

치열에서는 상악 전치는 순측 경사를, 하악 전치는 설측 경사를 나타내어 골격적 부조화를 치열에서 보상하는 양상(dental compensation)을 나타낸다. 안모의 특징은 중안면 부위가 함몰되고 비순각(acute nasolabial angle)은 작은 값을 나타내고, 짧은 상순의 길이와, 돌출된 이부(chin)를 나타낸다(그림 14-3A, B).

골격성과 가성 제Ⅲ급 부정교합의 감별진단

성장 중인 제Ⅲ급 환자에서 가성과 골격성의 감별진단을 위하

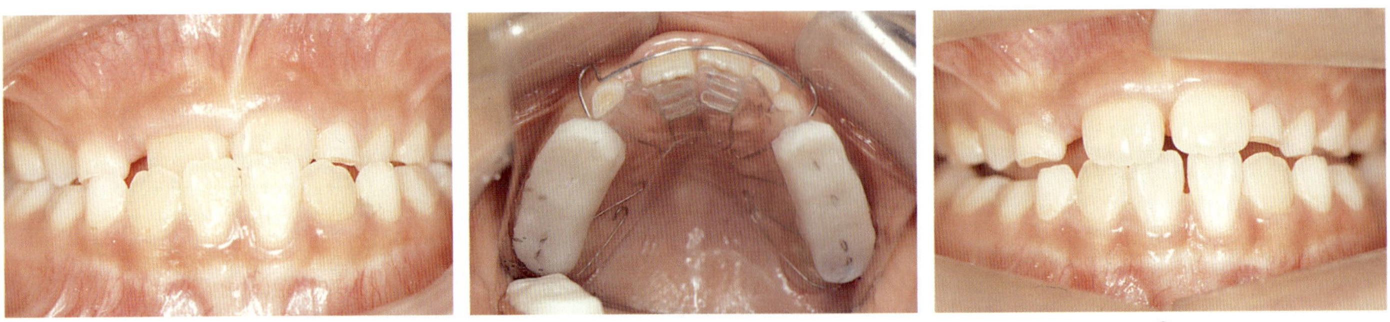

A B C

그림 14-1. 치성 전치부 반대교합. 골격적인 문제는 없고 전치부 반대교합만 보이는 경우로 가철성 장치로도 어렵지 않게 치료된다(A, 치료 전. B, 치료 중. C, 치료 후).

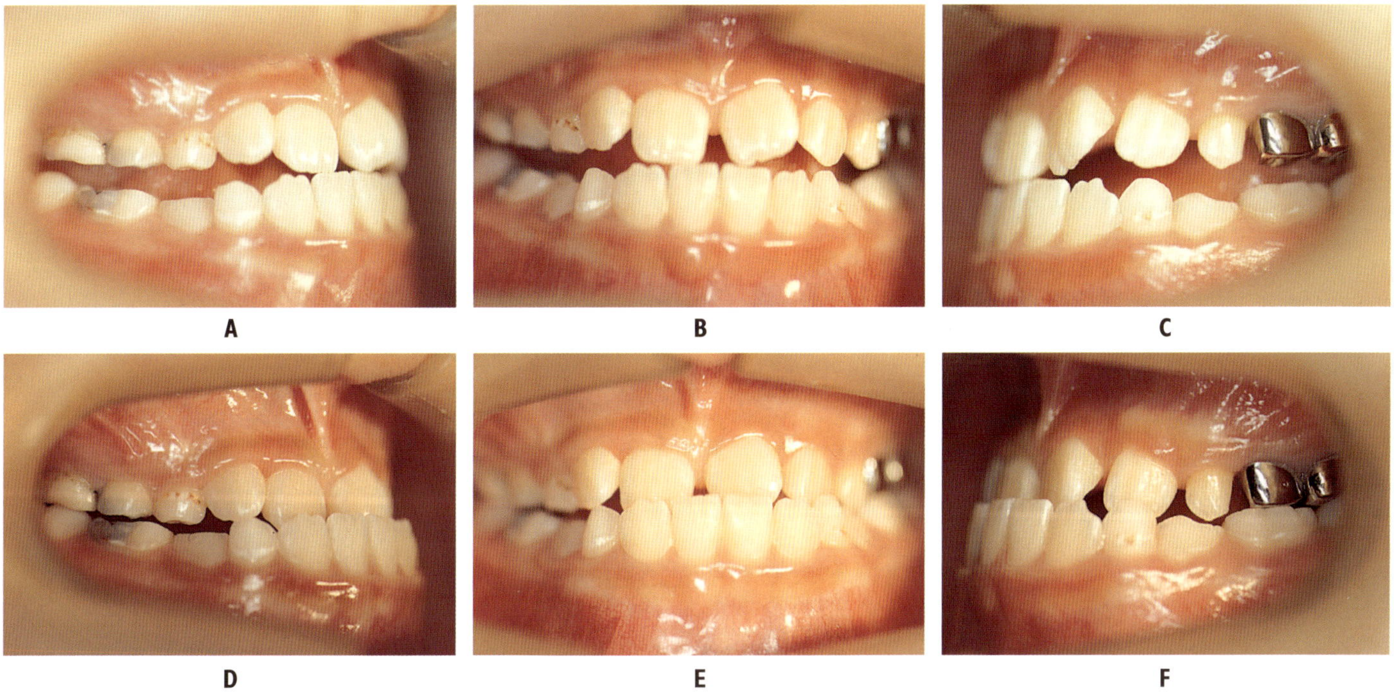

그림 14-2. 조기 접촉에 의해 하악이 전방이동되어 전치부 반대교합을 보이는 증례. A~C, 안정위(centric relation). D~F, 교합위(centric occlusion).

A 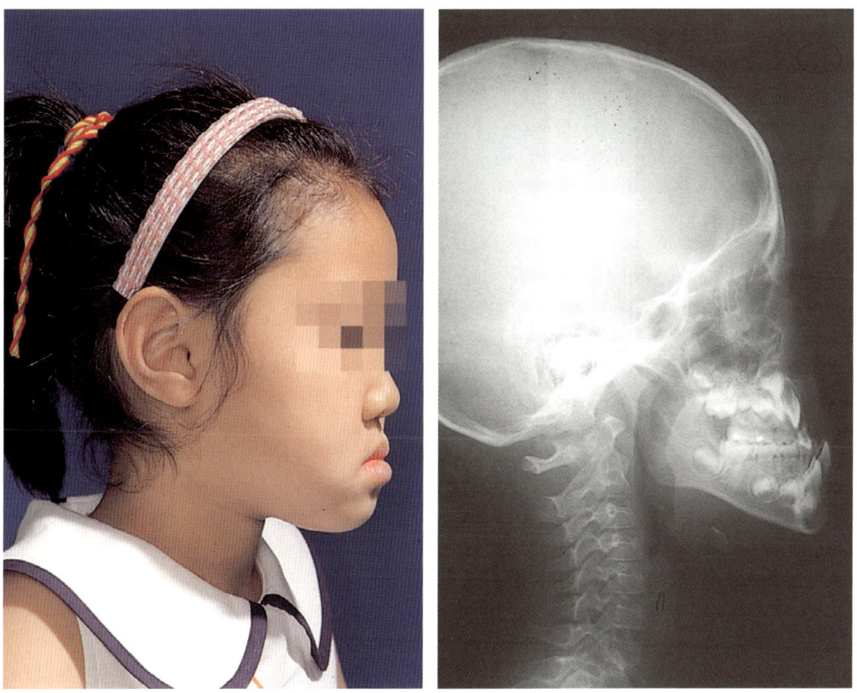 B

그림 14-3. 골격성 제Ⅲ급 부정교합을 보이는 환자. 상악 발육부진에 의해 중안면부에서 약간의 함몰이 관찰되며 과성장에 의해 전방 위치된 하악골을 볼 수 있다.

표 14-1. 골격성 III급 부정교합과 가성 III급 부정교합

	골격성 III급 부정교합	교합가성 III급 부정교합
안모상의 특징	교합위와 안정위 모두에서 하악골 전돌된 양상이다.	교합위에서는 전돌된 양상이지만 안정위에서는 정상에 가까운 안모를 보인다.
Gonial angle	130~140° 정도로 둔각이다.	120° 내외로 정상이다.
하악전치(IMPA)	설측경사를 이루며 크라우딩이 있다.	정상적인 치아 경사도와 순측경사
전치부 교합	전치부 반대교합의 수직피개가 깊지 않고 개교 상태일 수도 있다.	전치의 수직피개가 깊은 반대교합 양상을 나타낸다.
하악 운동 양상	개구와 패구운동에서 부드러운 운동곡선을 나타낸다.	패구운동에서 교합이 이루어지기 전에 chin point가 전방이동된다.
구치 관계	교합위와 안정위에서 모두 제III급 구치 관계를 나타낸다.	안정위에서는 제 I 급 구치 관계에 가까운 교합 관계를 나타낸다.
예후	나쁘다.	악기능장치 등에 의하여 양호한 치료 결과를 나타낸다.

여 다음의 특징이 도움이 된다. 감별이 힘든 경우도 있으며 성장이 지난 후 골격성인 특징이 나타나는 경우도 있다(표 14-1).

치료 전략

치성에 의한 반대교합의 치료는 어렵지 않지만 골격성 Ⅲ급 부정교합인 경우에서는 상태에 따라 성장조절치료, 절충치료, 수술에 의한 치료를 한다.

전치부 반대교합의 치료

유치나 혼합치열기 환자에서 골격적인 관계는 I 급에 속하지만 전치부 치아의 맹출 경로의 이상 등으로 전치부 반대교합을 보이는 경우는 가능한 조기에 이를 해소해 주는 것이 유리하다. 치료는 교합 조기 간섭의 삭제, 가철식 장치, 악기능장치를 적용할 수 있으며, 성인에서는 주로 고정식 장치로 치료한다. 반대교합이 해소되는 시기에 구치부에 교합거상장치(occlusal bite block)를 일시적으로 사용하여 교합간섭에 의한 손상(치아 동요도 증가, 치근 흡수, 치관파절)을 최소로 한다.

1) 교합 사면판(inclined plane)

한두 개의 절치에 반대교합이 있으면서 전치부 수직 피개교합이 깊고 치아가 이동될 충분한 공간이 있는 혼합치열기의 경우에 사용한다. 하악 전치의 순측경사에 의한 반대교합이나 골격성 부조화에 의한 반대교합에는 적용되지 못하며 장치 착용 시 구치부가 교합되지 않으므로 6주 이상의 사용은 피해야 한다.

가철식으로 사용되기도 하지만 탈락과 분실의 위험으로 임시 접착제(temporary cement)로 접착하여 사용하기도 한다. 매주 정기적인 검사가 필요하며 장착 시에는 유동식을 취하게 한다. 하악 전치를 고정원으로 하여 개선하고자 하는 상악 치아가 사면판에 균일하게 닿게 하며 이때 사면은 45°가 되게 한다(그림 14-4A~C).

2) A-P screw

전치부 공간 확보와 함께 상악 전치의 설측경사에 의하여 유발된 전치부 반대교합을 해소할 수 있는 장치로서 주로 혼합치열기에 사용할 수 있다. 완전한 마무리 치료를 위해서는 추후에 고정식 장치를 사용하는 것이 필요하다. 설측으로 경사진 상악 전치를 순측으로 경사지게 만드는 과정에서 하악 전치와의 교합간섭을 피하기 위하여 구치 부위에 교합거상장치(occlusal bite block)를 추가하면 더욱 효과적이다.

일반적으로 screw는 90° 회전(1/4 회전) 시 0.25mm가 확장되는데 5~6일에 90° 회전한다(그림 14-5A~J).

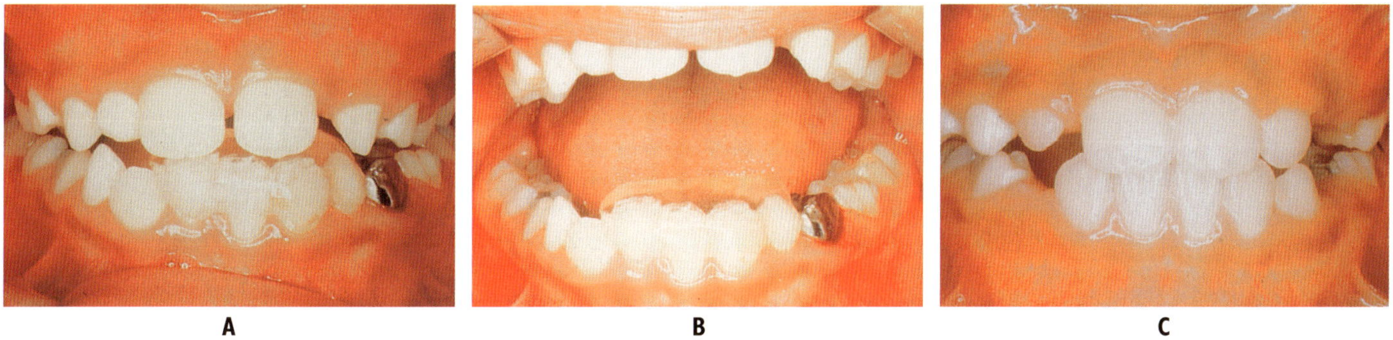

그림 14-4. 상악 좌측 중절치에서 약간의 반대교합에 교합 사면판(inclined plane)을 사용한 증례(A~B, 치료 중. C, 치료 후).

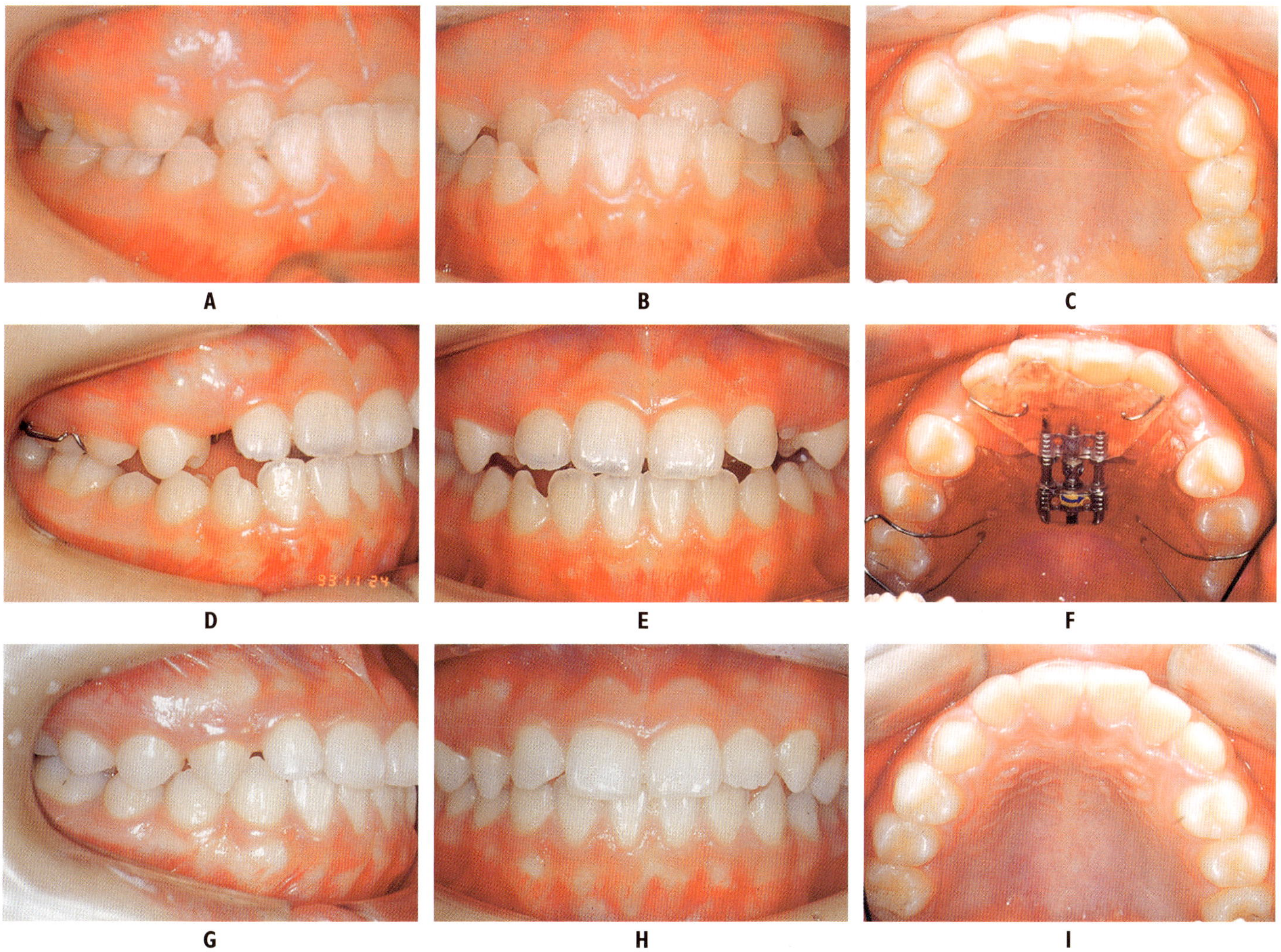

그림 14-5. A-P screw를 사용하여 치료한 증례(A~C, 치료 전. D~F, 치료 중. H~J, 치료 후).

성장조절치료

성장 중에 있는 어린이 환자에서 가능한 치료이다. 유전적으로 골격성인 제Ⅲ급 부정교합이 강한 환자는 개선된 후에 성장이 지속되면서 재발될 수도 있다.

1) 제Ⅲ급 악기능장치(ClassⅢ functional appliance)

전치부 반대교합이 있지만 하악의 안정위(centric relation)와 교합위(centric occlusion) 상태에서 안모변화가 심하고 이에 따른 구치 관계가 제Ⅰ, Ⅲ급으로 변화하는 골격성보다는 기능성 제Ⅲ급 교합 환자에 적용한다. 제Ⅲ급 액티베이터(Activator), 제Ⅲ급 바이오네이터(Bionator), Fräkel의 제Ⅲ급 기능조절장치 등의 악기능장치가 사용되며, 유치열기나 4전치가 교환된 혼합치열기에 주로 사용된다. 제Ⅱ급 부정교합에서와 마찬가지로 장치의 제작을 위하여 구성교합의 채득이 필요하며 하악을 후방으로 유도하여 채득한다.

악기능장치는 최소한 12개월 이상의 치료 기간이 필요하며, 이때 하루 14시간 이상의 장착이 필요하다. 치료 효과는 상악 전치는 순측으로 경사이동되고, 하악 전치는 설측 경사이동되며, 하악골은 후하방 회전된다. 골격적인 영향보다는 치열에 대한 효과가 크며, 상악골 성장 촉진과 하악골 성장 억제 효과는 크게 기대할 수 없다.

2) 상악골 전방 견인장치

많은 골격성 제Ⅲ급 부정교합 환자에서 상악골 열성장이 나타나므로 성장 중인 환자에서 상악골의 전하방 성장을 촉진시키는 악정형 장치이다.

골격성 제Ⅲ급 부정교합에서 상악 열성장은 전후방적, 횡적, 수직적 열성장으로 나타난다. 횡적인 개선을 위하여 급속구개확장(rapid palatal expansion) 장치로 정중구개봉합을 이개하여 상악골을 확장하면서 전방견인하면 효과적으로 상악골 성장이 촉진된다. 정중구개봉합의 이개가 방사선사진으로 확인되면 상악의 전하방 견인을 통하여 전후방과 수직적인 부조화를 해소한다. 적용되는 견인력은 400gm 정도가 사용되며 견인 방향은 일반적인 상악 성장 방향과 동일하게 교합면에서 전하방으로 15~20° 정도로 견인한다. 이러한 견인은 상악골 후방에 위치한 봉합 부위에 골첨가를 촉진시켜 상악의 전하방 성장을 가속화시키며 약간의 하악골 후하방 회전을 동반하여 제Ⅲ급 부정교합의 개선에 기여한다. 치열에서의 효과는 상악 전치부의 순측경사와 하악 전치부의 설측경사도 동반한다.

장치의 효과는 환자의 협조도와 상관이 있다. 하루 14시간 이상의 장착을 필요로 하며 환자의 사춘기 성장을 충분히 이용해야 한다. 수완부 사진, 이차성징의 발현, 신장의 성장을 이용하여 사춘기 성장의 최고점이 언제인지를 예상하고 사춘기 성장 이전부터 견인력을 적용시키며 개선된 후에도 보정 기간을 충분히 가져야 한다.

환자의 골격적 부조화의 정도에 따라 다르지만 환자의 협조도가 양호하면 6~8개월 후에 양호한 결과를 얻을 수 있다. 그러나 골격적 부조화가 심한 하악골 과성장인 경우에는 지속적인 하악골의 성장으로 재발될 수 있다(그림 14-6A~E).

3) 하악골 후상방 견인장치(이모장치)

하악골 과성장에 의한 골격성 제Ⅲ급 부정교합을 나타내는 경우 하악의 전하방 성장 억제를 위하여 사용되었다. 여러 동물 실험에서 하악에 가해지는 후방력이 하악 과두의 연골조직을 압박하여 prechondroblastic layer를 축소시키고 이로 인한 성장 억제의 가능성을 제시하였다.

그러나 이 장치에 의한 임상적 효과는 장착 기간 동안에만 한정되고 장치 제거 시 치료 효과의 안정성에는 의문이 있어 하악골의 성장 억제보다는 하악골의 성장 방향을 후하방으로 변화시키는 목적으로 사용된다. 전체적인 효과로는 하악의 성장을 억제하며 하악 전치의 설측경사를 나타낸다.

이상적인 환자로서는 제Ⅲ급 부정교합 양상이 심하지 않고 전치 관계가 edge to edge 관계를 나타내는 경우, 전안면 고경이 짧은 경우, 하악 전치가 정상 위치 혹은 전방 위치된 경우에 이모장치의 사용은 효과적일 수 있다(그림 14-7A, B).

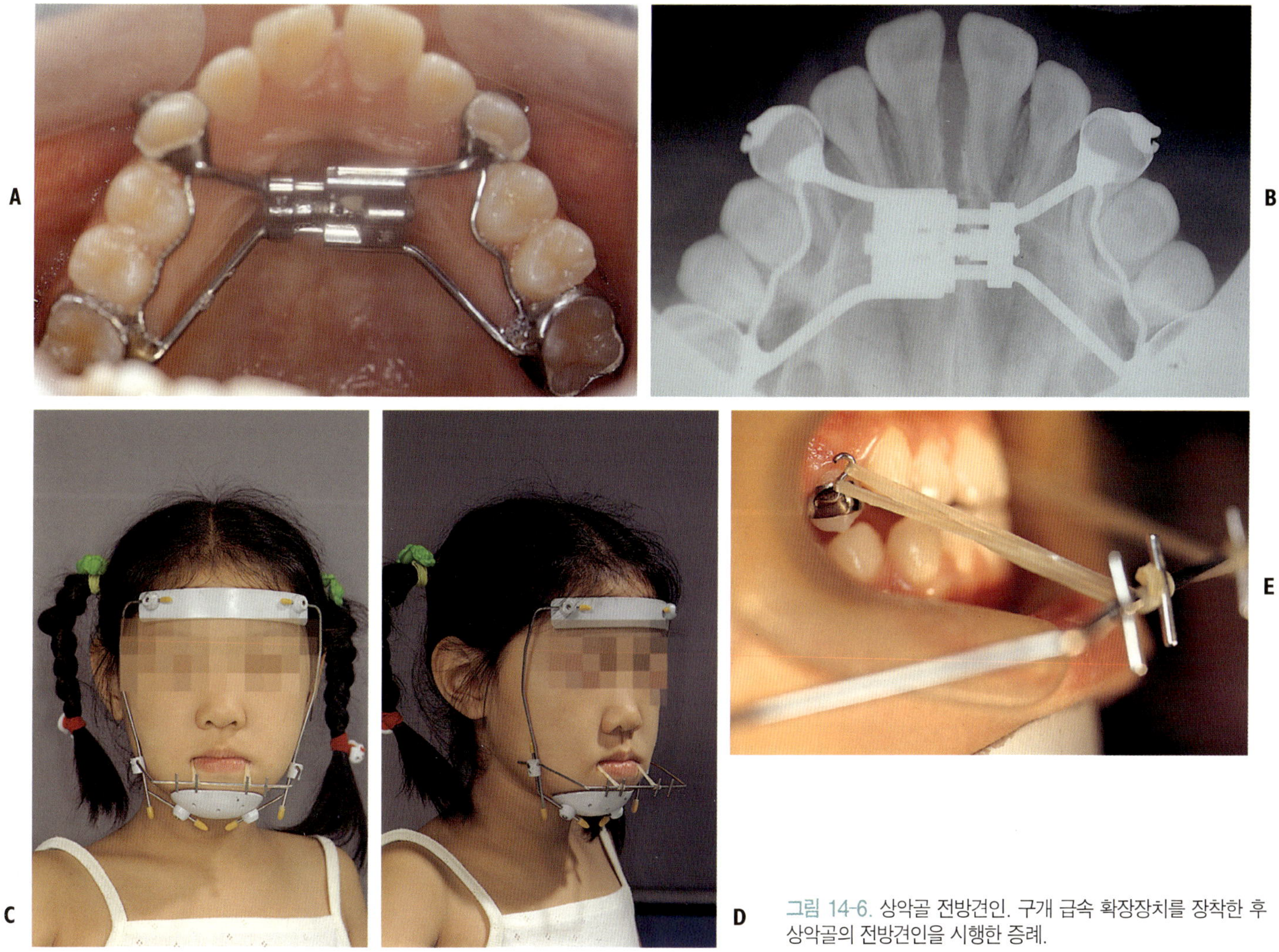

그림 14-6. 상악골 전방견인. 구개 급속 확장장치를 장착한 후 상악골의 전방견인을 시행한 증례.

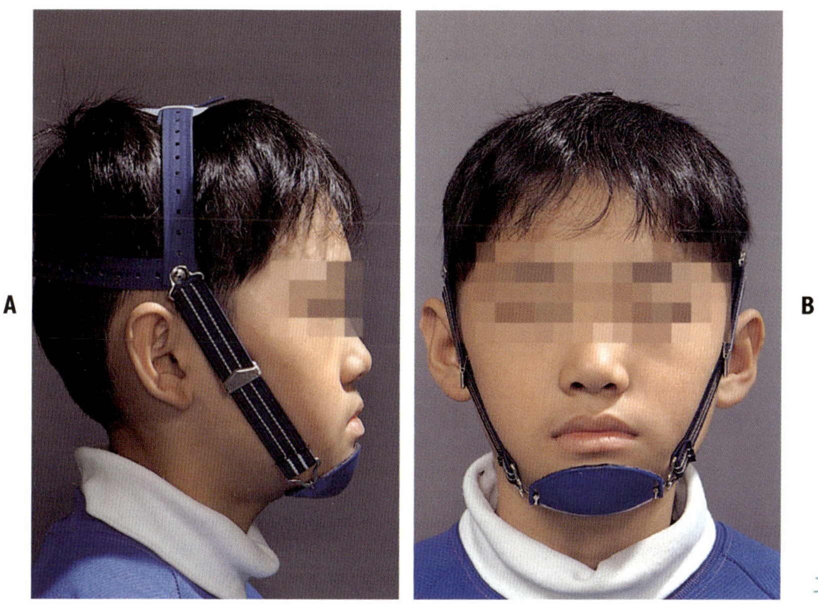

그림 14-7. 이모장치.

치아이동을 통한 절충치료(camouflage treatment)

앞장에서 설명한 제Ⅱ급 부정교합에서와 마찬가지로 제Ⅲ급 부정교합의 절충치료는 상·하악골 사이에 골격적 부조화가 심하고 성장이 왕성하게 진행되는 환자에게는 적용할 수 없다.

절충치료는 기저골에 대한 영향은 없기 때문에 성장이 거의 종료된 환자(주로 성인)에서 어느 정도 양호한 안모를 가지면서 악골의 부조화가 경미한 환자에서 적용한다. 상악에서는 가능한 한 발치를 피해야 한다. 이유는 발치에 따른 상악 전치의 후방견인으로 상순 부위가 후퇴될 수 있기 때문이다. 그러므로 상악에서는 크라우딩이 거의 없어 비발치 치료가 가능한 경우가 유리하다. 횡적인 면에서 상악의 열성장은 구개 확장장치(palatal expander)를 비수술적 혹은 수술적 방법으로 적용하여 해결할 수 있다. 제Ⅲ급 부정교합은 하악 전치부가 대부분 설측경사를 이루고 있어, 상악 치아들과 수평피개를 형성하기 위하여 발치를 통한 하악 전치부의 후방견인을 시행하는 것은 좋은 방법이 아니다.

1) 비발치 절충치료

골격 부조화가 심하지 않아 안모가 어느 정도 양호하며 악골 내 크라우딩이 거의 없고 전치부 반대교합 정도가 심하지 않은 경우에 사용된다. 치료는 주로 제Ⅲ급 악간 고무줄을 사용하여 하악 치아들을 후방이동시키고 상악 치아들을 전방이동시킨다. 이때 상·하악에 직선 호선을 사용할 수도 있지만 MEAW 호선을 사용하기도 한다.

2) 발치 절충치료

상악에서는 제2소구치를 하악에서는 제1소구치를 발치하여 치료한다. 그러나 앞에서 언급한 것처럼 하악 전치부에서 치아들이 설측으로 경사를 이루면서 적응(dental compensation)이 일어난 경우가 아닌 하악 전치가 약간 순측으로 경사진 경우에 한정되어 적용할 수 있다.

심한 골격적 부조화의 개선을 위한 악교정 수술

골격성 제Ⅲ급 부정교합의 수술을 통한 치료에서는 치아보상(dental compensation)에 의하여 초래된 상악 전치의 순측경사를 해소하기 위해서 또는 상악골의 열성장으로 인한 크라우딩의 해소를 위해서 상악 제1소구치를 발치할 수 있다. 하악에서는 전치부의 치아보상(dental compensation)을 해소하기 위하여 순측확장(labial expansion)치료를 시행한다. 크라우딩이 심하여 상·하악에서 발치가 필요한 경우라면 통상적인 교정치료와는 반대로 상악에서는 제1소구치, 하악에서는 제2소구치를 발치하여 치료한다. 수술 방법으로는 하악골의 과성장으로 진단된 경우에는 하악골을 짧게 하는 양측성 시상골절단술(bilateral sagittal split osteotomy)이나 상행지수직골절단술(intraoral vertical ramus osteotomy)이 가장 많이 적용되는 술식이다. 상악골의 열성장이 동반된 경우에는 LeFort Ⅰ 골절단술로 상악골을 전방이동시키고 개방교합인 경우에서는 상악 구치부가 상방으로 이동되도록 상악골을 이동시킨다. 상악골의 부조화가 심한 경우에서는 상악과 하악의 양악에서 수술을 시행한다(그림 14-8A~J).

참고문헌

1. Baik HS: Cephalometric characteristics of Korean Class Ⅲ surgical patients and their relationship to plans for surgical treatment, Int J Adult Orthod Orthognath Surg. 15:119-128, 2000.
2. Baik HS: Clinical results of the maxillary protraction in Korean children, Am J Orthod Dentofacial Ortho, 108:583-592, 1995.
3. McNamara JA, Huge SA: The functional regulator(FR-3) of Frankel, Am J Orthod 88:409-424, 1985.
4. Proffit WR, White RP: Surgical-orthodontic treatment, Mosby, 1991.
5. Proffit WR: Contemporary Orthodontics, Mosby, 1993.
6. Sugawara J, Asano T, Endo N, Mitani H: Long-term effects of chin-cap therapy on skeletal profile in mandibular prognathism, Am J Orthod Dentofacial Orthop 98:127-133, 1990.

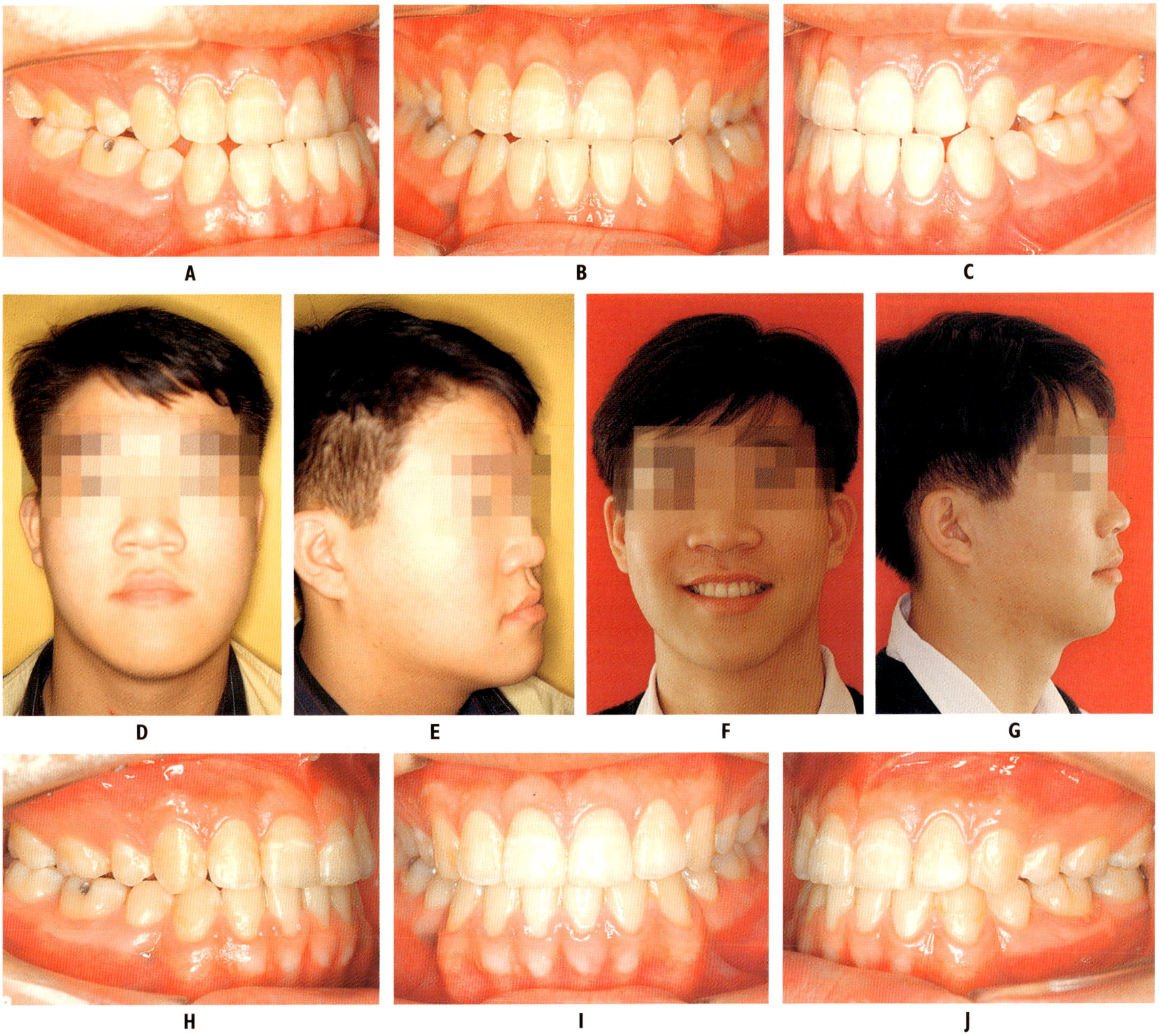

그림 14-8. 골격성 제Ⅲ급 부정교합을 악교정 수술을 통하여 치료한 증례(A~E, 치료 전. F~J, 치료 후).

15 보조적 교정치료

보조적 교정치료란?

보조적 교정치료에서 고려할 사항

보조적 교정치료의 종류
- 구치 바로 세우기(molar uprighting)
- 인위적 맹출(forced eruption)
- 치아의 배열

보조적 교정치료란?

보조적 교정치료란 다른 치과진료의 결과를 양호하게 하기 위하여 보조적으로 교정치료를 시행하는 것이며 포괄적인 변화보다는 어떠한 특정한 면을 개선시켜 주는 것을 말한다. 환자의 교합 상태와 치아의 위치가 부적절하여 다른 치과치료(보존, 보철, 치주치료)만으로는 현재 상태를 치료하거나 조절할 수 없는 경우와 보다 심미적인 결과를 얻기 위한 경우 보조적 치아이동은 전체 치료 계획에서 필수적이며 중요한 위치를 차지하게 된다.

보조적 교정치료의 목표는 크게 세 가지로 구분된다.

첫째, 수복치료(보철치료, 보존치료)를 용이하게 하고 양호한 결과를 얻기 위해 치아의 위치를 수정한다. 둘째, 치태가 잘 침착되는 부위를 제거하고 치아에 인접한 치조융선 형태를 개선해 줌으로써 치주건강을 증진시킨다. 셋째, 바람직한 치관/치근 비율을 만들어 주며, 교합력이 치아의 장축을 따라 전달되도록 치아를 위치시켜 준다.

보조적 교정치료에서 고려할 사항

교정치료 단독으로 시행되는 경우가 아니라 다른 치과치료와 밀접한 연관성이 있으므로 치주, 보철, 보존적 문제를 고려해야 한다. 대부분 한 사람의 술자에 의하여 무난히 치료될 수 있지만 난이도가 높은 증례에서는 여러 분야에 대한 전문적인 고려가 필요하기도 하다.

치료 기간이 6개월 이상 소요되는 보조적 교정치료는 피하는 것이 유리하며 만약 이 이상의 시간이 필요한 경우에서는 포괄적인 치료로서의 고려가 필요하다.

진단과 치료 계획 시 고려사항

진단에 필요한 자료로서는 개개 치아의 치주지지 상태와 치아의 손상의 정도를 파악하기 위하여 치근단 방사선사진이 필수적이다. 그리고 악골 내의 전반적인 치조골 상태와 병소 파악을 위해서 파노라마 방사선사진은 많은 도움이 된다.

일반적인 교정 환자에서와 마찬가지로 치관의 위치, 치아의 경사도 및 지지 치조골 형태가 명확히 나오도록 충분히 연장된 석고모형이 필요하다. 광범위한 수복이 필요하거나 하악의 기능적 변위가 존재하는 경우에서는 반조절성 교합기(semi-adjustable articularator)에 중심위 관계로 mounting 하는 것이 필요하다.

보조적 교정치료가 필요한 대부분의 경우 치료는 준비 일반 치료, 교정치료, 마무리 일반 치료의 순서를 따른다. 준비 일반 치료로는 치주 상태의 개선을 위한 치주치료, 근관치료, 임시 치아수복치료가 있다. 이러한 준비 일반 치료는 교정치료의 시작을 가능하게 해준다.

교정치료 종료 시 최종적인 치과치료의 상황에 맞는 보정장치를 통해 교정치료의 결과를 유지하려는 노력이 필요하다.

교정장치 설계에서의 고려사항

보조적 교정치료를 필요로 하는 많은 경우에서 치주 문제를 가지고 있으므로 이를 고려한 장치의 설계가 필요하다. 부착 상실과 치조골 소실은 치아의 저항중심 위치를 더욱 치근단 방향으로 이동시킨다. 이런 상황에서 치아의 치체이동을 위해서 힘의 크기는 감소되어야 하며 모멘트는 증가되어야 한다.

고정식 교정장치를 사용하는 경우 .022 슬롯의 브라켓을 사용하면 고정원을 강화시키는 장점이 있다. 이때 고정원에 포함되는 치아에서는 간접 접착술 등을 이용하여 passive bracketing을 한다(그림 15-1).

즉 불필요한 치아이동을 방지하려는 목적이다. 많은 치아가 고정원에 필요한 경우 구개측이나 설측에서 부가적인 고정원을 얻을 수 있다.

가철식 장치는 환자의 협조도에 전적으로 의존하고, 적절한 모멘트 부여를 통한 정확한 치아이동이 곤란하다는 단점이 있지만, 많은 치아의 상실로 인하여 치아에서만 고정원을 얻기가 힘든 경우나 고정식 장치에서 고정원 증가를 위한 보조적인 방법을 이용하는 경우에 효과적으로 사용된다.

A 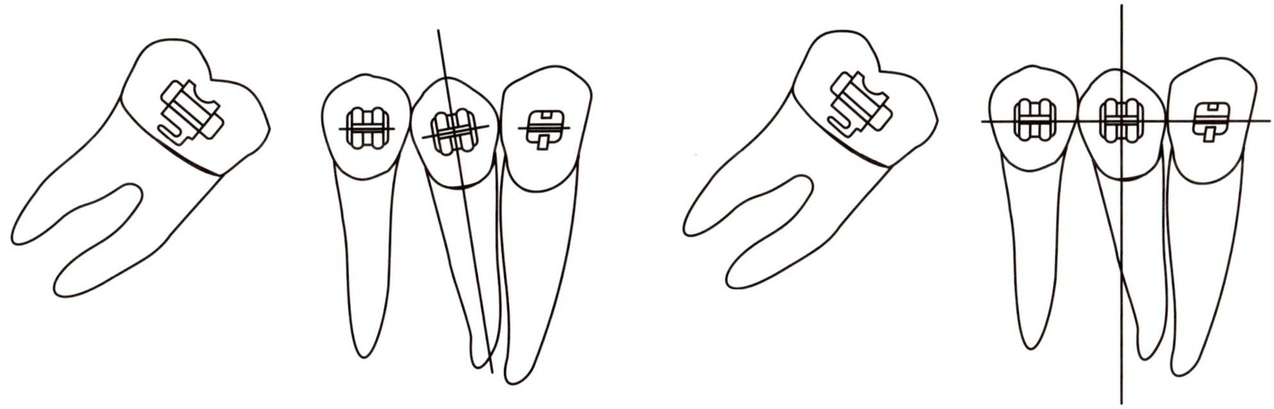 B

그림 15-1. Passive brakceting. 보조적 교정치료에서는 이상적인 위치로(A) 브라켓을 부착하기보다는 고정원인 소구치 부위의 치아이동이 없게(B) 브라켓을 위치시키는 것이 유리하다.

보조적 교정치료의 종류

구치 바로 세우기(molar uprighting)

제1대구치의 조기 상실은 성인에서 자주 나타나는 경우로서 여러 가지 문제를 동반하게 된다. 이러한 문제들로는 발치된 공간으로 주변 치아의 경사이동, 대합치아들의 과맹출(supraeruption), 불량한 치아 간의 접촉, 치태침착으로 인한 치주조직의 파괴 등이 있다. 이를 해소하기 위해 쓰러진 치아들을 올바른 위치로 이동시킨 후, 계속가공의치나 임플란트 등의 보철치료를 시행할 수 있다(그림 15-2A~I).

1) 브라켓의 부착

이동되는 치아를 제외한 고정원의 치아들은 passive bracketing을 하며 이때 .022 슬롯 브라켓을 사용하며 굵은 주호선을 사용하여 고정원을 보강한다. 제1대구치의 상실로 제2대구치가 근심경사져서 이를 직립시키는 경우 견치, 제1, 2소구치 부위에 브라켓을 부착하여 고정원을 확보하며, 추가적인 고정원이 필요하면 좌우측 견치 간에 0.9mm의 강선으로 된 설측 안정화 호선을 사용한다.

2) 장치의 선택

Open coil spring과 여러 종류의 uprighting spring이 사용 가능하다. Uprighting spring의 재료로는 강선재에 helix를 부여하여 사용되거나 TMA 호선이 사용되기도 한다. 경사진 구치가 직립되면서 정출되는 경향이 많으므로 대합치와의 교합 과다 접촉 현상이 빈발하게 된다. 이때는 high speed bur 등을 통하여 교합면을 삭제해 주어 지나친 치아 동요도를 방지한다(그림 15-3A~D, 표 15-1).

3) 보정장치

원하는 치아이동이 일어나면 보철치료가 시행되기 전까지 보정이 필요하다. 가철식 보정장치보다는 다소 견고한 강선재를 이용한 고정식 보정장치가 효과적이다.

인위적 맹출(forced eruption)

인위적인 치아정출에는 급속정출(rapid eruption)과 완속정출(slow eruption)이 있다. 완속정출은 치아의 정출과 함께 부착조직의 동반정출을 기대하는 경우로 수직적 골결손을 수평적 골결손으로 바꾸는 데 사용되는 방법으로 치주조직 개선이 동반된다.

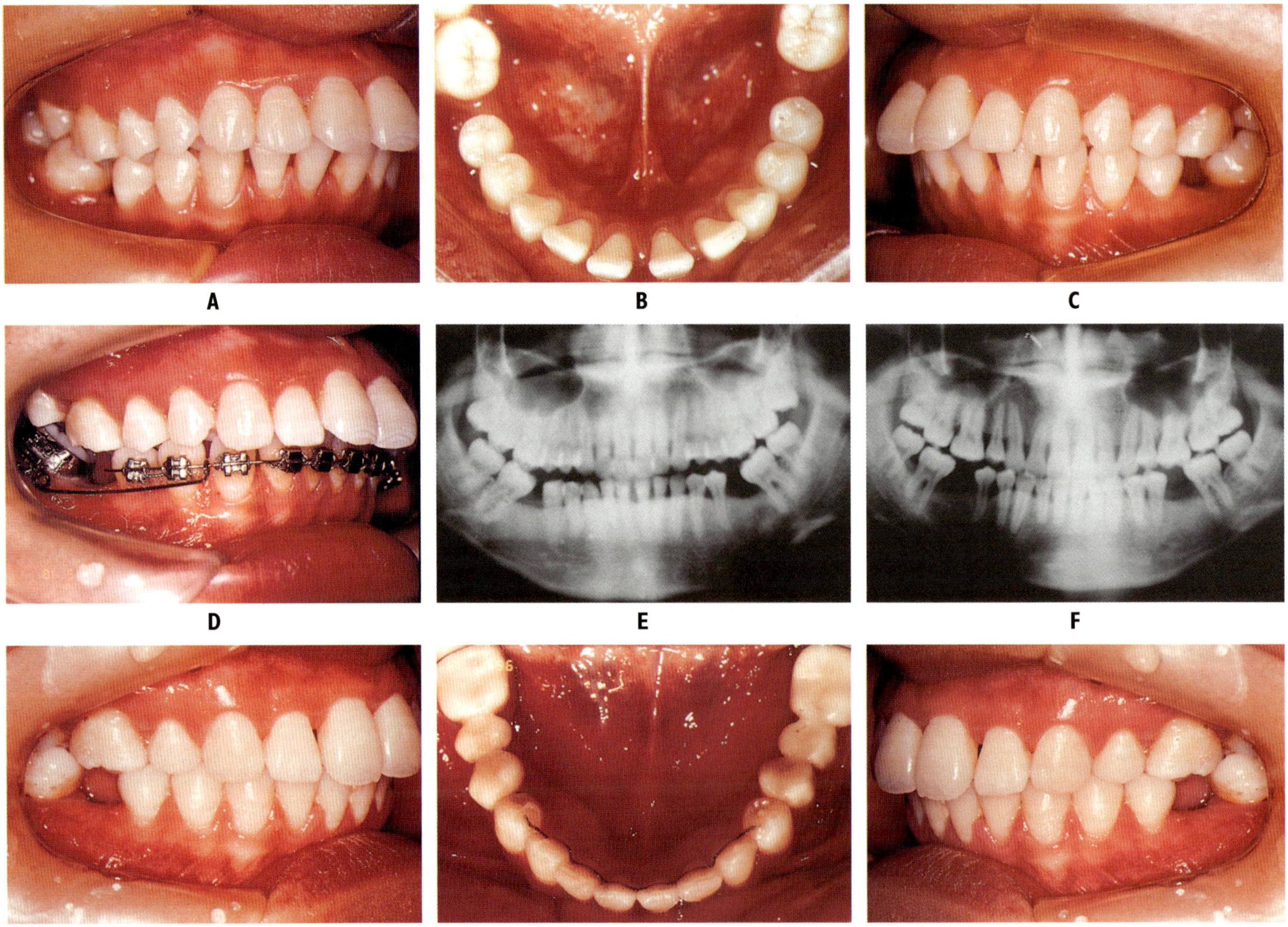

그림 15-2. 구치 바로 세우기(A~C, 치료 전. D, 치료 중(헬리컬 직립 스프링 사용). E, 치료 전 방사선사진. F, 치료 후 방사선사진. G~I, 치료 후).

급속정출은 치아의 파절이나 우식에 의하여 보철치료의 시술 부위가 노출되지 않는 경우 이의 노출을 통하여 치료를 편리하게 하는 것으로, 보철물 변연의 위치를 치주적인 문제를 야기하지 않는 부위에 형성하고자 할 때 사용되는 술식이다(그림 15-4A~I).

이때 생물학적 폭경(biologic width)의 개념이 적용되는데 이는 치조골능에서 치은열구 기저부까지의 거리이다. 즉 결합조직 부착부와 상피조직 부착부를 합한 것으로 2mm 정도를 말하며 이 부위에 보철물 변연이 침범하면 치주질환을 야기할 수 있다(그림 15-5).

만일 치관파절로 인해 치조능 하방 1mm 정도에서 파절선이 형성되었다면 이의 수복을 위하여 최소 3mm(1mm+2mm biologic width)의 치아정출이 필요하며 보철물 변연 유지를 위하여 추가적인 1~2mm의 치질이 필요하여 모두 4~5mm의 정출이 요구된다.

그러나 급속정출을 시도하더라도 약간의 부착조직 이동은 일어나므로 이를 방지하기 위하여 정출 도중 상치조섬유절단술(supracrestal fiberotomy)이나 정출 후 치관확장술(crown lengthening procedure)을 시행해야 한다.

표 15-1. 여러 가지 구치직립장치

	디자인	특 징	적응증
개방형 코일 스프링	주호선에 코일 스프링을 삽입	원심력이 제2대구치 저항중심에서 많이 떨어질수록 직립 모멘트가 많이 발생한다.	근심경사가 심하지 않은 경우에 효과적, 그리고 소구치 부위 공간 폐쇄 용이
헬리컬 직립 스프링	소구치 부위에 안정화 호선 장착하고 tip-back spring을 제2대구치에 삽입	근심측 훅이 걸리는 힘과 스프링의 앞뒤 길이를 곱한 만큼의 모멘트가 발생한다.	제2대구치에는 정출력이 나타나므로 대합치가 있는 경우에 사용 가능
T루프	소구치 부위부터 제2대구치까지 일체형 와이어에 T루프를 제2대구치 근심에 형성하고 tip-back 부여	T루프 근심측 치아의 이동이 야기될 수 있으며 cinch back 부여 시 제2대구치 치근의 근심이동을 도모할 수 있다.	치근의 근심 이동 시 효과적으로 이용
변형 T루프	T루프를 제2대구치 튜브 원심측에서 삽입	소구치 부위 브라켓과 튜브 원심측 간의 interbracket distance 증가한다.	제2대구치의 근심회전이 심하여 튜브 근심으로 와이어 삽입이 곤란한 경우
TMA U루프	소구치 부위에 안정화 호선 장착하고 17×25mil TMA를 사용한 U자 모양 루프를 제2대구치에 삽입	U루프가 오므라지도록 훅을 걸면 제2대구치에 원심력이 함께 가해질 수 있다.	제2대구치의 근심경사가 심하여 locking이 나타난 경우에 효과적

A B
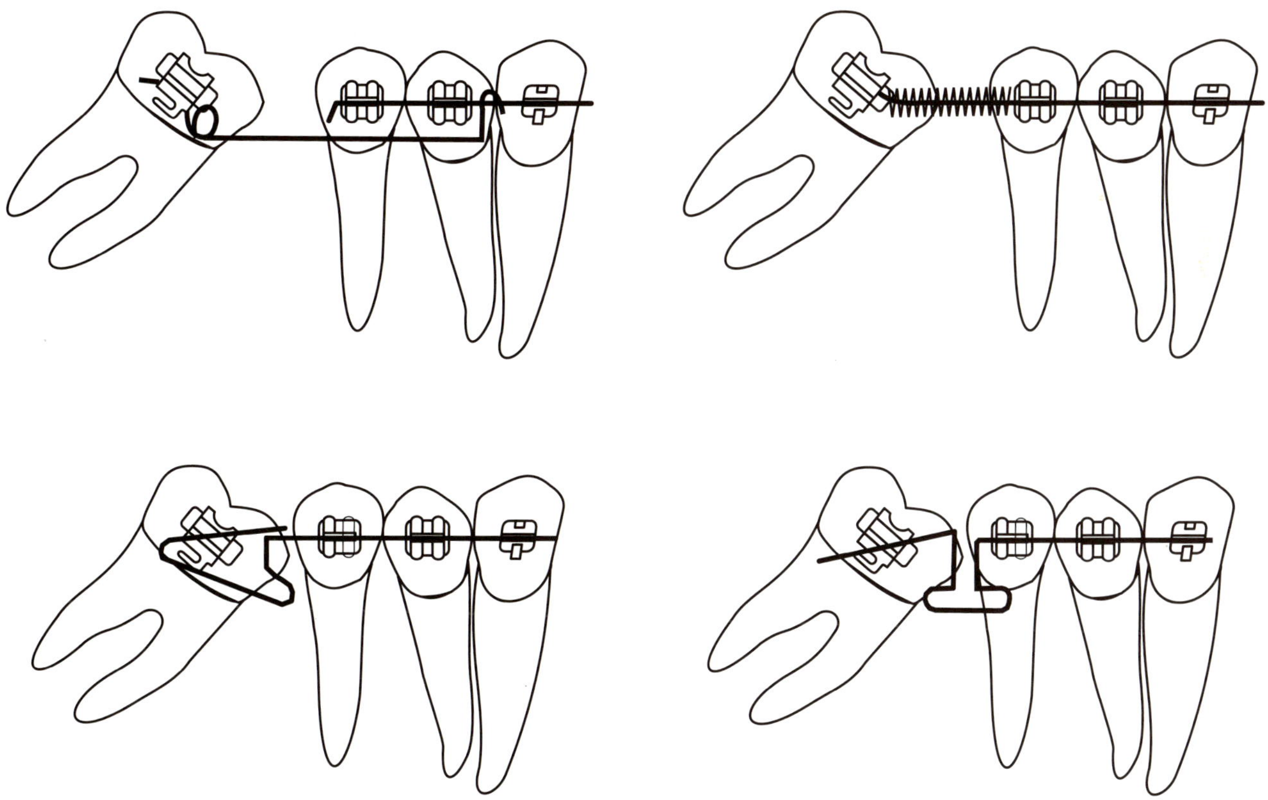
C D

그림 15-3. 구치 바로 세우기에 사용되는 여러 가지 장치. A, 주호선은 19×25mil의 강선재이고 보조 spring은 16×22mil stainless steel with helix 혹은 17×25mil TMA without helix. B, 주호선은 18mil 원형 강선재를 사용하고 압축 coil spring을 적용함. C, D, 17×25mil의 강선재로 만든 T loop spring.

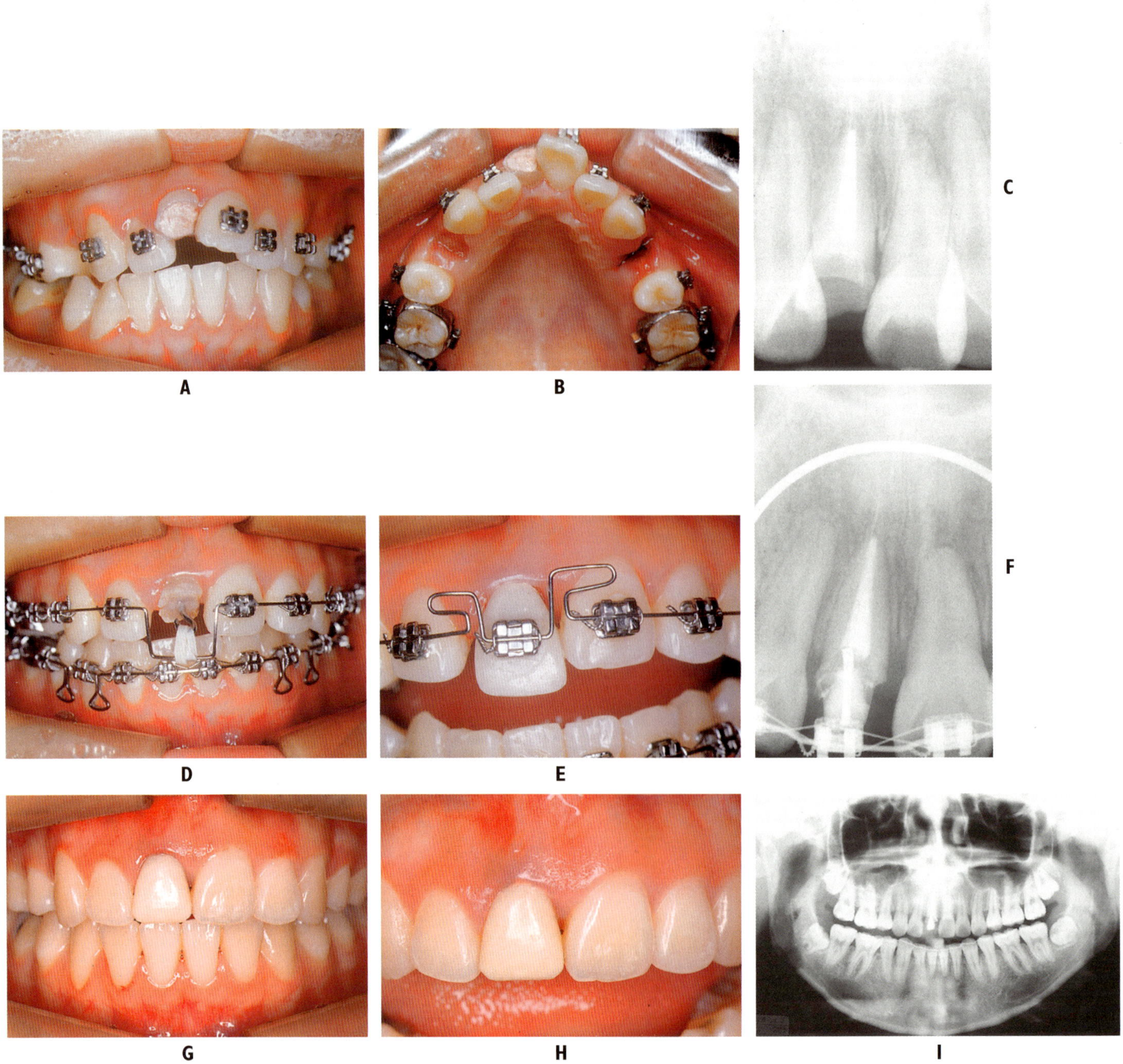

그림 15-4. 인위적 맹출의 임상 적용. A~C, 외상에 의해 상악 우측 중절치의 치관이 파절된 상태. D~F, 인위적 맹출 시도. G~I, 인위적 맹출이 완료되고 보철치료에 의해 수복된 상태.

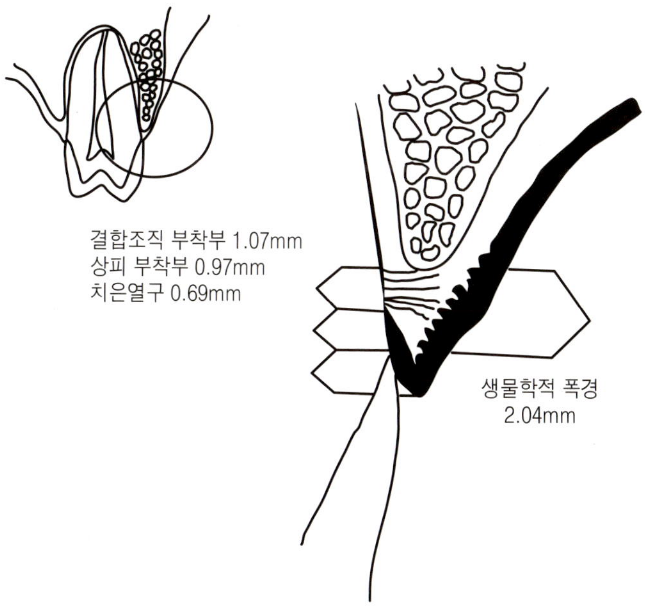

그림 15-5. 생물학적 폭경(biologic width).

사용되는 장치로는 passive bracketing에 의한 고정식 장치가 많이 사용된다.

치아의 배열

부적절한 치아의 위치, 배열, 경사도, 공간 등의 문제로 인하여 보철치료, 보존치료, 치주치료 등의 기타 치과치료에 문제가 있을 때 이를 보조적 교정치료를 통하여 해결할 수 있다.

전반적인 교정치료와는 달리 이런 경우는 국소적인 문제이며 일반 치과치료의 좀더 양호한 결과를 위해 시행되는 만큼 전체 치료에 대한 계획과 잘 조화를 이루어야 한다. 이를 위해서는 진단 모형의 조립(diagnostic setup)이 효과적이다.

적용되는 경우로는 미세한 치아의 배열 이상, 공간의 효율적인 배분, 국소적인 반대교합, 근접한 치아의 분리 등이 있다.

1) 미세한 치아의 배열 이상

이러한 배열의 이상이 있으며 이를 수복치료해야 하는 경우 보조적 교정치료가 필요하다. 부족한 공간은 치아의 순측경사에 의하여 해결할 수도 있지만 대부분 다른 치아와의 관계를 유지하면서 치료하는 것이 필요하므로 치간부 인접면 삭제(interproximal stripping, reproximation)가 필요하다. 한 치아의 근원심에서 각각 0.25mm 정도의 공간을 얻을 수 있으므로 상악 전치부에서는 3~4mm, 하악 전치부에서는 3mm 정도를 얻을 수 있다. 대부분 고정식 장치를 적용하고, 사용되는 호선은 16mil NiTi 호선, 16mil 강선재, 각형 호선의 순서로 사용된다.

연결된 수복물이 적용되지 않는 경우에서는 고정식 장치에 의한 보정이 필요하다.

2) 공간의 재분배

전치부의 비정상적인 공간을 수복치료를 통하여 해결하고자 할 때 이 공간의 적절한 분배를 위하여 보조적 교정치료가 필요하다. 이런 경우에는 진단 모형의 조립이 필수적이며 이런 결과에 따라 치아이동량과 보철치료의 범위가 결정된다(그림 15-6A~D).

공간의 양이 적고 치아이동량이 적으면 finger spring 등이 부착된 가철식 교정장치를 사용할 수도 있지만 치체이동을 위하여 주로 고정식 교정장치가 필요하다.

치아이동은 18mil 강선재 이상의 강선재에서 open coil spring 이나 탄성재를 이용하여 이루어진다.

치아이동이 완성되면 2~3주간 유지한 후 교정장치 제거와 동시에 수복치료가 필요하다.

수복치료가 완성되면 특별한 보정장치가 필요하지 않으나 만일 그러하지 못하면 공간을 유지하는 가철식 혹은 고정식 장치가 필요하다.

3) 반대교합의 치료

많은 경우에서 반대교합은 골격적 문제를 동반하기 때문에 포괄적인 교정치료를 필요로 한다. 그러나 맹출 경로 이상에 의하여 구치부에서 한 치아만 반대교합을 이루는 경우에서는 이 부분만 치료할 필요가 있다. 치료 방법으로는 교차고무줄에 의한 방법과 설측 안정화 호선에 의한 방법이 있다. 교차고무줄에 의한 방법은 간단하지만 치아에 수직적인 힘이 가해지는 단점이 있다. 설측 호

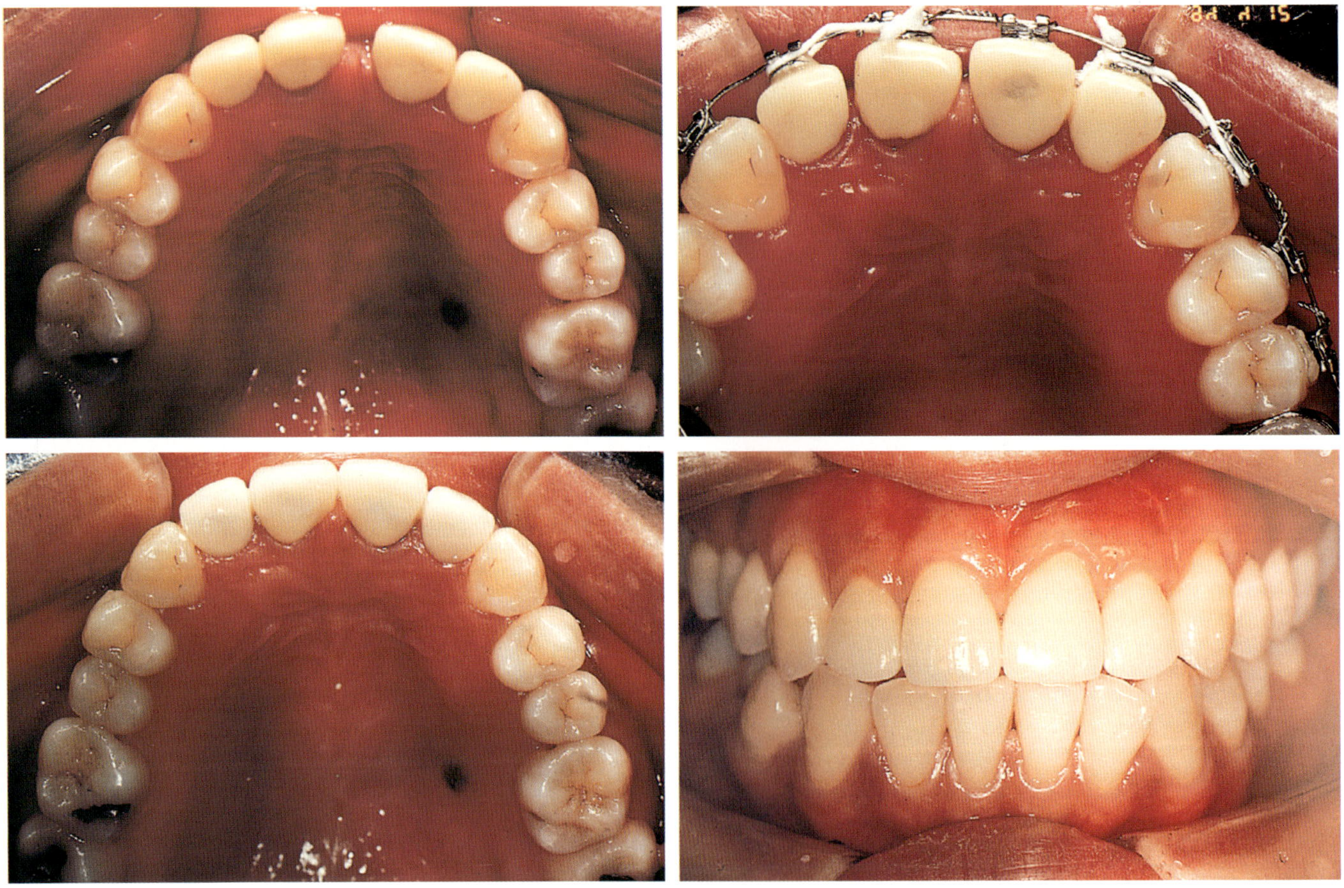

A B C D

그림 15-6. 공간 재분배를 위한 보조적 교정치료. 상악 중절치 사이의 과도한 공간을 적절히 분배하여 보철치료로 마무리하였다(A, 치료 전. B, 치료 중. C~D, 치료 후).

선(특히 32×32mil TMA를 이용한 Burstone의 precision lingual arch)은 정확히 사용되면 부작용을 최소화할 수 있기 때문에 추천된다.

4) 근접된 치아의 분리

특히 보철치료에서 지대치로 사용되어야 할 치아가 인접치아와 지나치게 근접되어 치료가 곤란하거나 치주 상태의 악화가 예상될 때 이를 분리시키는 보조적 교정치료가 시행된다. 고정식 혹은 가철식 교정장치가 사용될 수 있으나 분리이동 시 경사이동과 치체이동의 요구도에 따라 적절히 사용되어야 한다. 특히 치근의 분리가 일어나야 하는 경우에는 2개월 이상의 기간이 필요하며 고정식 장치가 유리하다(그림 15-7A~D).

참고문헌

1. 전국 치과대학 교정학 교수협의회: 치과교정학, 지성출판사, 1998
2. Ingberg JS: Forced eruption. Ⅰ, A method of treating isolated one and two wall intrabony defects - rationale and case report, J Periodontol 45:199-206, 1974
3. Kajiyama K, Murakami T, Yokota S: Gingival reactions after experimentally induced extrusion o the upper incisors in monkeys, Am J Orthod Dentofacial Orthop 104:36-47, 1993
4. Roberts RW, Chacker FM, Burstone CJ: A segmental approach to mandibular molar uprighting, Am J Orthod 81:177-184, 1982.

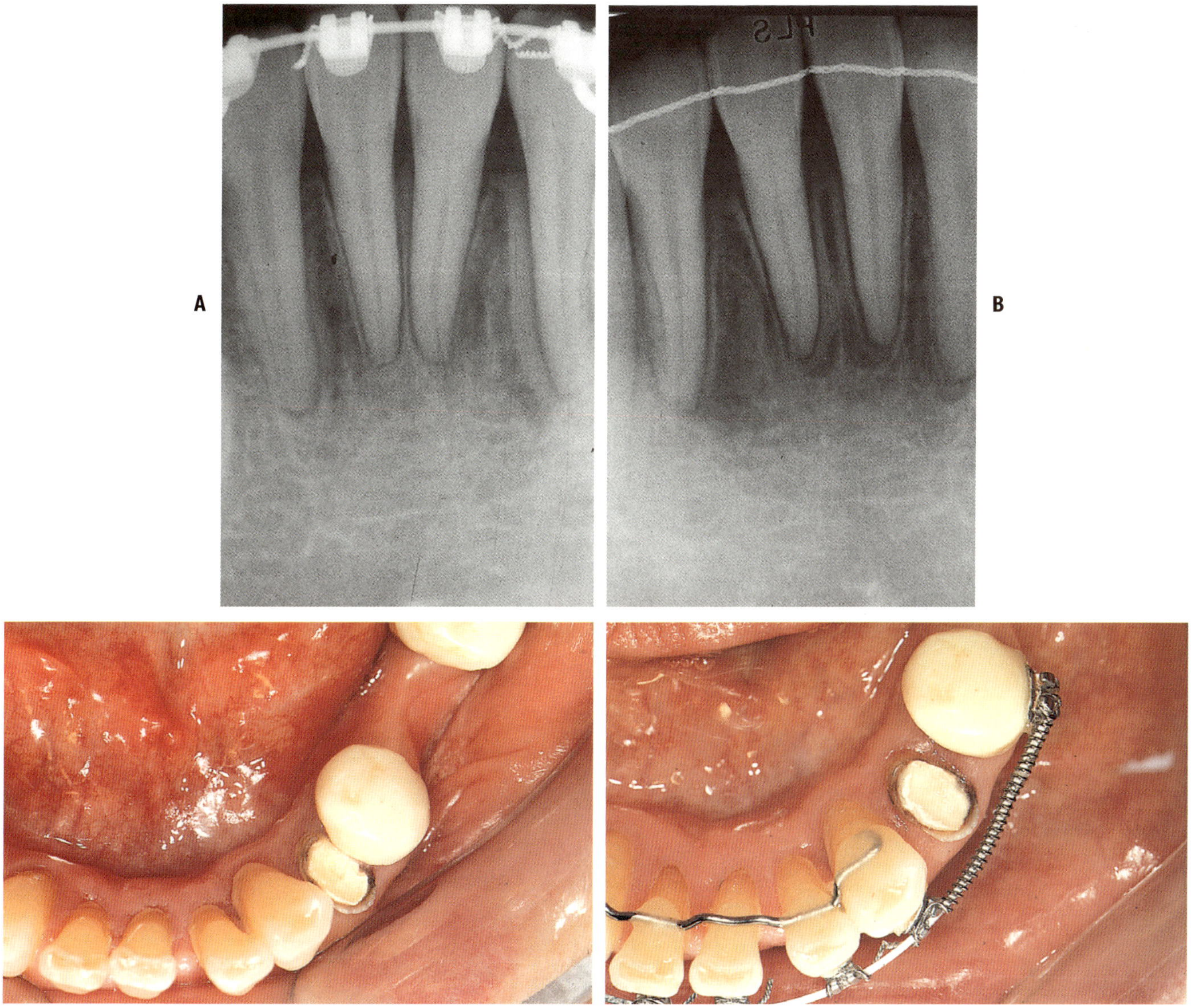

그림 15-7. 근접된 치아의 분리. A~B, 하악 중절치 사이의 치주조직 건강을 위하여 근접된 치근을 적절한 위치로 분리시킴. C~D, 근접된 좌측 제2소구치와 견치 사이를 분리시켜 하악좌측 제1소구치의 치관수복을 용이하게 하였다.

부록 I Arch Forms

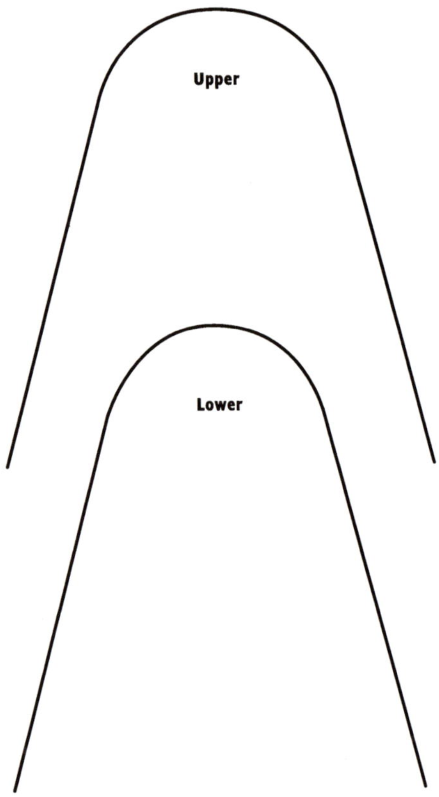

Standard Arch

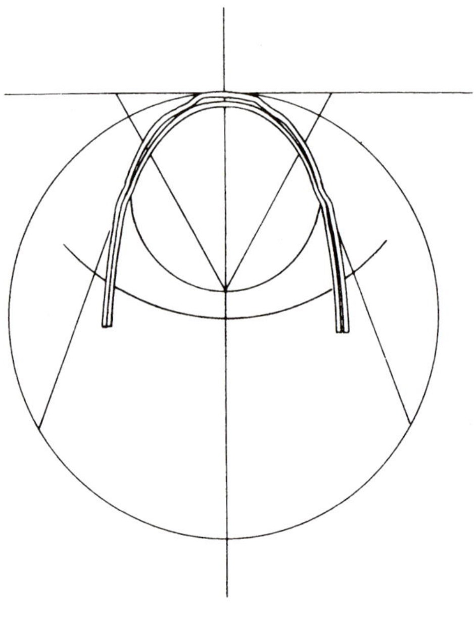

Coordinated Arch

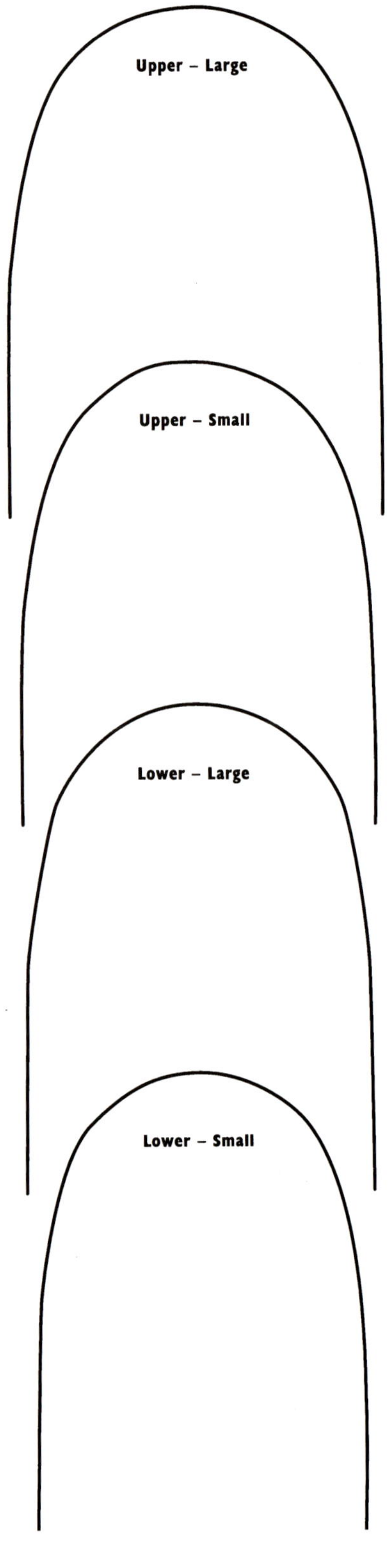

Broad Arch

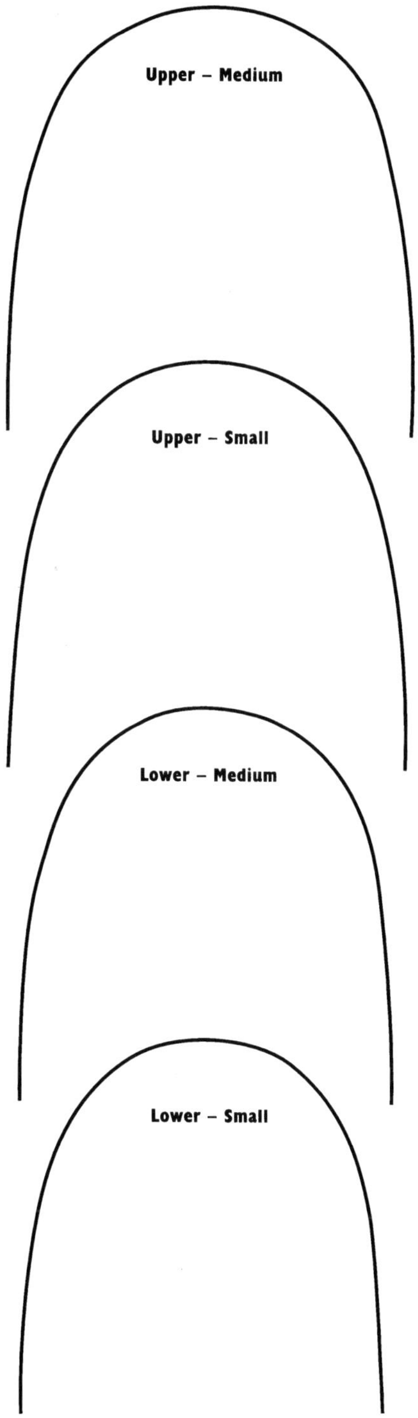

Tru-Arch

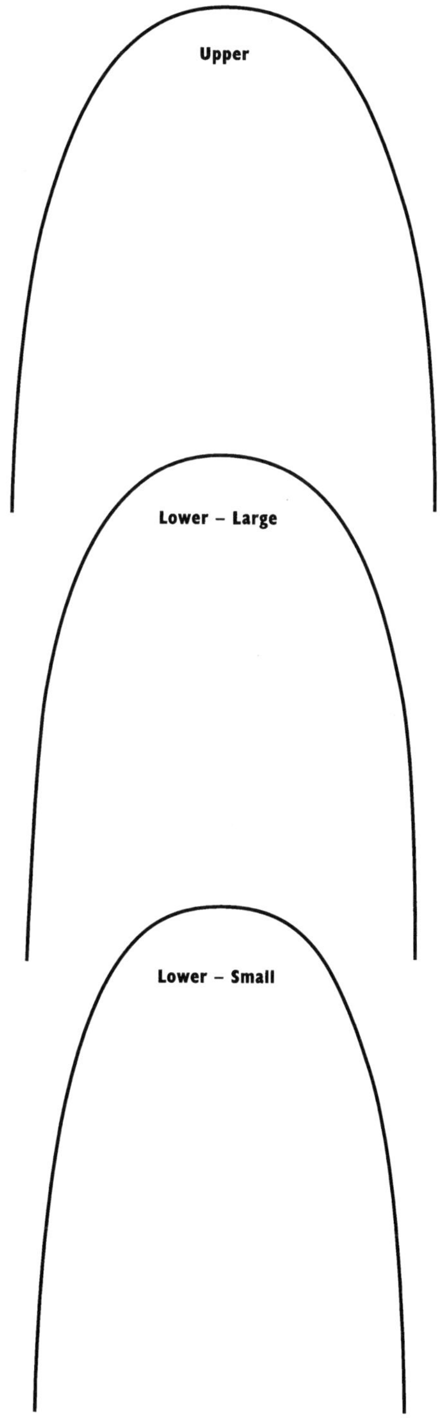

Vari-Simplex Arch Forms

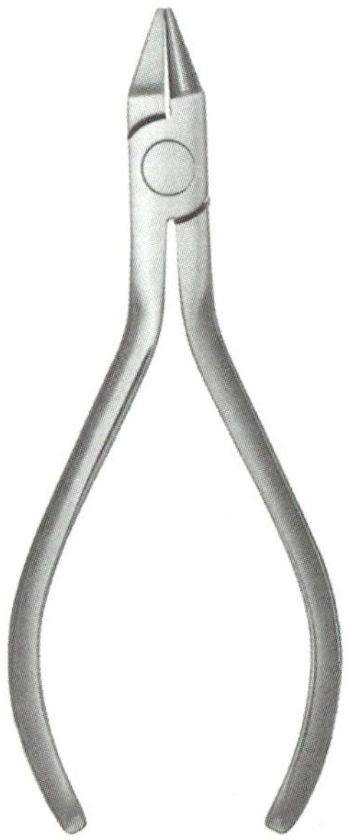

영 플라이어(Young Plier). 상장치의 클래스프(clasp), 순측선 및 설측 호선 장치의 주선 등 비교적 굵은 선으로부터 설측 호선장치의 보조탄성 등 가느다란 선까지 구부릴 수 있는 용도가 넓은 플라이어로 플라이어의 선단은 한쪽이 3단계의 굵은 원통형, 다른 쪽이 각추형인데 와이어를 잡기 쉽게 고랑이 패여 있는 것이 특징이다.

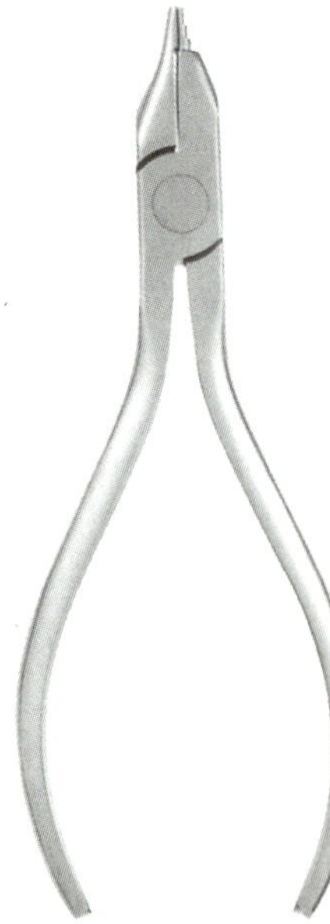

트위드 루프 밴딩 플라이어(Tweed Loop Bending Plier). 에지와이즈(edgewise) 장치에서 사용하는 각선 와이어(rectangular)로 루프(loop)를 굴곡하기 위한 플라이어로 선단의 한쪽은 3단계의 원통형이며 다른 쪽은 그 원통형의 선단을 받아들이기 위해 오목하다.

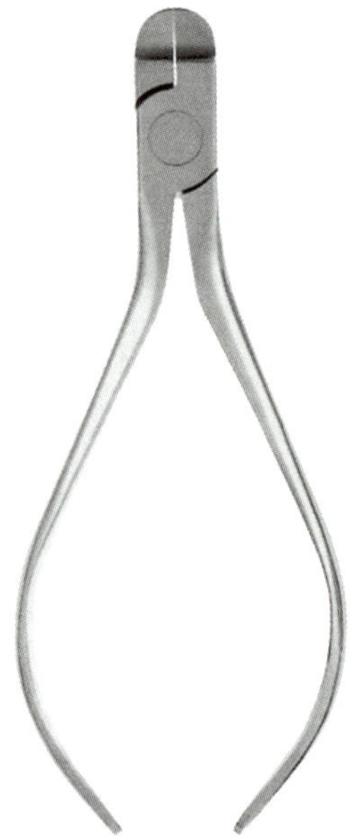

트위드 아치 밴딩 플라이어(Tweed Arch Bending Plier). 각선 와이어를 치열궁의 형태에 맞도록 굴곡시키기 위한 플라이어로 양쪽 선단 모두 두께 약 2mm의 판상을 하고 있다.

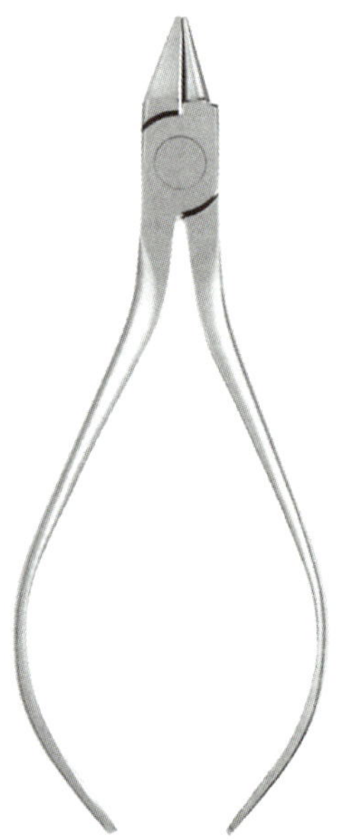

버드 비익 플라이어(Bird Beak Plier). 둥근 와이어를 굴곡하는 데 사용하며, 한쪽은 원추형, 다른 쪽은 각추형으로 되어 있다. 새의 부리 모양을 하고 있는 데서 붙여진 이름이다.

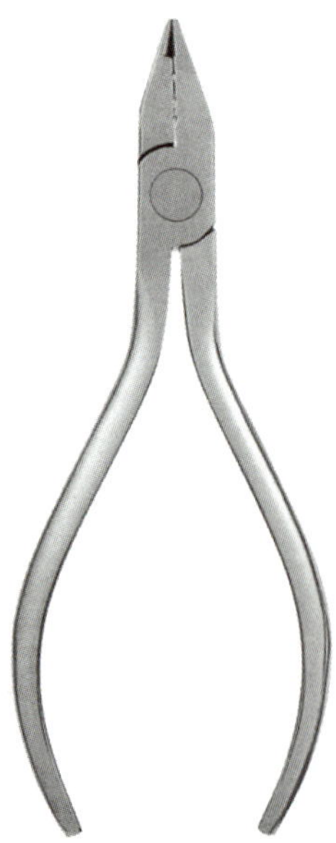

라이트 와이어 플라이어(Light Wire Plier, Jarabak Plier). 버드 비익 플라이어(bird beak Plier)보다 가는 와이어를 구부리는 데 사용하며 선단은 버드 비익 플라이어와 같은데 약간 더 길다.

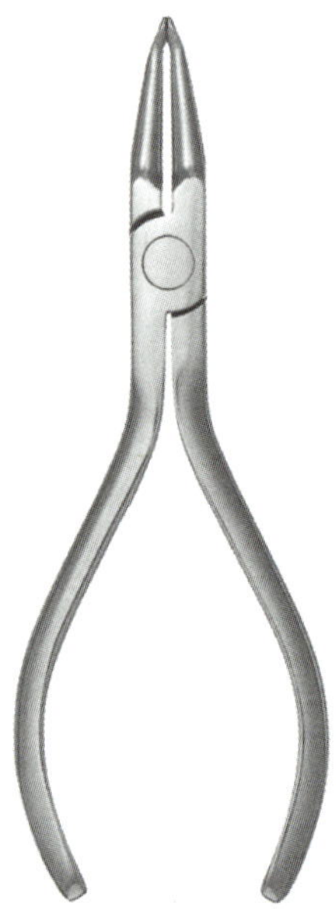

하우 플라이어(Howe Plier). 와이어를 잡기 쉽도록 플라이어 선단의 주둥이 면이 모두 줄(file)로 만들어져 있다. 용도는 특별히 정해져 있는 것은 아니며 다양한 와이어 조작에 사용할 수 있다.

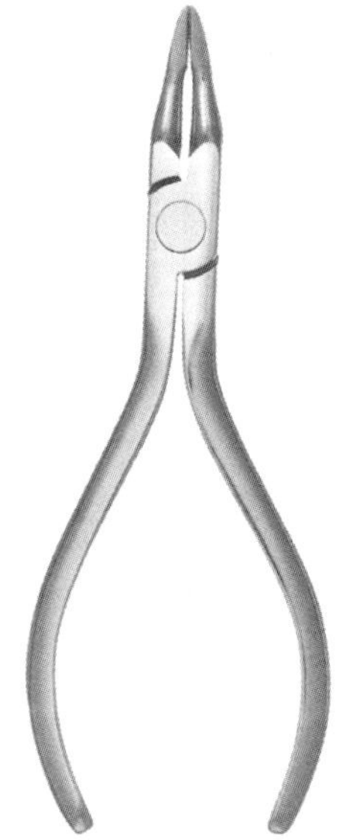

왜인갈 플라이어(Weingart Utility Plier). 하우 플라이어(howe plier)와 구조와 용도가 같으나 선단이 가늘게 만들어져 있으며 주둥이 부분의 면적도 넓기 때문에 보다 가는 와이어 조작에 적합하다.

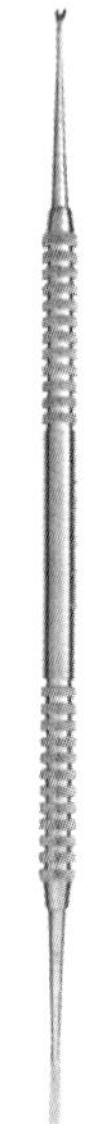

결찰 터커(Ligature Tucker). 결찰선의 말단을 치간에 밀어넣는 데 사용한다.

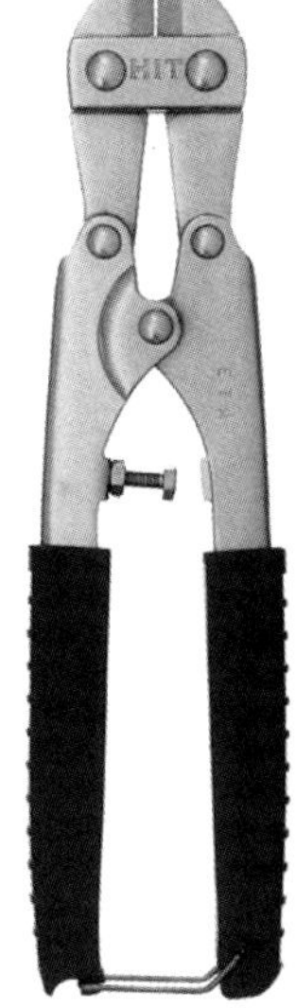

와이어 커터(=Nipper). 상징치인 클래스프선, 순측선, 설측선 등 비교적 굵은 교정선을 절단하는 데 사용한다.

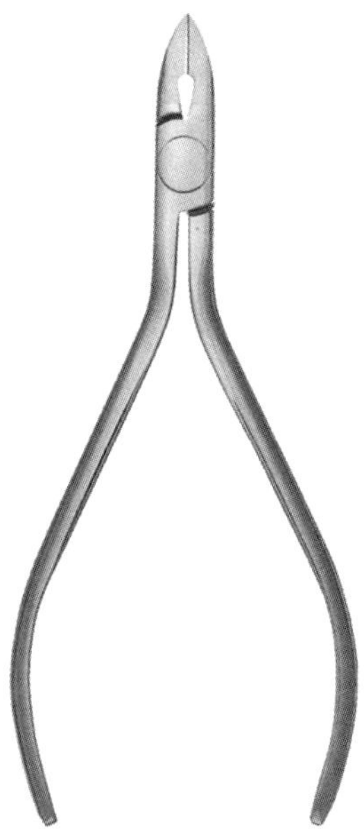

결찰 커터(Pin and Ligature Cutter). 소둔한 연한 결찰선을 절단하는 데 사용하며 끝이 가늘어 좁은 부분의 결찰선을 절단할 수 있다.

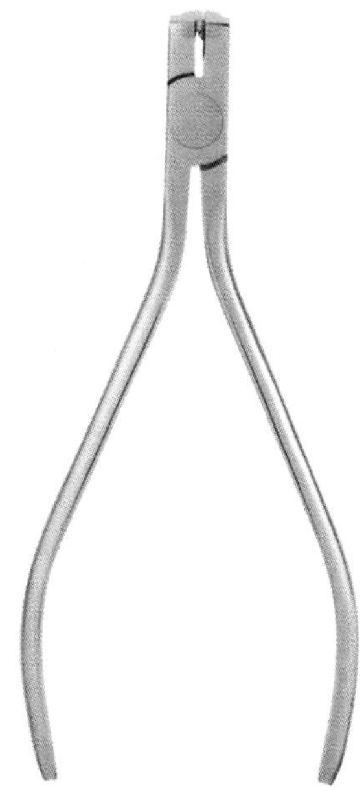

디스탈 엔드 커터(Distal end Cutter). 플라이어를 구강 내의 협면을 따라 삽입하고 아치 와이어 말단을 절단할 목적으로 절단부가 거의 직각으로 구부러져 있으며, 절단 후 와이어 말단을 파지하여 절단된 와이어 끝부분이 튀지 않도록 되어 있다.

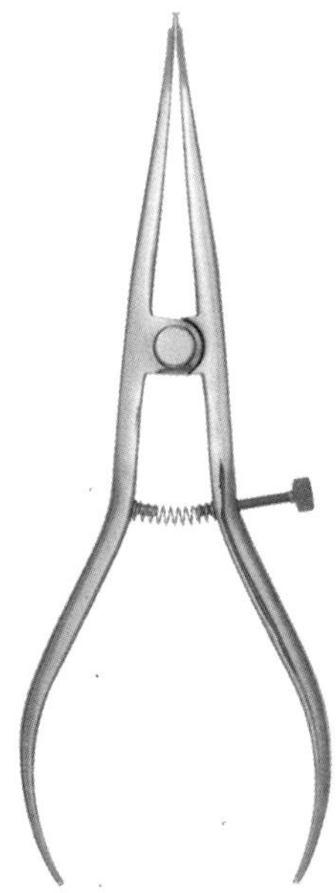

세퍼레이팅 플라이어(Separating Plier). 밴드를 맞추기 전에 치간 사이를 이개시키기 위하여 치간이개장치(separator)를 넣을 때 사용하는 플라이어다.

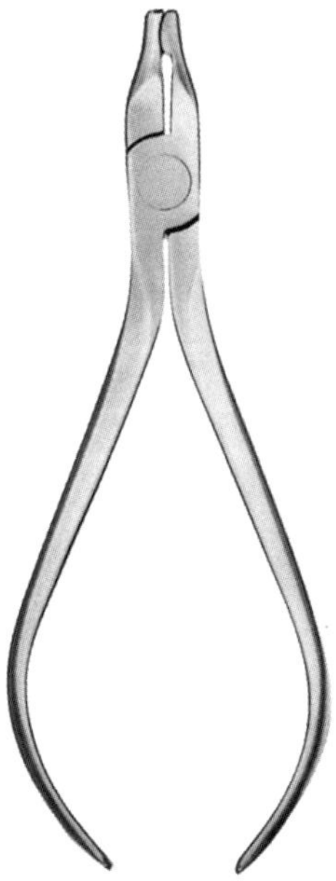

밴드 컨투어링 플라이어(Band Contouring Plier). 밴드를 환자 치아의 풍융에 맞추거나 밴드의 변연을 치아와 밀착하도록 맞추기 위한 플라이어로 머숀(Mershon's) 밴드 컨투어링 플라이어, 오 결찰(O tying) 밴드 컨투어링 플라이어, 변연 컨투어링 플라이어 등이 있다.

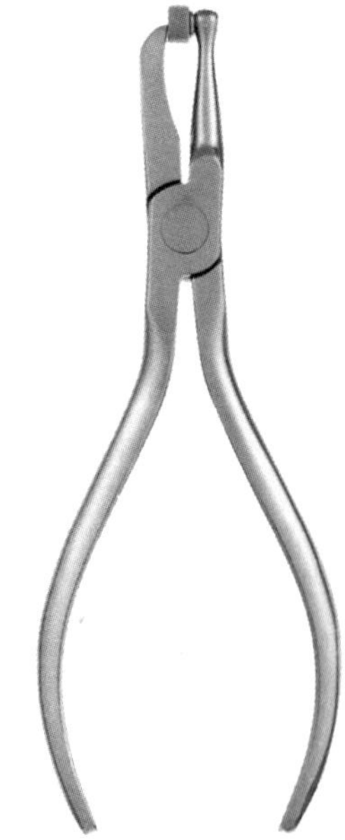

밴드 제거 플라이어(Band Removing Plier). 밴들를 제거하기 위해 사용하며 플라이어의 선단 한쪽은 치아의 교합면이나 절단면에 접촉시키기 위해 편평하게 되어 있고, 다른 쪽은 밴드의 치경부측 변연에 접촉하기 위해 예리하게 만들어져 있다.

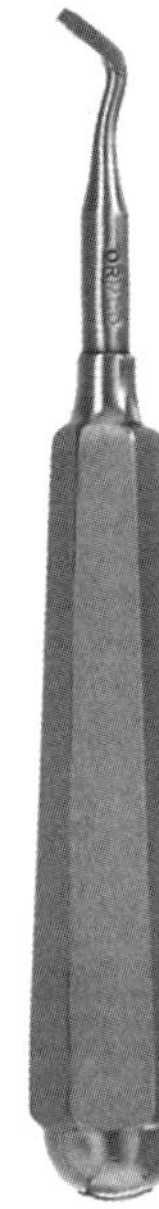

밴드 푸셔(Band Pusher). 밴드를 치아에 맞추기 위해 사용하는 기구로 결찰선의 말단을 치간에 밀어넣는 데도 사용한다.

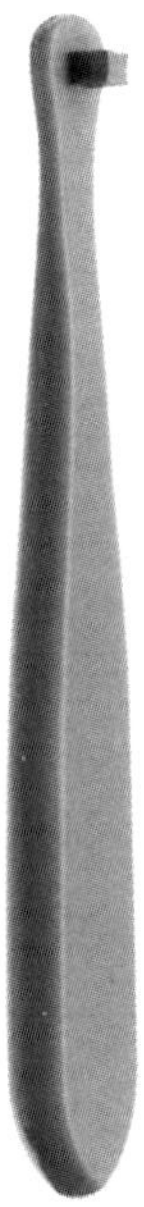

밴드 어댑터(Band Adaptor, Band Seater). 플라스틱 교합 블록이 있어 환자의 교합력을 이용하여 밴드를 치아에 안착시킬 수 있다.

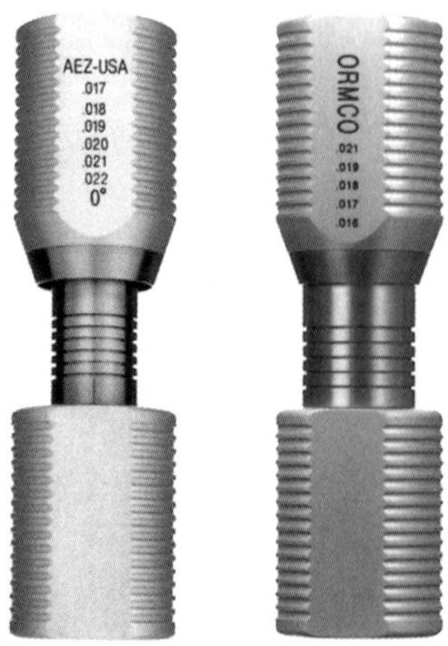

아치 포머(Arch Former). 각선 와이어로 회선을 만들 때 사용하는 기구로 각선을 그대로 구부리면 꼬여서 사용할 수 없으므로 원통형으로 된 arch former를 사용한다.

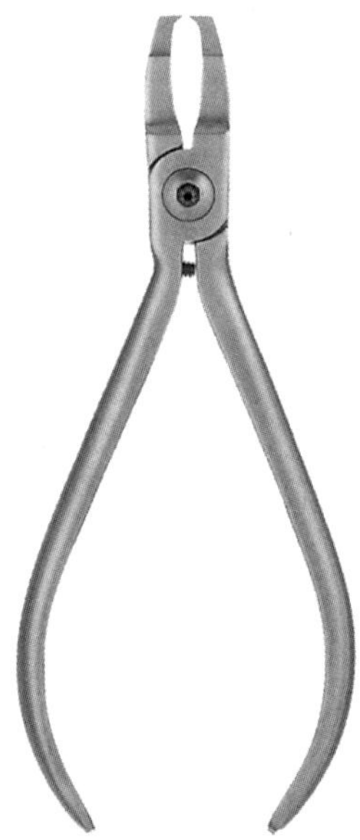

직접 접착 제거용 플라이어(Direct Bond Removing Plier). 브라켓을 제거할 때 사용하는 플라이어이다.

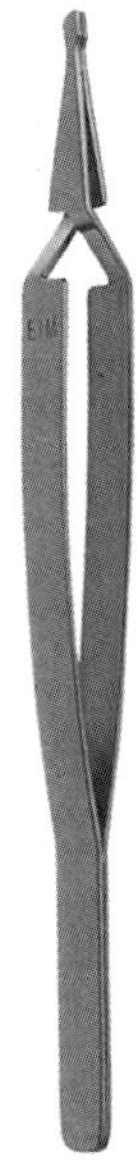

직접 접착 트위저(Direct Bonding Tweezer). 브라켓을 치면에 적합시킬 때 브라켓을 잡는 기구이다.

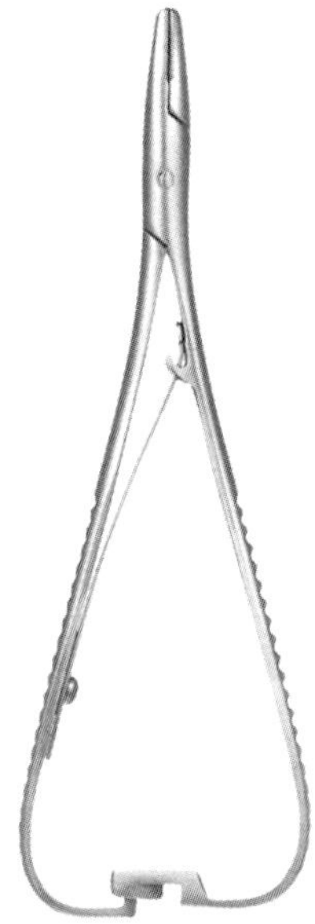

결찰 플라이어(Ligature Plier). 브라켓에 와이어를 결찰할 때 사용하는 기구이다.

찾아보기

저자약력

박 영 철 교수

- 연세대학교 치과대학 졸업
- 연세대학교 치과대학 교정과 수련
- 연세대학교 대학원 치의학 박사
- 미국 코네티컷대학교 교정과 방문교수
- 캐나다 브리티시컬럼비아대학교 객원교수
- (현재) 연세대학교 치과대학 교정과 교수
  세계임플란트교정학회(WIOS) 회장
  미국치과교정학회지(AJO/DO) 심사 위원

백 형 선 교수

- 연세대학교 치과대학 졸업
- 연세대학교 치과대학 교정과 수련
- 연세대학교 대학원 치의학 박사
- 미국 North Carolina 치과대학 교정과 방문교수
- (현재) 연세대학교 치과대학 교정과 교수
  미국치과교정학회지(AJO/DO) 및 Orthodontics 심사 위원
  대한구순구개열학회 회장

황 충 주 교수

- 연세대학교 치과대학 졸업
- 연세대학교 치과대학병원 교정과 수련
- 연세대학교 치의학 박사
- 미국 UCSF 치과대학 방문교수
- (현재) 연세대학교 치과대학 교정과 교수
  연세대학교 치과대학 두개안면기형연구소 소장
  대한치과교정학회 부회장

김 경 호 교수

- 연세대학교 치과대학 졸업
- 연세대학교 치과대학병원 교정과 수련
- 연세대학교 치의학 박사
- 미국 Pennsylvania Univ. 방문교수
- (현재) 연세대학교 치과대학 강남세브란스병원 교정과 과장
  연세대학교 치과대학 교정과학교실 주임교수

유 형 석 교수

- 연세대학교 치과대학 졸업
- 연세대학교 치과대학병원 교정과 수련
- 연세대학교 치의학 박사
- 미국 Ohio State Univ. 방문교수
- (현재) 연세대학교 치과대학병원 교정과 과장
  대한치과교정학회 학술이사

이 기 준 교수

- 연세대학교 치과대학 졸업
- 연세대학교 치과대학병원 교정과 수련
- 연세대학교 치의학 박사
- 미국 Pennsylvania Univ. Visiting Scholar
- (현재) 연세대학교 치과대학 교정과 부교수

차 정 열 교수

- 연세대학교 치과대학 졸업
- 연세대학교 치과대학병원 교정과 수련
- 연세대학교 치의학 박사
- 미국 USC 방문교수
- (현재) 연세대학교 치과대학 교정과 조교수

정 주 령 교수

- 연세대학교 치과대학 졸업
- 일본국립대학법인 도쿄의과치과대학 교합기능교정학 수련 및 박사
- 일본국립대학법인 도쿄의과치과대학 교합기능교정학 박사 후 연구원
- (현재) 연세대학교 치과대학 교정과학교실 조교수

교정치료 길잡이 제2판

Vol.1 임상과 술식

발행일 2011년 8월 5일(2판 1쇄)
2017년 3월 5일(2판 2쇄)
저 자 유 형 석 외
발행인 최 용 원
편 집 이 은 의
표 지 이 은 의
발행처 **대한나래출판사**
등 록 제2012-000051호(1994.6.10)

주 소 서울특별시 성동구 성수2로 147 (성수동2가 289-319번지)
아이에스비즈타워 903호
전 화 (02) 922-0840
팩 스 (02) 922-0841
이메일 nrpub@naver.com

ISBN 978-89-5741-224-4 **정가 70,000원**